U0954836

州生物医药产业发展
与企业绩效评价研究

GUANGZHOU SHENGWU YIYAO CHANYE FAZHAN
YU QIYE JIXIAO PINGJIA YANJIU

江彩霞 ◎ 著

暨南大學出版社
JINAN UNIVERSITY PRESS

中国 · 广州

图书在版编目（CIP）数据

广州生物医药产业发展与企业绩效评价研究/江彩霞著．—广州：暨南大学出版社，2013.6

ISBN 978－7－5668－0612－3

Ⅰ．①广…　Ⅱ．①江…　Ⅲ．①生物工程—医学工程—高技术产业—产业发展—研究—广州市　Ⅳ．①F426.7

中国版本图书馆 CIP 数据核字（2013）第 119476 号

出版发行：暨南大学出版社

地　址： 中国广州暨南大学
电　话： 总编室（8620）85221601
营销部（8620）85225284　85228291　85228292（邮购）
传　真：（8620）85221583（办公室）　85223774（营销部）
邮　编： 510630
网　址： http：//www.jnupress.com　http：//press.jnu.edu.cn

排　版： 广州市天河星辰文化发展部照排中心
印　刷： 广东省农垦总局印刷厂

开　本： 890mm×1240mm　1/32
印　张： 9.75
字　数： 253 千
版　次： 2013 年 6 月第 1 版
印　次： 2013 年 6 月第 1 次

定　价： 28.00 元

（暨大版图书如有印装质量问题，请与出版社总编室联系调换）

前　言

随着生命科学和生物技术日新月异的发展，其取得的重要进展和重大突破正推动着生物医药研究和产业进入革命性变化的新时代，生物医药产业正成为当今世界最活跃的战略性新兴产业之一。因其巨大的科研价值、显著的经济和社会效益、高速的成长性以及广阔的发展前景而被誉为“朝阳产业”和“黄金产业”。2012 年，美国和欧洲分别发布了《国家生物经济蓝图》和《为可持续增长创新：欧洲生物经济》，提出了相应的生物经济发展战略。与此同时，我国政府、科技界和企业都给予了生物医药产业高度重视和大力支持。2010 年 10 月，国务院出台了《关于加快培育和发展战略性新兴产业的决定》，明确地将生物医药产业作为 21 世纪科技发展的重点和战略目标。2012 年 7 月，国务院在《“十二五”国家战略性新兴产业发展规划》中也明确指出，要在“新药创制、产业化、国际化发展、产业结构升级”四个方面开展重大行动。2013 年 1 月，国务院发布的《生物产业发展规划》进一步提出，至 2020 年将生物产业发展成国民经济的支柱产业。

那么，作为广东发展生物医药产业的核心基地，广州生物医药产业培育的现状如何？能否成为广州乃至广东经济发展的支柱？其战略选择又是什么？面对这一系列问题，笔者在 2008 年主持完成市领导交办的重点课题“生物医药产业培育成为广州支柱产业的研究”的研究成果《生物医药产业培育成为广州支柱产业的研究》后，以“领导参阅”的形式上报省市领导及相关部门，很快得到了时任省委书记汪洋、广州市市长张广宁、副市长徐志彪等领导的充分肯定，并作了重要批示。领导的肯定给了笔者信心和动力，经过这几年的努力，专著《广州生物医药产业发展与企业绩效评价研究》终于完成。本书以广州生物医药产业作为研究对象，对广州生物医药产业培育和发展的现状进行了深入调查，分析了广州生物医药产业培育过程中存在的问题及其战略选择。此外，本书还对生物医药企业进行了绩效评价研究。因为自 1992 年以来，我国许多公司开始以各种形式介入生物医药领域，形成了轰轰烈烈的投资高潮。二十年过去了，到底如何评价生物医药企业的经营绩效？其衡量方法和指标有哪些？为此，本书初步考察了广州生物医药产业发展的经营效果，并采用以熵技术法和因子分析法为基础的评价体系来验证生物医药上市公司的经营绩效。通过综合绩效评价，为未来广州生物医药产业的发展和战略选择提供参考和建议，同时也给生物医药行业的决策者以及密切关注生物医药企业的众多投资者提供资讯和指南。

值此书出版之际，谨向给予我帮助的各位朋友、同事致以最真诚的谢意！

目　录

第一章　绪　论

第一节　生物医药产业概述

一、生物医药产业在国民经济中的重要地位

生物医药作为生物产业的重要组成部分，是我国快速发展的七大战略性新兴产业之一。《“十二五”国家战略性新兴产业发展规划》提出，要在“新药创制、产业化、国际化发展、产业结构升级”四个方面开展重大行动。国务院 2013 年 1 月 6 日发布的《生物产业发展规划》也明确提出，至 2020 年将生物产业发展成国民经济的支柱产业。根据《生物产业发展规划》，到 2015 年，我国生物产业增加值占国内生产总值的比重将比 2010 年翻一番，工业增加率显著提升；生物产业形成特色鲜明的产业发展能力，对经济社会发展的贡献作用显著增强，在全球产业竞争格局中占据有利位置。《生物产业发展规划》还确定了至 2020 年生物产业其他发展目标，包括：生物产业重点领域实现全面发展，新业态健康成长，重点区域实现特色发展、错位发展，产业结构得到优化；具有国际先进水平的产业技术创新体系基本形成，主要企业的研发投入占销售额比重明显提高，获得突破的关键核心技术大幅增多，境外授权专利数量显著增加，一批具有自主知识产权的创新产品得到广泛应用。《生物产业发展规划》强调，生物产业

是国家确定的一项战略性新兴产业。2011 年实现了约 2 万亿元的总产值，生物医药、生物农业、生物制造、生物能源等产业初具规模。当前，我国面临日趋严峻的人口老龄化、食品安全保障、能源资源短缺、生态环境恶化等挑战，为保障人口健康、粮食安全和推进节能减排，亟须加快新型药物、作物新品种、绿色种植技术、生物燃料和生物发电、生物环保技术等的开发培育和推广应用。2013—2015 年，生物产业产值年均增速保持在 20% 以上。规划明确了生物医药、生物医学工程、生物农业、生物制造、生物能源、生物环保、生物服务等七大重点发展领域和主要任务。

广东是国家重点发展生物医药产业的区域，国家生物医药产业研发资金约 15% 投在广东地区。广东有 15 个生物种质资源库，特色中药资源和海洋天然活性成分资源丰富；市场容量巨大，医药物流体系发达，毗邻港澳，对外辐射能力强，潜力巨大。到 2015 年，广东省计划争取开发出 10 种以上具有自主知识产权、对治疗人类重大疾病有确切效验、毒副作用小、能规模化生产、质量稳定可控、市场潜力大、具有品牌效应的新药；争取建设 4 个国家级生物技术研究开发中心，把广州、深圳打造成世界生物技术中心，把广东建设成为“国家中药现代化科技产业基地”。到 2020 年，争取形成 2 家具有国际竞争力的化学药企业集团；研制出 5 个能够参与国际竞争、基于新型药物给药系统及传输技术的化学药制剂新产品；建成全国最大的医学影像设备生产基地和具有一定优势的人工器官、生物医学材料制品以及家庭保健工程产品生产基地；成为泛珠三角区域中药现代化发展的“排头兵”和全国现代中药产业的“领头羊”；科研创新能力在国内领先，生物医药产业对社会保障的支持水平明显提高，综合指标达到中等发达国家水平，实现建设国内生物医药产业强省的战略目标。

作为广东发展生物医药产业的核心基地，广州生物医药产业也得到了很好的发展。2011 年 12 月 20 日，《广州生物医药产业地图》正式发布。该产业地图首次将广州生物医药产业信息全面编制成册并图文并茂、形式活泼地描述了广州市生物医药产业领域的现有条件和发展状况。由此不难看出，广州是国家生物产业的基地城市，是华南地区生物医药科技教育资源最集中的地方。广州市政府高度重视和支持生物医药产业的发展，先后出台《关于促进生物产业加快发展的意见》、《广州市生物产业创新发展行动计划》等政策，同时加大财政专项经费扶持力度。广州市自2008年开始设立了生物产业重大科技专项，三年来共投入专项经费1.3亿元，带动企业投入超过4亿元。目前，广州已成为我国重要的生物医药研发、产业化和流通基地，市场化运作成熟，科技成果转化效率高，在生物技术和产业领域形成了特色与优势，产业建设取得了一系列成就。《广州生物医药产业地图》较全面地反映了广州市生物医药产业的发展状况，有助于促进产业间的交流和管理，对开展对外宣传也具有积极意义。

二、生物医药产业的概念与内涵

目前，各国、各组织对生物技术产业的定义和圈定的范围很不统一，甚至不同人的观点也常常大相径庭。生物医药产业由生物技术产业与医药产业共同组成。

（一）生物医药产业的界定

狭义的“生物医药”即通常所说的“现代生物医药”或“新兴的生物医药”，是指运用现代生物技术生产的用于人类疾病预防、诊断、治疗的医药产品，包括基因工程药物、基因工程疫苗、新型疫苗、诊断试剂（盒）、微生态制剂药物、血液制品及代用品等。广义的“生物医药”并无严格的定义，是国内约定俗成的一种“大生物医药”概念。国内各省、市、地区根据各自的实际情况，对其赋予了不同的内涵。如上海张江“药谷”国家级生物医药科技产业基地，其产业发展方向定位为生物技术、新型制剂、医学工程和天然药物；北京中关村科技园区大兴生物医药基地，其产业定位为国家级生物医药的技术贸易和技术服务平台、国家级生物医药技术检测及药品审评中心、国家级疫苗研发生产基地，形成现代中药、现代医疗器械及现代制剂等多元产业格局。

1. 生物技术产业

本书采纳有关学者的观点，将现代生物技术界定为：生物技术是以现代生命科学理论为基础，利用生物体及其细胞、亚细胞和分子的组成部分，结合工程学、信息学等手段开展研究及制造产品，或改造动物、植物、微生物等使其具有所期望的品质、特性，进而为社会提供商品和服务手段的综合性技术体系。其主要内容包括基因工程、细胞工程、发酵工程、酶工程、生物芯片技术、基因测序技术、组织工程技术、生物信息技术等。生物技术产业涉及医药、农业、海洋、环境、能源、化工等多个领域。应用生物技术生产出相应的商品，这类商品在市场上形成一定的规模后才能形成产业，因此，生物技术产业的内涵应包括生物技术产品研制、规模化生产和流通服务等过程。

2. 医药产业

制药产业与生物医学工程产业是现代医药产业的两大支柱。生物药物是指运用微生物学、生物学、医学、生物化学等的研究成果，综合利用微生物学、化学、生物化学、生物技术、药学等科学的原理和方法，利用生物体、生物组织、细胞、体液等制造的一类用于预防、治疗和诊断的药物。除了生物药物外，化学药和中药在制药产业中也占有一定的比例。另外，生物医学工程是综合应用生命科学与工程科学的原理和方法，从工程学角度在分子、细胞、组织、器官乃至整个人体系统多层次地认识人体的结构、功能和其他生命现象，研究用于防病、治病、人体功能辅助及卫生保健的人工材料、制品、装置和系统技术的总称。生物医学工程产业包括：生物医学材料制品、（生物）人工器官、医学影像和诊断设备、医学电子仪器和监护装置、现代医学治疗设备、医学信息技术、康复工程技术和装置、组织工程等。

广州正在制定的“十二五”生物医药产业发展规划中，指出了“大生物医药”概念，包括化学制药、现代中药、生物制药、生物医药工程、医药流通和服务业。就广州目前的实际状况，将广义的“生物医药”定义为“现代生物技术与新医药”最为恰当，即将现代生物技术与各种形式的新药研究、开发、生产相结合的产业，以及与各种疾病的诊断、防治和治疗相结合的产业。它包括各种形式的新药研发与生产，例如新的化学药物、生物化学药物、基因工程药物、现代中药及天然药物等；生物技术产品，例如诊断试剂、重组基因疫苗、基因治疗等；生物医学工程产品，例如各种生物材料和医用材料、人工器官等；生物信息和医药信息产品，例如，基因组合和蛋白质组合等的产品和各种相关基因与医药的数据库和信息服务等；制药和医疗诊断用的转基因动物、植物产品等。

（二）生物医药产业的基本特征

生物医药产业作为典型的知识与技术密集型产业，行业进入壁垒高，具有高技术、高投入、高风险、高收益、周期长等基本特征。

（1）高技术。这主要表现在其高知识层次的人才和高新的技术手段。生物制药是一种知识密集、技术含量高、多学科高度综合互相渗透的新兴产业。以基因工程药物为例，上游技术（即工程菌的构建）涉及目的基因的合成、纯化、测序，基因的克隆、导入，工程菌的培养及筛选；下游技术涉及目标蛋白的纯化及工艺放大，产品质量的检测及保证。生物医药的应用扩大了疑难病症的研究领域，使威胁人类生命健康的重大疾病得以有效控制，从而极大地改善人们的健康水平。

（2）高投入。生物制药是一个投入相当大的产业，主要用于新产品的研究开发及医药厂房的建造和设备仪器的配置方面。雄厚的资金是生物药品开发成功的必要保障。按照国际惯例，开发一个新分子实体药物一般需要近 10 亿美元的经费。据资料显示，发达国家成功研制 1 种新的化学合成药，平均需耗资 10 亿美元。国外每年一般对新药研发的投资额是药物年销售额的 15% ~ 20%。在投入新药研发方面，美国用于药物创新的投入占到销售额的 20%，欧洲、日本是 10% ~15% 左右，一些规模稍小的企业也占到 8% 左右。我国研制 1 类新药的费用为 300 万 ~500 万元人民币，仿制 1 个国外新药的费用为 50 万 ~100 万元人民币。生物技术药物的研制则还要多些。而近年来新药研发成本还在大幅上升，预计到 2015 年，一种新药的研发成本大约是 18 亿美元。

（3）高风险。生物医药产品的开发孕育着较大的不确定风险。新药的投资从生物筛选、药理、毒理等临床前实验、制剂处方及稳定性实验、生物利用度测试到用于人体的临床实验以及注册上市和售后监督一系列步骤，可谓是耗资巨大的系统工程。任何一个环节失败都将导致前功尽弃，并且某些药物具有“两重性”，可能会在使用过程中出现不良反应而需要重新评价。一般来讲，一个生物工程药品的成功率仅有 5% ~10%。另外，市场竞争的风险也日益加剧，“抢注新药证书、抢占市场占有率”是开发技术转化为产品的关键，也是不同开发商激烈竞争的目标，若被别人优先拿到药证或抢占市场，也会使之前的努力前功尽弃。

（4）高收益。生物工程药物的利润回报率很高。一种新生物药品上市后一般 2 ~3 年即可收回所有投资，尤其是拥有新产品、专利产品的企业，一旦开发成功便会形成技术垄断优势，利润回报高达 10 倍以上。美国 Amgen 公司 1989 年推出的促红细胞生成素（EPO）和 1991 年推出的粒细胞集落刺激因子（G－CSF）在

1997 年的销售额已分别超过和接近 20 亿美元。可以说，生物药品一旦开发成功投放市场，将获暴利。

（5）周期长。一个新药的研制过程并不容易，生物药品从开始研制到最终转化为产品要经过很多环节：试验室研究阶段、中试生产阶段、临床试验阶段（I、II、III 期）、规模化生产阶段、市场商品化阶段。监督每个环节需要严格复杂的药政审批程序，而且产品培养和市场开发较难。所以开发一种新药周期较长，按照国际惯例，开发一个新分子实体药物一般需要 10 年左右的时间。

（三）生物医药产业及关键的现代生物技术

生物医药产业与现代生物技术有着十分密切的关系，生物技术特别是关键技术的突破，会大大推动生物医药产业的发展。生物技术与新医药产业具有技术密集、资金密集、市场潜力大等特点，且污染程度低、能源依存度低，产品生命周期长、附加价值高。它是一项朝阳产业，非常符合当前社会可持续发展的目标。

表 1－1 现代生物关键技术在医药领域的应用

关键技术	主要内容	应用举例
基因工程	分子克隆、基因重组、诱变、表达纯化	生产重组蛋白药物、基因治疗、转基因动植物等
细胞工程	细胞融合、细胞培养、细胞生物反应器、细胞反应工程等	单克隆抗体、基因重组药物、氨基酸及核酸类药品等
酶工程	固定化技术、生物传感器、酶反应器等	工业化生产 L－苹果酸、γ－氨基丁酸短杆菌肽、苯乙酰甲醇等

（续上表）

关键技术	主要内容	应用举例
蛋白质工程	分子设计、合成蛋白质、蛋白质分子切割、重组、修饰等	提高蛋白质新药的热稳定性，克服高免疫原性；抗艾滋病药物等
发酵工程	育种、高密度发酵、自控技术等	通过微生物或细胞发酵大规模生产抗生素、维生素等多种药物

如表1-1所示，生物技术产业包括医药生物技术产业、工业生物技术产业、农业生物技术产业和海洋生物技术产业等。其中医药生物技术产业是生物技术产业最重要的组成部分，占生物技术产业60%以上，而且生物技术在制药技术上的应用也最成熟。另外，医药生物技术产业在医药产业中的比重将会越来越大。目前医药生物技术产品（包括基因工程药物、疫苗、生物诊断试剂等）的产值在医药产业中所占比例不足10%，但由于传统的新药研制方法难度越来越大，研制开发成本不断上升，成功率越来越低。因此，目前在世界较大的制药公司中，有70%的项目使用了生物技术开发。随着人类基因组计划的完成，将会有更多应用生物技术制成的药品上市。虽然生物药与化学药、中药的来源不同，但研发过程中所需要的许多技术平台，如动物中心、安全评价中心、药理药效研究中心、结构测试中心、化学药中试车间、生物制药中试车间、中药中试车间、临床药理研究基地、医疗器械测试中心等是通用的，在产业化、市场化过程中，医药生物技术产品与其他医药产品面对的是同一个市场。所以，将生物技术产业与医药产业结合在一起发展，可以充分利用通用的技术平台，合理共享相关资源，促进两个产业共同发展。

第二节 研究的目的和意义

生物医药行业是一个多学科的先进技术高度融合的高科技产业群体，涉及国民健康、社会稳定和经济发展等领域。历经30年改革大潮洗礼的中国医药行业发生了翻天覆地、日新月异的变化。随着国民经济的高速发展和人民群众生活水平的持续提高，在新医改、全民医保、发展社区医疗等政策引导下，我国药品供应较好地满足了人民群众的用药需求，药品质量安全保障水平明显提高，医药产业实现了健康快速发展。特别是国际金融危机以来，中国生物医药工业增长速度一直高于国内生产总值（GDP），年均递增16.8%，总产值增长2.3倍，利润增长近3倍，产业发展呈现快速上升趋势，成为国民经济中发展最快的行业之一。2011年，全国医药工业实现销售总产值达到15 025.09亿元，较2010年同比增长了29.33%。全国各医药工业企业实现销售收入15 254.774亿元，较2010年增长28.75%。而与此同时，2011年我国GDP的增长率仅为9.2%，医药工业的增长率已连续多年远高于GDP的增长率。

我国生物医药产业规模逐步扩大，发展基础得到全面夯实，生产与管理水平显著提高。目前，我国共有原料药和制剂企业4 771家，可生产化学药品制剂60个剂型4 500余个品种，制剂产量居世界前列；生产各类生物制品300多种，其中现代生物工程药品20余种。在产业规模扩大的同时，我国药品生产也从零散走向集约。2008—2011年，全行业百强企业的集中度已上升到50.1%。按照深化医药卫生体制改革的总体要求，我国医药行业将以结构调整为主线，加强自主创新，促进新品种、新技术研发，推动兼并重组，培育大企业集团，加快技术改造，增强企业素质和国际竞争力。在“十二五”期间，将通过五年的调整，使行业结构趋于合理，发展方式明显转变，综合实力显著提高，逐步实现医药行业由大到强的转变。随着人口老龄化趋势的出现，慢性病的发病率提高，医药市场格局也将发生重大变化。心血管、肿瘤等慢性病药物将取代过去占大量市场份额的抗生素，成为医药企业未来最大的利润增长点。从行业未来发展趋势来看，中国医药行业将迎来黄金十年。

广州是我国较早发展生物产业的城市之一，产业基础扎实，在中成药、生物医药、化学药、药诊断技术和生物技术应用等领域形成了自己的优势和特色，涌现了一批各具特色的优势企业，开发出了一批具有市场竞争力的产品。2001 年以来，广州生物医药产业开始步入高速发展轨道，成为继 IT 产业之后可持续发展的新经济增长点。目前，生物医药产业体系逐渐完善，涉及化学原药、制剂、中药、生物生化制品、医疗器械、卫生材料和营养保健品等一系列行业。经过十多年的开发，科技产业基地集聚效应显现，科学城作为本市生物医药科技产业基地，已经形成了研究开发—中试孵化—规模生产—营销物流的现代生物医药创新体系。目前，生物医药产业已经基本具备支柱产业所具有的发展的阶段性、结构的层次性、产出的决定性、产业的带动性、技术的先进性、需求的广泛性、发展的可持续性等特性。通过政府的扶持，完全有可能将生物医药产业作为新兴的支柱产业的重点培育对象，进而成为带动产业结构升级的支柱产业。把生物医药产业培育成为广州新兴支柱产业，是广州市国民经济和社会发展第十二个五年规划提出的构建现代产业体系的明确目标，这不仅符合世界高新技术发展的潮流，更是提升广州市产业竞争力的需要。

与此同时，研究生物医药企业绩效评价问题，具有以下几方面的重要意义：

（1）科学地评价企业绩效，可以为出资人行使权利提供重要依据。现代公司制诞生以后，出现所有权与经营权的分离，资本所有者与企业经营者处于信息不对称的地位，而科学地评价企业绩效，可以维护资本所有者的利益不受侵犯，并为考核经营者的主观努力程度和经营成果提供参考。同时还可以为政府监管机构、债权人、企业职工以及其他利益相关者提供有效的、客观公正的信息支持。

（2）科学地评价企业绩效，可以促进生物医药企业的健康发展。绩效评价导向性作用的良好发挥，有利于企业经营过程的客观评价，发现企业存在的问题。

（3）科学地评价企业绩效，有利于生物医药企业管理方法和程序的创新。现行的绩效评价系统一般只注重经营结果的评价，忽略企业过程的评价。然而生物医药企业中，生产成本主要集中在研究和开发阶段，经营过程中不大可能做到大幅度的成本削减。因此，本书试图为生物医药企业设计一套新的绩效评价体系，增加企业过程的评价，从而便于管理者及时发现并解决问题，不断改善、创新企业管理方法和程序。

第三节 研究的内容与框架

随着生物技术的迅猛发展，生物医药产业愈来愈成为焦点产业。目前，美国、欧洲分别拥有生物技术公司 1 300 多家、200 多家。有人预测，到 2025 年美国生物技术市场贸易额将达 2. 52 万亿美元；欧洲市场 5 年内贸易额将达 3 360 亿美元；2015 年日本生物产品市场规模将扩大到 30 万亿日元。发达国家现代生物医药企业大都拥有实力雄厚的研究机构，通常每年投入的研发经费占企业销售总额的 15% ~20%，且大型医药公司都有自己的"拳头产品"，单个产品的年销售额就可达到十亿甚至几十亿美元。这些企业拥有产品的自主知识产权，国家给予其专利保护，使其产品可在 10 年或更长时间内独占市场。

我国已将生物医药产业作为重点发展的产业和高新技术产业中的支柱产业来发展，并在一些发达地区建立了国家级产业基地。广州与上海相比尚缺乏比较成熟、大规模的生物医药企业集群，较北京而言，在基础研究方面又稍有距离。这就意味着其必须要加强国际交流，发挥地理上的优势，同时加强基础研究，促进产业发展。因此，为了探究广州生物医药产业的培育和发展，本书的研究内容和逻辑框架见图1－1：

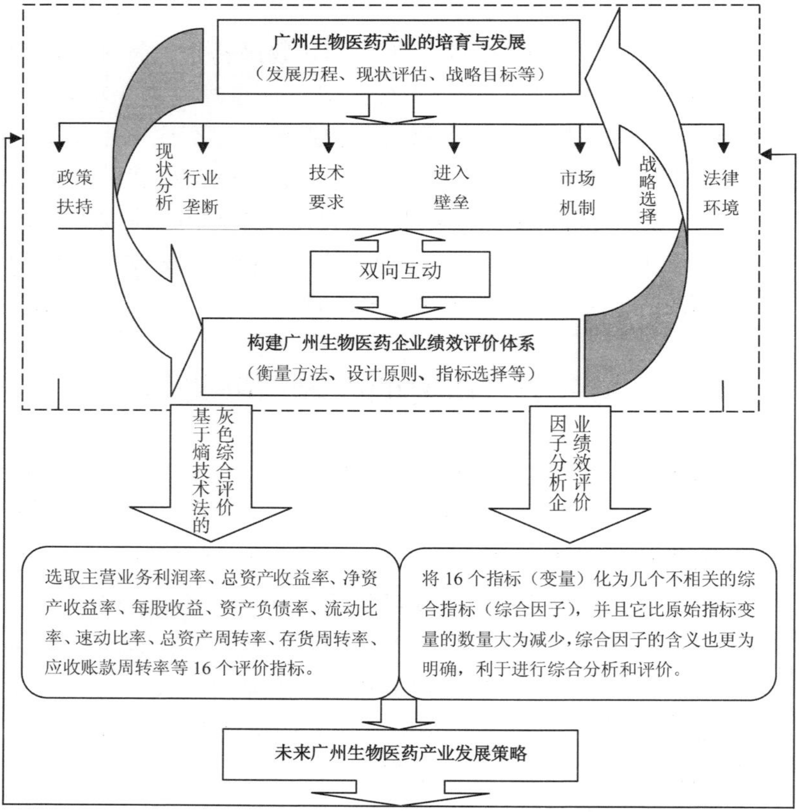

图1－1　本书研究的逻辑框架

本书从了解生物医药产业相关概念开始，以广州生物医药产业作为研究对象，对广州生物医药产业的培育和发展现状进行了深入的调查，分析了广州生物医药产业培育过程中存在的问题及其战略选择。同时也为广州生物医药产业的培育和发展如何成为广州乃至广东经济发展的支柱献计献策。另外，在进一步了解生物医药企业绩效评价的理论基础上，借鉴国内外传统企业、生物医药企业绩效评价的研究成果和方法，结合生物医药企业自身特点，探讨适合我国生物医药企业绩效评价的方法，提出一套较合理地评价生物医药企业绩效的指标体系，并对各评价方法进行简要说明。

第二章　文献综述

第一节　生物医药产业的培育与发展

2010 年 10 月 18 日，国务院出台了《关于加快培育和发展战略性新兴产业的决定》，这个战略性新兴产业中很重要的一个领域就是生物产业，在生物产业中一个重要的领域是生物医药。纵观全球，生物医药产业是中长期的战略性新兴产业，其意义表现在两个方面。一是提高人民的健康水平，生物医药产业的发展使人类疾病的预防、诊断、治疗和优生优育的问题都发生了革命性的变化：生物医药降低了卫生总费用，使许多疾病得到了有效的控制和治疗，大大降低了患者门诊、住院的费用。二是生物医药产业发展对于优化产业结构，转变发展方式，解决当前资源与环境问题有重大作用。进入新世纪以来，生物医药发展非常迅速，被认为是 21 世纪增长最为迅速的领域之一，这也是全球化产业竞争的要求。在以前，产业发展要求更多着眼于成本、价格、功能，而目前产业发展模式和发展理念正在发生变化，需承担更多的社会责任和品质，也就是把功能、价格、品质、绿色环保等进行综合判断。生物医药产业可替代传统医药产业，增强可持续发展能力。

国外把生物医药产业作为发展战略的重点之一，目前呈现出两大特点。一是生命科学和生物技术的研发非常活跃。进入新世纪以来，生命科学和生物医药的研究不断取得突破，生物技术成为世界科技竞争的焦点，目前生物技术专利占到世界专利总数的30%左右。利用基础工程技术和细胞生物学方法来开发新的生产工艺和产品，生物基础研究与应用研究一体化等问题已得到广泛的重视。生物医药产业研发投入占全球研发投入较大的比例，近年来增长速度也非常快，同时医药创新模式也面临着很大的变化。在全球化背景下，全球化的合作程度非常高，同时全球性医药产业并购广泛发生，主要是大型医药跨国企业想寻求规模经济和范围经济，通过有针对性的并购，推动医药产业的发展。二是许多发达国家从国家战略高度重视生物产业发展：美国制定了《生物技术未来投资和扩展法案》、修改了相关税收政策，鼓励企业研究和投资生物产业，奥巴马政府将生物产业作为战略性产业予以大力支持；日本政府提出了“生物产业立国”战略，出台了《生物产业立国战略》、《生物行动计划》、成立生物技术战略研究会，首相亲自兼任会长；韩国提出了举全国之力发展生物技术。

中投顾问发布的《2012—2016 年中国生物制药行业投资分析及前景预测报告》指出，我国生物制药行业面临良好的发展环境。该报告介绍了生物制药的定义、特性及分类等，分析了国际国内生物制药行业的现状，并对中国生物、生化制品制造业的财务状况进行了翔实的分析，接着具体介绍了血液制品、疫苗、基因工程药物等细分市场的发展。随后，报告对生物制药行业作了区域发展分析、重点企业经营状况分析和投资潜力分析。最后，报告对中国生物制药行业的未来前景与发展趋势进行了科学的预测。

首先，政策对行业的发展形成有力支撑。医药行业本身是一个易受政策影响的行业，积极的政策环境能够加速行业的发展。我国各级政府对生物制药行业发展的扶持力度逐渐加大。其次，医疗卫生水平提高有利于生物制药行业的发展。随着我国经济的发展以及医疗卫生水平的提高，越来越多的人有能力支付价格相对较高的生物药品。在市场需求旺盛和政策大力扶持等利好因素的推动下，2011 年我国生物制药行业产销规模均保持较快增长。2011 年，生物药品制造业实现工业销售产值 1 529. 69 亿元，同比增长 25. 53%。2012 年上半年，国家财政对医疗卫生领域支出增速高于财政支出增速 5. 5 个百分点，政府层面的持续投入助力医药需求进一步释放。作为医药行业的子行业，生物制药行业受惠其中。经过多年的发展，我国生物制药行业整体技术水平有了显著提高，国内企业能够生产几乎所有的成熟生物制药，我国在生物制药研发上已经具备较强的基础。另外，我国生物制药产业的快速发展还受国内外多种因素的助推，如政府的支持、国内外风险投资的增长、大量跨国生物制药公司进入中国，这些都为我国生物制药产业的发展提供了强大动力。在“十二五”期间，我国将通过发展资源节约、环境友好的生物制药，完成医药行业的产业升级，占领生物制药制高点。

另外，生物医药高投入、高风险、高回报、研发周期长的发展特点，促使产业发展必然实现三大集聚：向园区集聚、向经济发达地区集聚、向专业智力密集区集聚。赛迪顾问股份有限公司发布的《中国生物医药产业地图白皮书（2011 年）》显示，我国生物医药产业集群已初步形成以长三角、环渤海为核心，珠三角、东北等东部沿海地区集聚发展的总体产业空间格局。资料显示，目前我国已批准设立国家级生物产业基地的省市已达到 21 个，主要分布在环渤海与长三角地区。未来中国生物医药产业空间将呈现出“东部地区加快发展，中西部地区积极跟进”的基本规律。研发要素将进一步向上海、北京集聚，制造环节加速向江苏、山东集聚。在区域发展不平衡和地域分工进一步凸显的同时，产业发展热点地区与医药民族特色地区也将不断涌现：深圳、武汉将成为新的增长极，太原、厦门、兰州等将成为新兴热点城市。此外，云南昆明、陕西西安等区域中心城市也将实现快速发展。

赛迪顾问（2011）认为，我国生物医药产业格局应建立科学的评估体系，开展区域统筹规划；推进优势资源集聚，鼓励专业分工合作。提升园区软硬环境，引导企业集群发展。在研发方面，目前上海市的生物医药技术水平及产业基础全国最好，跨国生物医药企业与国际金融机构最多，是生物医药跨国公司在我国的研究开发、制造、营销和投资的汇聚中心，且在未来较长时期内仍将是引领生物医药产业发展的中心。北京市拥有大量高水平的科研院所和丰富的生物医药人才，是全国生物医药技术研究开发、信息和技术服务中心。在制造环节，江苏省生物医药骨干企业实力较强，已有 17 家企业进入全国制药工业百强行列，将形成以泰州“中国医药城”为中心，南京、苏州、连云港等地差异化发展的特色鲜明的产业发展格局。而山东省依托鲁南制药、齐鲁制药、新华制药、东阿阿胶、福瑞达等一批全国知名的医药大型企业，以基因工程药物、发酵工程药物、生化药物、新型诊断试剂和海洋药物 5 大领域为重点，打造了产业链完善的生物医药制造、流通链条。2010 年，山东省生物医药产值已经达到 2 000 亿元，未来较长时期内仍将是我国生物医药制造的集聚区基地。

王小宁等（2011）根据《广东省战略性新兴产业发展“十二五”规划》、《广东省生物医药产业发展“十二五”规划》，结合广东省的实际情况，将生物医药产业分为化学药、中药、生物技术药、医疗器械和医药研发外包服务业五个子产业进行研究。本书对各个子产业的发展历程、发展意义、发展规律进行了阐述，详细分析了国内外以及广东省生物医药产业中各个子产业的发展现状，并采用 SWOT 分析法，全面总结广东省医药产业面临的竞争优势、劣势和挑战。同时，收集、梳理了我国生物医药产业促进政策，分析了包括京津冀生物医药产业化示范区、上海张江生物医药基地等成功案例的产业发展经验，对政府制定切实有效的产业发展政策具有重要的借鉴意义。

总体而言，我国生物医药产业发展前景看好，未来5~10年内将保持平稳增长的良好发展势头。随着预防治疗性疫苗、基因治疗、免疫细胞治疗、干细胞治疗和细胞再编程诱导多能干细胞（iPS）等前沿领域的发展与突破，生物医药行业将进入新一轮快速发展期。

第二节　企业综合绩效评价方法研究

企业绩效问题是企业理论研究的重点之一。自工业革命以来企业绩效问题的研究与实践从来没有停止过。从传统企业财务评价到以财务为主结合非财务指标的评价，再到以战略为导向的关键绩效指标评价，绩效问题的研究获得了极大的进展。绩效管理作为一种现代管理工具，起源于西方国家的商业实践。总体来看，绩效管理经历了从最初的结果管理到侧重于行为过程的管理，并最终将两者有机地结合起来与公司发展战略融为一体的过程。从管理对象来看，绩效管理包含组织绩效管理和员工绩效管理。组织绩效管理是投资者监督和评价企业运营效果的过程。组织绩效管理的作用主要体现在三大方面——评价、预测、导向。员工绩效管理是对员工的工作绩效进行评价，以便形成客观公正的认识决策的过程。绩效评价是绩效管理的基础。绩效评价就是度量和判断企业的经营业绩，使企业相关利益的各方能全面了解和认识企业。对企业绩效评价的公正和准确与否，一直是企业管理者以及专家学者共同关注的焦点。一般意义上讲，绩效是指通过人耗费一定的劳动，产生的可以被量化的有益社会结果的一种实践活动。企业绩效是企业经营和企业管理的一种综合效益的反映。管理过程是经营结果的原因，两者具有因果关系。但是，由于绩效的主体是管理者和劳动者，绩效的结果与人的态度、能力、知识、经验、激励、行为以及组织的文化、外部顾客、工作环境等有紧密关系，因此，由于理论界对绩效概念以及绩效评价标准等存在较多分歧，企业绩效评价存在着不同的模型和流派。

一、国外企业综合绩效评价研究

从国外绩效研究状况来看，主要有以下几种流派：

（一）Campbell 的行为绩效评价法

坎贝尔（Campbell）是行为绩效说的主要代表人物，他们认为绩效是员工在完成工作过程中表现的一系列行为特征。1993年，坎贝尔提出了行为绩效模型。他对因特定作业而产生的组织成效的绩效行为与因其他方式而产生的组织成效的绩效行为进行了区分。在坎贝尔模型里，特定作业的因素更多地渗透在组织所规定的角色行为里，其他的因素则更多地渗透在组织公民性、亲社会行为和献身组织精神里。他所指的作业绩效，与为履行职责所从事的作业活动密切关联。他将绩效划分为八个方面：职务特定作业绩效、职务非特定作业绩效、写作和口头交流、努力、遵守纪律、为团体和同事提供便利、监督与领导、管理。他用这些因素来描述所有职务的绩效结构。基于组织规定，组织成员的行为皆以职务规定的范围为根据。同时，在模型中他也肯定了一些自愿的亲组织行为。

（二）Borman & Motowidlo 的关系绩效评价法

伯曼和摩托瓦德罗（Borman & Motowidlo）是关系绩效评价说的代表人物，1993 年他们提出的关系绩效评价法迄今仍在西方占主流地位。关系绩效是“关系绩效和任务绩效融为一体的二维模式”，关系绩效强调人际技能和与他人制造良好的工作关系以及帮助他人有效地完成作业的动机，是指自发的行为、组织公民性、亲社会行为、献身组织精神或与特定作业无关的绩效行为。

正是这种关系绩效，构成组织成员间的情感环境、人际关系和组织气氛。1996 年斯考特（Van Scotter）和摩托瓦德罗将关系绩效进一步分为人际促进和职务奉献。通过试验发现，作业绩效和人际促进对整体绩效的影响很大，职务奉献也影响整体绩效。经验与作业绩效的相关性比与关系绩效的相关性高，人格与关系绩效的相关性比与作业绩效的相关性高，这说明经验能更好地预测作业绩效，人格能更好地预测关系绩效。在此项研究基础之上，1999 年康崴（Conway）又将斯考特和摩托瓦德罗对非管理职务的研究扩展到对管理职务的研究。结果发现关系绩效中的职务奉献独立地对管理职务的整体绩效起作用，而关系绩效中的人际促进与管理职务的作业绩效有重合。此结论刚好与斯考特和摩托瓦德罗对非管理职务研究的结论相反，它表明管理职务和非管理职务的关系绩效的内容不同。

（三）Bernardin 的绩效产出评价法

伯纳丁（Bernardin）是绩效产出说的主要代表人物。伯纳丁等人吸收了卡纳（Kane，1986）早期的研究成果，1995 年提出了绩效产出评价法。他们认为绩效是员工最终行为的结果，是员工行为过程的产出。绩效是对在特定时间内，由特定的工作职能或活动所创造的产出的记录，该流派强调产出结果的重要性。这个观点将绩效理解为任务的完成、目标的实现以及结果和产出等指标。员工作业绩效的主要变异来源是个体执行作业活动的成效。这意味着员工个体在知识、技能上的差异将更多地影响作业绩效。因此，经验和培训对提高员工作业绩效有直接帮助。

（四）Libby 的审计绩效评价法

黎波坝（Libby）是审计绩效评价的杰出代表。早在 20 世纪 80 年代黎波坝就与他人（Einhorn & Hogarth，1981；Libby，1983）一起探讨了影响审计绩效评价的因素，并确认审计判断绩效受审计人员的能力、知识、激励和环境因素的影响。90 年代以后审计绩效评价发展很快，波纳尔（Bonner，1990）研究了经验和审计判断绩效之间的关系，波纳尔和利维斯（Lewis，1990）研究了知识和能力与绩效之间的关系。马伽特（Marchant，1990）指出间接经验形成一般知识，直接经验形成具体知识。福瑞德理克（Frederick，1991）研究了经验和知识之间的关系。1995 年黎波坝借鉴了前人的研究成果，指出审计判断绩效是指审计判断与一定的判断标准相符，一个绩效好的审计判断要同时满足审计效果和审计效率两方面的要求。由于知识被其他三个因素及经验决定，因而绩效与四个影响要素之间的关系是复杂的。知识与其他影响因素的关系可以用以下公式表示：知识 = g（能力，经验，激励，环境）。由此建立了知识与绩效及其他影响因素的审计评价模型。把能力（Ability）作为审计判断绩效的变量。这里所说的能力不是指普通心理学中所说的能力，而是指完成信息编码、检索和分析任务的能力。同时该理论把经验作了更加广泛的定义，认为经验是包括第一手和第二手与任务相关的能够提供在审计环境中学习机会的广泛的境况。

（五）Family of Measures 绩效评价法

Family of Measures 绩效评价法在西方简称 FOM 评价法，其代表人物是托哈（Thor C. G）。1994 年托哈提出的 FOM 评价体系由五组评价指标组成，分别是企业的盈利能力、生产率、外部质量（顾客）、内部质量（效率、损耗）和其他质量（创新、安全、组织文化），托哈强调组织层次的评价指标的集成，企业中每个职能部门的指标均分为两类：该部门自身特有的评价指标，集成下一层次上的一个相关指标。该评价法与早期的 Sind & Tuttle 模型相比，其建立的评价体系相对比较全面，不仅弥补了杜邦和 EVA 方法片面强调财务评价的缺点，同时也克服了 Sind & Tuttle 模型未将公司战略绩效分层细化的不足。

（六）Balanced Score Card 绩效评价法

Balanced Score Card 又称为平衡计分卡法，西方简称为 BSC 评价法，该评价模型 1996 年由卡普兰和诺顿（Kaplan & Norton）创立。它是当今绩效评价影响力较大的一种企业绩效分析方法，其重点在于管理者对企业整体绩效进行评价。平衡计分卡法主张以企业的战略和远景目标为核心，把企业的长远目标具体化为企业的行动策略，即寻找企业成功的关键因素，并进一步转化为可以度量的财务、顾客、内部运作过程、学习与成长四个维度的业绩衡量指标体系。平衡计分卡法主张将企业战略主题定在四大执行层面上，依序展开具有因果关系的战略目标，并进一步发展各自对应的量度及指标，以及实现该战略目标的必要行动方案。平衡计分卡法将影响企业绩效的长期和短期、内部和外部等多方面因素结合起来，从多个角度为企业提供信息，综合反映企业的绩效。平衡计分卡法十分注重同一层级指标内部之间以及不同指标层级之间的因果关系。它不仅是企业绩效评价的重要工具，也是确保企业战略目标顺利执行的保障。一方面，该模型简单、易操作，因此应用比较广泛；另一方面，该方法将企业战略而非控制作为核心，有助于决策者快速而全面地考察企业，同时也有利于企业决策者制定战略经营目标。

（七）杜邦财务分析评价体系

杜邦财务分析评价体系是由美国杜邦公司创造的财务分析方法（The Du Pont System），是对企业财务状况进行自上而下的综合分析方法。它通过几种主要的财务指标之间的关系，直观、明了地反映出企业的偿债能力、营运能力、盈利能力及其相互之间的关系，从财务角度对企业战略的问题进行解释说明。但杜邦分析体系主要是财务分析评价，对企业绩效评价和考核没有深入到经营管理的过程中去，不能全面、动态地反映经营过程中的问题，也不能与企业的战略目标及战略管理手段实现有机融合。另外，由于所产生时代的局限，杜邦体系是一种重视内部经营管理、忽视外部市场的分析考核体系。

（八）经济附加值法（EVA）

EVA 系统的目的就是以价值驱动力和资本成本为中心，确定发放激励薪酬的基础并实现企业内部及与投资者的良好沟通。从计算的角度，EVA 等于税后净利润减去资本成本，它采用单一财务指标的形式，从企业经营给股东带来财富增值的角度，对公司的绩效水平进行考核，简单且易操作。同样，EVA 也有其局限性：由于只侧重于财务战略，忽视了对战略过程进行评价，也不能指出具体的非财务业绩动因以及解决问题的方向，它只能反映结果，不利于指导具体的管理行为；此外，它还不适用于金融机构、周期性企业、风险投资公司、新成立公司等企业，并会受到通货膨胀和公司折旧计划的影响。

二、我国企业综合绩效评价研究

我国学者对企业绩效评价问题的研究多始于 2000 年以后。从研究内容看主要分为两部分：一部分主要是对西方绩效评价发展的阶段进行划分和区别；一部分对西方的绩效评价理论进行研究，甚至将西方的绩效评价模型在中国做实证检验分析，通过检验修正模型以提高模型在中国市场的适用性。

（一）国内学者对西方绩效评价划分阶段的研究

我国学者对西方企业绩效评价的阶段划分有较大争议。孙永风和李垣（2004）将企业绩效评价方面的研究划分为两个阶段：第一阶段为 19 世纪 80 年代后期到 20 世纪 80 年代，以财务评价为主，重点考虑利润、投资回报率和生产率等财务指标以及基于财务指标的评价方法开发等；第二阶段为 20 世纪 80 年代中后期至今，引入客户满意度、战略、学习创新等非财务指标，这些指标不仅反映过去的结果，同时反映企业的综合状况及发展趋势。

陈共荣和曾峻（2005）将企业绩效评价方面的研究分为三个阶段：第一阶段：以古典企业的产出指标为准的一元评价主体；第二阶段：19 世纪 40 年代公司制企业产生后，到 20 世纪 80 年代前，利用委托代理机制进行绩效综合评价的二元主体时期；第三阶段：20 世纪 80 年代后期开始的基于利益相关者理论构建绩效评价体系的多元评价主体时期。袁智慧和陈险峰（2005）将企业绩效评价方面的研究分为四个阶段：第一阶段：19 世纪以前的观察性绩效评价；第二阶段：工业革命以后到 20 世纪初的统计性绩效评价，这是基于所有权和经营权的分离而产生的，绩效评价主要为产值、产量等统计指标；第三阶段：20 世纪初至 90 年代的财务型绩效评价；第四阶段：20 世纪 90 年代以后的战略性综合绩效评价。企业绩效评价的演进方式从单一性的财务评价逐渐转化为多角度评价与综合评价相结合。由此可见，无论时代如何划分，绩效评价内在的逻辑演进始终是按照从简单的单指标到复杂的多指标，从定量分析到定性定量结合的分析，从重结果到重过程，从静态分析到动态分析，从重点片面指标集到平衡全面指标集的方向发展。

（二）国内学者对绩效评价理论的研究和发展

我国学者对企业绩效评价的研究基本沿袭了西方绩效评价理论的框架。但是，由于我国学者对此问题的研究起步晚，在相当长一段时间里都是在引进和吸收国外的绩效评价理论，用以服务于政府、服务于企业，提高企业生产经营效率。在理论研究上，国内比国外落后了 5 ~ 8 年。目前国内的研究主要有两个分支：一是将国外成熟的理论本土化，推广杜邦财务评价法、EVA 评价法、BSC 评价法等。同时根据国内实际情况，以构建企业绩效评价体系为主，国内学者杜胜利（1999）、孟建民（2002）、张涛和文新三（2000、2001、2002）等在此方面作出了一定贡献。另有一些学者主要从企业要素对企业经营绩效的影响角度做了大量的实证研究，如李维安（2001、2003）、杨瑞龙和周业安（1998）从公司治理和企业绩效关系作了理论阐述。还有一些学者研究了管理者绩效管理，如苏南海（2000）从企业家要素角度论证其对企业绩效的影响。在企业绩效评价指标体系的研究上一些学者作了积极探索，如王忠（2005）设计的企业绩效综合评价指标体系分为目标层、主因素层和指标层三级，其中主因素层包括影响企业绩效的八个指标：获利能力、竞争优势、偿债能力、营运能力、行业适应指标、创新能力、动态发展能力和社会贡献能力等。牛丽文和张进（2005）在分析企业绩效评价指标体系建立意义的基础上，从财务、客户、内部业务流程、学习成长、其他利益相关者和可持续发展六个维度，以制造业为例构建了企业绩效评价的指标体系。王化成和刘俊勇（2004）回顾业绩评价的历史演进，从早期的业绩评价、财务评价到目前的 EVA、BSC 分析法，在此基础上将业绩评价分为三种模式，即财务模式、价值模式和平衡模式。通过比较提出中国企业的情况更适合平衡模式，选择的理由主要考虑四个方面的因素：战略目标、组织结构、全面预算管理和激励机制。

随着我国经济体制改革的不断深入，企业对绩效评价的关注程度不断提高，政府从宏观角度对此问题也越来越重视。1999 年我国财政部、国资委联合颁发《国有资本金绩效评价规则》，《国有资本金绩效评价操作细则》（以下简称细则），对我国国有企业的绩效进行评价。《细则》中提出，财务指标主要由资本效益状况、资产经营状况、偿债能力状况和发展能力状况四类计量指标构成。张斌（2003）在《细则》的基础上增加了无形资产利润率、无形资产投资收益率、无形资产转让收益率、人力资产投资收益率、超额利润率等 5 项指标，使企业财务评价指标体系更加完善；陈毅（2000）总结了国内外文献，提出财务指标分为三类：盈利指标主要包括税后利润，EPS（每股收益）、ROI（投资收益率）、NOPAT（税后净经营利润）、EBIT（息税前利润）、RI（剩余收益）、EVA（经济附加值）、REVA（修正经济附加值）；营运指标主要包括OCF（经营现金流）、CFROI（现金流投资收益）、FCF（自由现金流）、股票市价及市值、托宾Q；偿债指标主要包括流动比率、速动比率、资产负债率。《细则》在2002年和2006年分别作出了进一步修正，在注重财务指标评价的同时，不断加大非财务指标评价的比重和力度。

（三）国内学者对企业绩效评价模型的检验与创新

为了克服西方绩效评价模型的不足，国内有学者对西方的绩效评价模型进行了整合。如杨成炎（2006）在评价EVA和BSC的优缺点的基础上，对两者进行整合。他以BSC为载体，以EVA为导向，将BSC在企业长期战略中的作用和EVA评价系统的导向作用相结合，构建了新的BSC体系。李建丽（2006）认为EVA和BSC两种方法反映了绩效评价的两个方面：股东对代理人的绩效评价和代理人对代理企业的整体绩效评价问题，并分析了两种方法的关系，认为两者可以有效融合。EVA与BSC融合的优点在于既克服了BSC目标分散和EVA目标过于简单的缺点，使得促使企业价值提高的目标更为明确，又可以找出影响企业绩效的关键驱动因素，以更好地实现企业目标。当然，对于BSC和EVA方法联合进行绩效评价时，同样需要考虑所处行业和企业特征以及本身达成的目标。赵全超、赵国杰和王举颖（2004）以BSC方法为基础，建立了企业绩效综合评价体系，讨论了使用BP神经网络模型作为评价方法的思路。BP神经网络分析法（Back Propagation Neural Network Analysis）是一种具有三层及以上的阶层型神经网络，基于BP神经网络的企业综合绩效评价方法能充分利用样本指标的有关信息，通过高度的非线性映射，揭示企业综合绩效与其相关影响因素之间的内在作用机理。但神经网络的层数和隐含神经元数目的选取由于存在主观因素干扰影响了评价结果的准确性。乔均、祁晓荔和储俊松（2006）以江苏网通为例，对平衡计分卡法作了实践检验分析，修正了 BSC 评价模型，提高了该模型在中国的适用性。

第三节　我国企业绩效评价体系研究

企业绩效评价在现代企业管理中发挥着越来越重要的作用，采用什么样的方法和体系来评价企业的经营绩效，一直都是理论界和实务界探讨的重要问题之一。目前较流行的企业绩效评价方法主要来自西方创造的杜邦财务分析体系、平衡计分卡、经济附加值等工具。但其实，立足于我国的企业实践，也有许多值得借鉴挖掘的方法。因此，企业绩效评价是一个非常复杂也是非常热门的研究主题。人们的研究既有从经济理论角度研究企业绩效，又有从组织行为学角度研究企业绩效；既有对传统行业绩效评价的探索，又有结合新行业新环境的研究。

一、企业绩效评价的一般性研究

仲理峰和时勘（2002）认为，有效的绩效管理的核心包括绩效计划、管理绩效、绩效考核和奖励绩效四个环节的循环过程，是全体员工参与的自下而上的过程。绩效管理的沟通包括沟通组织的价值、使命和战略目标、对员工的期望结果和评价标准以及如何达到该结果、组织的信息和资源，强调员工之间相互支持和鼓励。绩效管理是一个强调发展的过程，目标之一是建立学习型组织，最终目标是建立企业的绩效文化，形成具有激励作用的工作氛围。王化成和刘俊勇（2004）回顾了业绩评价的历史演进，从早期的业绩评价、财务评价，到目前的经济附加值和平衡计分卡，在此基础上，将业绩评价划分为三种模式，即财务模式、价值模式和平衡模式。通过对三种模式的比较，认为中国企业应更倾向于选择平衡模式。

另外，潘镇和鲁明泓（2005）以苏州市426家企业为样本，对影响中小企业绩效的因素进行了实证分析。研究发现，有形资源，特别是资金的可获得性、生产设施的利用效率、员工的整体素质等，是目前中小企业生存和成长的基础条件。但企业制度改革对绩效改进并无明显的促进作用。无形资源，如产品的质量水平、注册商标的等级等对中小企业的业绩有着重要的影响，但灵活性能力、反应性能力的作用则比较微弱。施东晖和司徒大年（2004）研究结果表明：我国上市公司治理水平总体不高；股权结构对公司治理水平具有显著影响，政府控股型公司的治理水平最高，国有资产管理机构控股型公司的治理水平要高于国有法人控股型公司，而一般法人控股型及股权分散型公司的治理水平介于前两者之间，但不存在显著差异；公司治理水平对净资产收益率具有正向影响，但对市净率却具有负向影响。

此外，胡志勇（2004）研究结果表明：国有资本金绩效评价值与国有控股上市公司收益率之间存在明显的价值相关性和增量价值相关性，但与股票市值的价值相关性较低。对样本按基金持股状况重新分组后发现：基金重仓股评价值的价值相关性和增量价值相关性进一步增强。总体而言，国有资本金绩效评价体系具有价值相关性，在一定意义上有助于投资者的价值评价或投资决策。

二、企业绩效创新性研究

杨宗昌和许波（2003）认为，企业经营绩效评价体系应具有导向性，通过建立企业短期经营目标与长期经营目标相结合的绩效评价体系，有助于持续提高企业竞争力和企业价值。他们应用代理理论，根据电信企业运营机制和管理特点，以企业价值最大化为目标，应用指标链的方法，构建了价值导向的企业绩效评价体系。余颖、唐宗明和陈琦伟（2004）认为，国有企业的绩效评价体系已经成为国有企业改革过程中的一个关键环节，他们从传统的绩效评价体系出发，系统比较了三种评价体系的优劣，并在比较分析的基础上提出了一个国有企业绩效评价的新体系，即能力性经济租金评估体系。其理论思路是：将国有企业管理层所创造的经济附加值分解为两块，即基于行业优势而获得的经济附加值称为非能力性经济租金，以及能力性经济租金，并将后者作为企业绩效的主要评价指标。周玮（2003）提出传统绩效考核方法的不足，并在此基础上根据商业银行的特点设定了风险调整收益法（RAROC）。该研究通过科学的测量方法对商业银行不同经营部门、产品和客户间的收益情况和发生损失的可能性进行比较，以达到对商业银行经营情况进行科学衡量的目的。通过 RAROC 手段可以衡量银行内部各个部门、不同产品以及针对不同客户的收益大小和资本使用效率的高低。

然而，程承坪和谢科范（2001）却认为，西方的企业理论包含许多分支理论，但概括起来不外乎解决企业家在其能力既定的前提下的生产性努力问题，而且每种激励方法遵循的都是经济学方法，即把企业家视为经济理性人。这种思路忽视了企业家能力、激励方法的综合作用以及企业家需要的多样性，因而总觉得不尽如人意。超产论试图从外部竞争的角度解决企业家能力和企业家生产性努力问题，但似乎把问题看得过于简单化了。事实上，从企业家与企业绩效的关系看，企业绩效是企业家能力、企业家生产性努力以及企业家掌握的资源数量和质量、外部随机干扰这几个方面综合作用的结果。因此对这一问题必须多方法、多角度地加以系统把握。贺小刚和李新春（2004）认为，由于不同企业的经营业绩持续地存在差异，资源的异质性假设很好地解释了业绩差异的持续性，但难以解释为何此差异没有逐步增大。资源的可交易性、可分享性以及制度背景下对产品价值创造过程中标准化的要求致使企业的资源具有同质性，这一因素的存在导致了企业间盈利能力的差异化随时间而退减。

此外，谢洪明、刘常勇和李晓彤（2002）用理论分析与实证研究相结合的方法，探讨了知识管理战略与知识管理方法的一致性及其对知识管理绩效的影响，建立了有较高涵盖性的知识管理战略及其方法分类模型，提出知识管理战略与方法两者间的对应关系及其对企业绩效影响的假设，并以问卷调查的方式在一般制造业、高科技制造业与服务业中进行了实证研究。研究表明，知识管理战略与方法之间存在对应关系，特定的知识管理战略需要特定的知识管理方法，这样才能提高企业绩效。颜光华和李健伟（2001）认为，企业知识战略评价体系是在企业战略的指导下，通过与战略目标对应的评价体系去保障战略执行效果的一种评价体系。它符合企业战略管理的思想，有利于企业进行精确的内部控制和持续改进管理水平。如果企业意图运用战略思想经营企业，就应将企业的一切活动都调整为支持实现战略的活动。特别是绩效评价体系，作为企业内部的行动指针，它的制定必须符合企业发展战略的要求。其主要的特点是：绩效评价主要通过一些综合性的、与企业战略密切相关的评价指标进行；注重财务指标和非财务指标、短期绩效和长期绩效的结合。在中国经济的转型发展时期，在其他条件相同的情况下，实施战略规划对企业绩效具有正面作用。企业通过实施战略规划，可以培养企业管理人员的战略思维理念，有助于内部资源的合理分配，同时还可以加强普通员工和中下层管理人员的参与意识，促进企业内部的沟通，从而帮助企业提高绩效。

三、基于特定背景下对企业绩效的影响研究

（一）国有企业隐性失业与企业绩效关系研究

袁志刚和黄立明（2002）以国有工业企业1986—1997年的情况为研究样本，对国有企业隐性失业和国有企业绩效的关系进行了论证。主要的结论有两点：第一，国有企业绩效与国有企业隐性失业之间的关系是动态影响的。第二，隐性失业问题使国有企业自身的“造血机能”极度地被弱化，严重削弱了国有企业的竞争力。

（二）高管团队变更与企业绩效关系研究

刘学（2004）研究发现，“空降兵”进入企业后，高层管理团队内部冲突有所增加，且主要表现为“空降兵”与原管理团队之间的冲突。其次，驱动“空降兵”与原管理团队之间冲突的主要因素是薪资差异、信息差异、感知的权力差异、厂龄差异、价值观差异等。第三，薪资差异和感知的权力差异，由于削弱了公平感与信任感（中介变量），从而造成“空降兵”与原管理团队之间的关系冲突。而厂龄差异和价值观差异，既导致关系冲突，又造成任务冲突。信息差异主要与任务冲突相联系。在任务独立性、专业性较强的情况下，“空降兵”的信息优势有助于组织绩效改进。

（三）大股东变更对企业绩效的研究

方芳和闫晓彤（2004）通过对2000年第一大股东发生变更的38家上市公司的股权转让前、转让当年和转让后的绩效变化来分析我国上市公司控股股东行为对公司综合绩效的影响。他们认为，第一大股东持股比例的降低有利于公司综合绩效的提高。因此，我国上市公司应调整和优化股权结构，采取一定措施降低股权集中度，降低国有股权比例，使国有股持股主体多元化、分散化。

（四）物流企业的企业绩效研究

邵兵家和刘小红（2005）认为，第三方物流企业的市场导向度与经营业务类型呈正相关，市场导向对第三方物流企业绩效有积极影响，企业的顾客导向和跨部门间协调与企业绩效正相关，竞争者导向与企业绩效的关系不显著。他们从实证角度验证了市场导向对于转型经济下的中国第三方物流企业的改革和发展有着重要的作用。对于中国第三方物流企业而言，实施市场导向战略是必要的，但基于环境和行业发展的独特性，在实施市场导向战略时要具有自己的特色。

（五）股本性质与企业绩效研究

胡芳肖和王育宝（2004）研究发现国有股、流通股与公司绩效之间存在曲线关系，且它们与公司绩效之间均存在负相关关系。国有股"一股独大"并不是导致国有企业效率下降的主要原因，资产的过于分散和产权的多元化（对上市公司来讲就是流通股过多），再加上公司的经营管理制度不健全才是上市公司经营效率下降的主要原因。在我国，上市公司中股权的相对集中有利于提高公司绩效，而股权的分散不利于企业经营绩效的提高。因此，国有股减持应慎重对待。

（六）高管特征与企业绩效评价关系研究

魏立群和王智慧（2002）认为，企业绩效是高层管理者特征、企业家能力、企业家生产性努力以及企业家掌握的资源数量和质量、外部随机干扰这几个方面综合作用的结果。高层管理人员的平均年龄与组织绩效呈正相关关系，高层管理人员平均年龄较高对组织绩效的提高是有利的。高层管理者多样性与组织绩效之间并无直接关系，它们之间真正的因果联系更大程度上取决于高层管理人员的认知和心智过程。

（七）战略规划与企业绩效关系研究

武亚军和吴剑峰（2006）认为，战略规划与企业绩效之间的关系一直是企业战略管理的核心问题。现有的文献虽然已经对二者之间的关联进行了深入研究，但是存在着两大不足：一是战略规划对企业绩效是否有正面影响还没有定论；二是现有的关于战略规划的理论是否可以适用于转型经济仍然存疑。他们通过问卷调查的方式来获取有关中国制造业企业战略规划的一手资料，并在此基础上对战略规划和企业绩效之间的关系进行了实证研究。结果表明：转型发展经济中的中国企业尚未广泛应用战略规划；那些应用了战略规划的制造类企业比未采用的企业有更好的绩效；企业未采用战略规划的主要原因是缺乏合格的战略规划人员。

（八）资本结构、股权结构与企业绩效评价关系研究

曹廷求、孙文祥和于建霞（2004）在代理成本理论的架构下，以公司成长机会为背景，分析了资本结构和股权结构对公司绩效的影响，并利用1998年底前在上海和深圳两个交易所的498家上市公司1999—2001年三年间1 494个观察值为样本进行了分析。结果表明，对于不同成长型的公司而言，资本结构和股权结构对公司绩效的影响存在较大差异。对于不同成长机会的公司而言，不同的股权结构和资本结构，以及由此所引致的不同的治理结构和监督模式的作用机理及其对公司绩效产生的最终影响都存在很大差别。充分考虑到这些特点和差距，是寻找“合适”的股权结构和资本结构的理性选择。

（九）平衡计分卡与企业绩效评价关系研究

卡普兰和诺顿（2010）把财务指标作为BSC最主要也是最重要的一个部分，他们这样认为：“从最终目标开始，本书要追求什么呢？如果你仔细观察BSC的逻辑关系会发现，所有的箭头最后指向财务维度”；“财务目标和指标确定了实施公司战略必须达到的财务业绩，同时成为BSC其他三个维度所有指标的最终目标和指标”。由此可见，作为“最终目标”，财务维度的各种指标为

另外三个维度指标的选择奠定了基础。当选择顾客、内部运作过程和学习与成长维度的指标时，必须保持这些纳入的指标以改善财务成果和实施战略。

然而，季卫（2010）认为，顾客、内部运作过程、学习与成长三个维度都会影响财务维度，但其影响发生在不同的时期，并且影响的程度也不一样。顾客维度指标的改进，一般会影响当期的财务指标，但影响程度很低，作用期间最短。而内部运作过程维度不同部分的改进对财务指标的影响不一样，既可以影响短期收益，又可以影响长期收益：其中，运作效率的提高和过程的改进，将提高短期的收益；顾客关系的改进会在改进期间带来收入的增长；学习与成长维度指标的提高，一般在短期内不会对财务指标产生影响，但会提高未来的财务指标，并且影响的时间最长。企业战略的最终目标是追求公司价值的最大化，也就是长期利润的最大化。无论企业是否致力于使利润最大化，经济的“自然选择”将确保每一个生存下来的企业个体都表现出与“利润最大化”相一致的行为。所以，无论在经营过程中如何“平衡”，为了生存，企业战略的落脚点最终还是长期财务指标的提高。另外，从实践角度看，企业在实施平衡计分卡绩效评价方法的运行和操作过程中，也往往从设定好的财务维度的目标出发，分别设定其他三个维度的目标，并适当选择评价指标值，考虑所需采取的行动。即四个维度的目标和指标彼此关联，缔结合理因果关系，并以财务目标为最终归结点。因此，平衡计分卡的基础是企业的战略，它有机地结合了多种衡量方法，使它不仅包括了各种财务指标，如盈利能力、经营效率等，而且通过学习与成长的指标、客户满意度等，补充说明了财务指标的代表性，并构成其驱动因素。所以，可以密切关注如何提高企业能力使其获得相关资产等方面的研究进展，把企业的长期财务指标搞好。

四、基于组织行为学的企业绩效研究

李武武（2004）认为，组织行为与经济绩效之间有着必然的联系。他将英、美、日等国家的行为科学家完成的“企业绩效市场测定表”、“企业绩效文化测定表”、“企业绩效管理测定表”三个模块进行本土化处理，通过产业化改造，增加了“企业绩效政府测定表”，并与前三个模块共同构建组织行为与经济绩效四模块测量模型。沈洪涛（2005）基于相关利益者理论作为评价指标研究企业社会责任与财务绩效相关关系，得出以下结论：无论选用哪种财务指标作为评价企业财务绩效的指标，当期企业社会责任与当期财务绩效之间均存在正相关关系；当期企业社会责任与上期各种财务绩效指标之间同样呈现正相关关系，但销售增长率及市场收益指标之间的正相关关系不明显；由于财务绩效与前期公司业绩指标不同，导致当期财务绩效与前三期每期的社会责任之间的关系出现了不同的结果。而郭红玲（2006）从消费者需求的角度研究了企业社会责任与财务绩效的关联性，研究了部分上市企业的社会责任供给与其成长性的财务绩效的相关关系。李正（2006）通过内容分析法衡量社会责任。结果表明，从当期来看，根据利益相关者理论与社会资本理论，长期看社会责任与企业价值没有相关性。财务状况或其他状况异常的 ST 企业前一年的财务绩效与企业承担社会责任呈显著的负相关关系。

综上所述，企业绩效评价在现代企业管理中发挥着越来越重要的作用，采用什么样的方法和体系来评价企业的经营绩效，一直都是理论界和实务界探讨的重要问题之一。目前较流行的企业绩效评价方法主要是利用西方创造的杜邦财务分析体系、平衡计分卡、经济附加值等工具。企业绩效评价是管理者完成其利润目标和战略的工具，是对企业一定经营期间的资产运营、财务效益、资产保值增值等经营成果进行真实、客观、公正的综合评价。企业绩效评价系统能使管理者平衡利润成长和成本控制之间的矛盾，平衡不同群体之间期望值的矛盾。正确运用企业绩效评价，能够克服妨碍员工潜能发挥的组织障碍。通过连续的绩效评价，可以检测企业发展的状况，把握企业当前的总体情况，使企业知己知彼、扬长补短，采取更有效的方法与措施提高竞争力。正确评价企业的经营业绩和衡量企业经营者的工作成绩已成为现代企业管理的重要内容。

第三章　国内外生物医药产业的发展历程

第一节　国外生物医药产业的发展历程

目前世界生物医药产业以高于全球经济增长约 5 个百分点的速度快速增长，生物医药产业呈现出市场集中、产品份额集中、企业聚集区域集中等显著趋势。以服务业外包及研发环节转移为主要特征的新一轮全球性产业结构调整正在兴起。国际化分工协作的外包市场正在形成与发展。越来越多的国际医药集团在经济全球化发展的前提下，充分利用外部的优势资源，重新定位、配置企业的内部资源。

一、国外生物医药产业发展快速但不平衡

20 世纪 90 年代以来，全球生物药品销售额以年均 30% 以上的速度增长，是世界经济增长率的 10 倍，生物医药正在成为网络经济之后的又一个新经济增长点。生物技术产业的销售额每 5 年增加 2 倍，2005 年全球生物药品销售额达到 600 亿美元，占整个医药工业的比重从 1995 年的不到 4% 迅速提高到 11%，成为发达国家继续保持经济领先的制高点。国家发改委相关人士预言，2025 年以后，人类将迎来继信息时代的下一个时代——生物经济

时代。预计到2015年，全球生物技术市场规模将达3万亿美元。

生物医药属于典型的“高投入、高风险、高产出、周期长”行业，这些特点造成了生物制药产业的发展极不平衡。一是少数发达国家在全球生物医药市场中处于产业主导地位。在世界药品市场中，美国、欧洲、日本三大药品市场的份额超过了80%。从生物技术产业看，2006年全球生物技术公司总数已达4 360多家，主要集中在欧美，占全球总数的76%。销售总额超过410亿美元，欧美公司的销售额约占全球生物技术公司销售额的93%，而亚太地区的销售额仅占全球总额的3%左右。美国是生物技术产业的龙头，遥遥领先于其他国家，其开发的产品和市场销售额均占全球70%以上。二是大的跨国公司主导了世界专利药市场。这些跨国企业在全球医药市场中的地位日益攀升，所占比重不断增长。从1994年起全球制药二十强企业销售收入占全球医药市场的50%，到2002年上升到66%，现代医药产业的集中度逐年上升，跨国企业的垄断程度不断加大。三是在产品市场领域，单品种销售的市场集中度也呈现不断增高趋势。全球最畅销的10种药物的总销售额近400亿元，占全年全球药品销售额的1/10。

国外医药杂志《制药经理人》2012年第3期公布了2011年全球50强医药企业（见表3－1），排名前10位的企业分别是辉瑞制药、诺华、赛诺菲－安万特、默沙东、罗氏、葛兰素史克、阿斯利康、强生、礼来、雅培制药。其中辉瑞制药2011年销售额超过500亿美元。2011年，全球药物销售额前10位企业研发费用共超过646亿美元，其中辉瑞制药研发费用超过90亿美元。除了第10位的雅培制药外，其他9大企业研发费用均超过40亿美元。

表 3-1 2011 年世界生物医药企业 50 强

排名	企业名称	英文名称	销售额（亿美元）	研发费用（百万美元）	国家
1	辉瑞制药	Pfizer	585	9 413	美国
2	诺华	Novartis	420	7 100	瑞士
3	赛诺菲－安万特	Sanofi－Aventis	403	5 147	法国
4	默沙东	Merck	398	11 000	美国
5	罗氏	Roche	391	8 612	瑞士
6	葛兰素史克	GlaxoSmithKline	362	6 126	英国
7	阿斯利康	AstraZeneca	333	4 200	英国
8	强生	Johnson	224	4 432	美国
9	礼来	Eli Lilly	211	4 880	美国
10	雅培制药	Abbott	199	3 724	美国
11	百时美施贵宝	Bristol－Myers Squibb	195	3 566	美国
12	梯瓦制药	Teva	161	933	以色列
13	安进	Amgen	147	2 894	美国
14	拜耳制药	Bayer	145	2 320	德国
15	武田制药	Takeda	142	3 198	日本
16	勃林格殷格翰	Boehringer Ingelheim	129	3 056	德国
17	诺和诺德	Novo Nordisk	108	1 709	挪威
18	安斯泰来	Astellas	105	2 109	日本
19	第一三共制药	Daiichi－Sankyo	98	2 124	日本
20	卫材	Eisai	84	1 932	日本
21	德国默克	Merck	78	1 547	德国
22	吉利德	Gilead	74	1 073	美国
23	百特	Baxter	56	915	美国

（续上表）

排名	企业名称	英文名称	销售额（亿美元）	研发费用（百万美元）	国家
24	迈兰	Mylan	52	282	美国
25	施维雅	Servier	49	1 226	法国
26	中外制药	Chugai	46	671	日本
27	三菱田边	Mitsubishi Tanabe	44	897	日本
28	美纳里尼	Menarini	40	—	意大利
29	健赞	Genzyme	40	847	美国
30	眼力健	Allergan	40	805	美国
31	森林	Forest	39	1 054	美国
32	CSL 制药	CSL	38	272	澳大利亚
33	优时比	UCB	37	1 044	比利时
34	大冢	Otsuka	36	—	日本
35	Celgene	Celgene	35	1 128	美国
36	百健	Biogen	35	1 249	美国
37	沙尔	Shire	31	662	英国
38	爱尔康	Alcon	31	747	瑞士
39	WARNER	WARNER	29	147	英国
40	西普拉	cephalon	28	440	美国
41	华生	Watson	26	296	美国
42	灵北	lundbeck	26	542	丹麦
43	协和发酵麒麟	Kyowa Hakko KogyoKirin	26	429	日本
44	住友	Sumitomo	26	554	日本
45	盐野义制药	Shionogi	24	135	日本
46	阿特维斯	Actavis	24	—	英国
47	Hospira	Hospira	23	301	美国
48	奈科明	NYCOMED	22	281	瑞士

（续上表）

排名	企业名称	英文名称	销售额（亿美元）	研发费用（百万美元）	国家
49	奥贝泰克	Apotex	21	—	加拿大
50	STADA	STADA	21	73	德国

二、国外生物医药产业发展的最新趋势

从未来生物医药研究的热点来看，疫苗、单克隆抗体、重组人体蛋白、基因治疗、细胞疗法和干扰素是研究与开发最为集中的领域。国外生物医药的最新动向突出表现在克隆技术、用于治疗癌症的血管发生抑制因子技术、艾滋病疫苗、药物基因组学、人类基因组计划、基因治疗以及利用生物分子、细胞和遗传学过程生产药物和动植物变种的技术等方面，并呈现出五大趋势：

一是生物技术已经成为许多国家研究开发的重点。英国、法国、德国、澳大利亚、韩国等国政府近年来研究开发投入最多的领域是生物技术领域。美国基础研究经费的40%用于生物技术和生命科学研究，欧盟第六研究框架计划经费的46%用于生物技术及其相关领域。

二是生物技术产业已经成为国际科技竞争乃至经济竞争的重点。发达国家大的医药企业R&D投入一般都超过企业年销售总额的15%。不少跨国公司和国际金融机构纷纷投资生物技术产业，大量的风险资金已经投向生物技术，Microsoft、IBM等IT巨头纷纷投资生物技术研究及开发。据初步测算，全球上市生物技术公司的市值达9 000多亿美元。

三是发达国家已形成若干生物医药产业密集区。许多发达国家在技术、人才、资金密集的区域，已逐步形成了生物产业聚集

区，由此形成了比较完善的生物医药产业链和产业集群。美国已形成了旧金山、波士顿、华盛顿、北卡罗来纳州、圣迭戈五大生物技术产业区。其中硅谷生物技术产业从业人员占美国生物技术产业从业人员的一半以上，销售收入占美国生物产业的57%，R&D投入占59%，其销售额每年以近40%的速度增长。此外，英国的剑桥基因组园、法国巴黎南郊的基因谷、德国的生物技术示范区、印度班加罗尔生物园等，聚集了包括生物公司、研究、技术转移中心、银行、投资、服务等在内的大量机构，提供了大量的就业机会和产值。这些生物技术产业集群已在这些国家和地区产业结构中崭露头角，对扩大产业规模、增强产业竞争力作出了重要贡献。

四是战略性技术同盟成为新药研发的成功模式。新药研发是一项整合分子生物学、基因组学、系统生物学知识和技术领域的复杂的系统工程，前期投资巨大，风险也很大，需要跨国制药巨头之间、生物技术公司和制药公司结盟并联合进行投资。为保持新药研发的持续性，几乎所有的制药企业都与生物技术公司结成战略联盟，由这些技术力量雄厚的专家型小生物技术公司进行技术开发与创新，通过合作开发，获得生物药品的生产技术或生产权，促进生物医药产业的良性发展。同时创新药品开发采用委托外包策略。为了缩短创新药品开发时间，近几年许多生物技术和制药公司开始和一些小型公司结成技术联盟，将技术性强的研究开发内容分包给具有研究实力的小型公司完成。

五是生物安全已经成为国家安全的关键点。自SARS肆虐全球之后，越来越多的人认识到，生物战剂对经济发展、社会稳定的破坏力将超过核武器。未来国家安全必须具有防御生物战剂的能力。

三、美国、欧洲、日本等国家和地区生物医药产业发展现状

生物医药作为一个产业在发达国家和地区已呈规模性发展，愈来愈成为焦点产业，发展较好的有美国、欧洲以及日本等。目前，美国约有 1 400 家生物制药公司，形成规模生产的有 20 多家。日本在生物技术的开发上仅次于美国，目前有生物制药公司约 600 家，而且不断加强世界市场的开拓，进入欧洲和亚洲市场。欧洲在生物技术的开发上稍落后于日本，虽然近两年来欧洲在生物技术领域的投入和新公司成立的数量急速增长（目前欧洲的生物制药公司约有 300 家），但还处于发展的初级阶段。

美国是现代生物技术的发源地，是应用现代生物技术研制新型药物的第一个国家，多数基因工程药物都首创于美国。自 1971 年第一家生物制药公司 Cetus 公司在美国成立并开始试生产生物药品至今，已有 1 400 多家生物技术公司在美国成立（占全世界生物技术公司的三分之二）。生物技术市场资本总额超过 400 亿美元，年研究经费达 50 亿美元以上，正式投放市场的生物工程药物 40 多个，已成功地创造出 35 个重要的治疗药物，并广泛应用于治疗癌症、多发性硬化症、贫血、发育不良、糖尿病、肝炎、心力衰竭、血友病、囊性纤维变性及一些罕见的遗传性疾病。令美国生物技术产业界骄傲的一个事实是：美国拥有世界领先的旧金山、波士顿、华盛顿和北卡罗来纳州、圣迭戈五大生物技术产业区。生物技术产业在这 5 个地区崛起绝非偶然，是由许多重要因素促成，这包括强大的基础研究充当后盾、地方机构的大力推动、信息技术的广泛使用和风险资金的强力支持等因素。2012 年，美国政府发布《国家生物经济蓝图》（National Bioeconomy Blueprint），阐述了奥巴马政府未来推动生物经济发展的战略

目标。该报告指出，美国当前生物经济的增长很大程度上来源于三大基础性技术的开发：遗传工程、DNA 测序和生物分子的自动化高通量操作。未来的生物经济依赖于新兴技术，如合成生物学、蛋白组学、生物信息学以及其他新技术的开发应用。

欧洲在发展生物药品方面也进展较快。英、法、德、俄罗斯等国在开发研制和生产生物药品方面也成绩斐然，在生物技术的某些领域甚至赶上并超过了美国。如德国赫斯特集团公司把经营重点改为生命科学并取得重要研究成果，俄罗斯科学院分子生物学研究所、莫斯科大学生物系、莫斯科妇产科研究所及俄罗斯医学遗传研究中心等多个科研机构近年来在研究和应用基因治疗方面都取得了重大进展。另外，英国是仅次于美国的生物医药研发强国，产业的科学基础是其他欧洲国家无法比拟的，在这一领域，英国已经获得了 20 多个诺贝尔奖。在园区发展方面，英国剑桥生物技术园区现已成长为世界最大且从事最尖端科研的生物技术园区之一。目前，英国生物医药产业主要分布于伦敦、牛津、剑桥、爱丁堡等高等院校及科研机构密集的地区。

2012 年 2 月 13 日，欧盟委员会通过了欧盟可持续生物经济战略，以促进欧盟经济向更多使用可持续的可再生资源的经济形态转变。这份题为“为可持续增长创新：欧洲生物经济”的欧盟生物经济战略指出，世界人口到 2050 年有望增加到 90 亿，但自然资源却变得越来越有限。因此，欧盟需要借助可再生自然资源来获得安全和健康的食品、饮料及能源、材料和其他产品。欧盟生物经济战略提出的政策目标包括实施更加创新和更低排放的经济发展模式，实现可持续农业、渔业和食品安全平衡发展，实现工业可再生生物资源的可持续发展，同时确保生物多样化以保护环境。近年来，欧盟非常重视发展生物经济。为应对资源与环境的挑战、转变经济增长方式和促进经济转型，欧盟一直大力倡导生物经济，重点培育生物产业，出台了一系列政策，建设相关技术平台，以支持与生物经济相关领域的研究与创新。目前，欧盟生物经济的产值已经接近 2 万亿欧元，提供了 2 200 万个就业机会，约占欧盟就业总人数的 9%。

欧盟生物经济战略提出了欧盟发展生物经济的政策措施，主要包括三大部分：一是增加在与生物经济相关的研究、创新及技能方面的投资。这部分资金主要包括来自欧盟及其成员国的财政投入、私营部门的投资以及其他政策倡议的资金投入。欧盟加大对生物经济领域的投资力度就是希望促进欧盟生物经济领域的研究与创新，开发与生物经济相关的新技术和新程序，提高欧盟在生物经济领域的投资，增加欧盟在生物经济领域的就业人数。据估计，欧盟在生物经济研究与创新领域的投资到 2025 年可以带来 10 倍的附加值。二是通过改善生产程序、将生物废弃物转变成为高附加值产品以及提高生产效率和能源使用效率等措施，来开发生物经济领域的市场和提高生物经济领域的竞争力。欧盟提出，欧盟可以将废弃食物转变成为生物能源或其他基于生物的产品，能够创造更多的就业机会和带动经济增长。将生物废弃物用来生产化肥或生物能源，能够满足欧盟 2% 的再生能源目标。三是通过建立生物经济委员会、生物经济科研机构和定期召开利益相关者会议等方式来加强政策协调和鼓励利益相关者参与，促使决策者和利益相关者更加紧密地合作，以促进欧盟生物经济的发展。

日益增长的健康市场需求刺激了日本生物医药企业群体的壮大，日本政府决心在生物经济时代再创辉煌。日本政府提出了“生物产业立国”战略，发布了《开创生物技术产业的基本方针》，大幅度增加生物技术开发经费；出台了《生物产业立国战略》、《生物行动计划》；成立生物技术战略研究会，首相亲自兼任会长。经济产业省出台了产业园区计划，积极推进产业园区的形成。形成了包含各种高科技的主题园区 18 个，而其中的 11 个都是以生物技术或生命科学为重点的产业园区，如大阪生物技术产业园区、神户地区产业园区和北海道生物技术产业园区等。日本的生物医药产业主要分布于东京、北海道、关西等地区。日本已不再是单一的药品消费市场，在生命科学领域亦有了一定建树。目前已有65%的生物技术公司从事生物医药研究，日本麒麟公司生物医药方面的实践亦走在世界前列。

印度目前生物医药产业发展也十分迅速。将生物医药与信息学不断融合，是印度生物医药产业发展的一大特色。印度已成为亚太地区五个新兴的生物科技领先国家和地区之一。印度自20世纪80年代开始重视生物技术的研发，出台了各种优惠政策以吸引国内外的投资。印度在发展计算机软件产业的同时，立志成为生物技术大国，通过生物技术产业的加速发展来提高国家实力，力争在2020年成为世界第四经济大国，并于1993年成立了世界上第一个“生物技术部”，以推动本国生物产业的发展。印度出台了《生物技术十年展望》，制定了一系列优惠政策。在生物外包方面做得很好，且有几个生物产业公司已经进入了世界前20名，在国际上形成了一定影响。目前，印度的生物产业增长速度达到了每年30%（中国在10%～20%之间）。为了发展生物产业，政府一方面放松了对生物产业的管制，吸引国外有实力的企业和研发机构进入生物产业，另一方面通过设立专业机构，培养人才，提供优良的服务，加大知识产权保护力度等，为生物技术产业的发展提供了良好的政策环境和制度保障。至今，印度全国已经建立了6家生物技术产业园，拥有生物技术公司180多家，并预计在未来的2～3年内再建成20多家生物技术产业园。目前，印度生物医药产业主要分布于班加罗尔、浦那、海德拉巴、新德里、勒克瑙等地区。由于印度生物技术在发展中国家的领先地位，不少跨国公司和医药巨头也纷纷拥入，联合国已把印度作为发展中国家生物工程技术培训中心，欧美等发达国家则将其作为生物技术试验基地。专家预测，根据印度现在的发展速度，在不远的将来将成为世界上重要的生物技术大国。

第二节 我国生物医药产业的发展历程

一、我国生物医药产业快速发展

我国政府非常重视生物技术及产业的发展，从 1986 年开始连续多个五年计划中都将其列为重点发展方向，并制定了生物医药产业发展的具体规划，以及促进产业发展的相关措施。在 2007 年 6 月 26 日在天津召开的国际生物经济大会上，科技部部长万钢阐述了中国发展生物经济的目标、方向和重点。中国生物经济发展将实施“三步走”战略，第一步为技术积累阶段，到 2010 年形成5 000 亿至8 000 亿规模的生物技术产业；第二步为产业崛起阶段，到 2015 年生物产业产值约达 16 000 亿元；第三步为产业持续发展阶段，该阶段至 2020 年左右完成，适时生物产业总产值将达到 2 万亿 ~ 3 万亿元，占 GDP 的 4% 以上。2010 年 10 月 18 日，国务院在《关于加快培育和发展战略性新兴产业的决定》中又指出，现阶段将重点培育和发展节能环保、新一代信息技术、生物等七大新兴产业，到 2015 年，战略性新兴产业增加值占国内生产总值比重力争达到 8% 左右。由此可见，生物医药是未来 10 年的朝阳产业已经毋庸置疑。根据相关部门预测，2013 年中国医药市场将成为全球第三大医药市场；到 2020 年中国生物医药产业将达到 40 000 亿元的规模，超过日本和欧洲成为全球第二大医药市场。中国在全球生物医药产业中的地位日益提升。2013 年 1 月 6 日，国务院发布的《生物产业发展规划》明确提出，2020 年生物产业将发展成国民经济的支柱产业，还确定了 2020 年生物产业其他发展目标。具体包括：生物产业重点领域实现全面发展，新业态健康成长，重点区域实现特色发展、错位发展，产业结构得到优化；具有国际先进水平的产业技术创新体系基本形成，主要企业的研发投入占销售额比重明显提高，获得突破的关键核心技术大幅增多，境外授权专利数量显著增加，一批具有自主知识产权的创新产品得到广泛应用。

《生物产业发展规划》强调，在提升生物医药产业竞争力方面，规划要求组织实施生物技术药物发展等行动计划，加快生物技术药物、化学药物、中药等新产品与新工艺开发和产业化。2013—2015 年，生物医药产业产值年均增速达到 20% 以上，推动一批拥有自主知识产权的新药投放市场，形成一批年产值超百亿元的企业，提高生物医药产业集中度和在国际市场中的份额。在促进生物医学工程高端化发展方面，规划要求组织实施高性能医学装备产业化行动计划。到 2015 年，生物医学工程产业年产值将达到 4 000 亿元，并突破一批核心技术，培育一批高端化发展的生物医学工程制造企业。在增强生物农业竞争力方面，规划要求推动生物育种产业加快发展，促进农用生物制品标准化高品质发展，推进海洋生物资源的产业化开发和综合利用。到 2015 年，生物农业年工业产值将达到 3 000 亿元，推广一批新技术与重大新产品，培育一批年产值超百亿元的生物农业企业。在推动生物制造产业规模化发展方面，规划要求到 2015 年，生物制造产业年产值达到 7 500 亿元，生物基产品和生物工艺对石油化工原料及传统化学工艺的替代取得重大进展，发酵产业的国际竞争力显著提高。在促进生物能源商业化发展方面，规划要求到 2015 年，生物能源年利用总量超过 5 000 万吨标准煤，可减排二氧化碳 9 500万吨，生物能源产业年产值达到 1 500 亿元。在发展壮大生物环保产业方面，规划要求以水污染、大气污染、有机废弃物治理和受损生态系统的治理与修复为重点，大力发展高性能生物环保材料和生物制剂，2013—2015 年生物环保产业产值年均增长

15%以上，到2015年，生物环保产业年产值达到1 500亿元。在培育生物服务新业态方面，规划要求重点支持合同研发和委托制造服务产业的发展，组织实施生物信息服务行动计划，培育基因测序、分析测试和生物信息等专业服务企业。到2015年，生物服务产业年产值达到1 500亿元，培育一批具有国际先进水平的生物服务大型企业。

二、我国生物医药产业发展的现状

（一）行业规模稳步上升，但仍以中小型企业为主

2010年以来，在国家大力发展生物医药等战略性政策的刺激下，我国生物制药行业规模保持稳步上升趋势，但由于我国生物医药行业起步较晚，产品多集中在较为低端的仿制疫苗、血液制品行业，技术壁垒较低，行业仍以中小企业为主，大型企业占比偏低。2011年1～6月，我国生物、生化制品制造业总资产达到1 388.11亿元，同比增长25.28%，其中大型企业总资产占比仅为5.92%。随着《"十二五"国家战略性新兴产业发展规划》等政策的相继出台，"十二五"时期我国生物制药行业有望进入加速发展期。

（二）产品需求旺盛，但成本上升减缓利润增长

目前，生物医药产品广泛应用于慢性疾病和传染疾病。随着群体心理压力的加大、生活环境污染的加重及人口老龄化加速，近年来心脑血管疾病、恶性肿瘤和糖尿病等慢性疾病发病率大幅上升，产品市场需求广阔。2011年以来，我国传染病发病率呈快速上升趋势，生物制药产品销售收入快速上升。2011年上半年，我国生物、生化制品制造业实现产品销售收入676.17亿元，同比增长30.35%，增速比上季度末加快8.64个百分点。2011年，医药制造业的整体成本压力较大，行业整体毛利率水平在2011年8月已经下滑到27.20%，而2009年和2010年同期的毛利率水平

分别为30.01%和29.46%。全年主营业务成本增速明显快于主营业务收入增速，其中累计同比增速显示，2011年10月主营业务收入同比增速为30.29%，而主营业务成本同比增速为33.95%。

（三）市场竞争激烈，亏损企业增速继续攀升

我国生物医药行业以生产为主，研发占比偏低。在我国所有的生物公司中，大约46%从事生物制品的生产和销售工作，市场竞争激烈。2011年以来，在生物制药行业市场规模不断扩大的同时，中小型企业面临产品成本大幅上升的严峻形势，亏损企业数目持续攀升。2012年上半年，我国生物生化制品制造业亏损企业数为84个，同比增长18.31%，我国生物生化制品制造业亏损企业亏损总额达4.49亿元，同比增长57.81%，其中小型企业亏损的总额达2.21亿元，同比大幅增长117.02%。

（四）研发投入不足，研发能力整体依旧薄弱

2010年，全球生物制药行业研发投入达674.1亿美元，其中研发投入前10名的制药公司占整个制药行业总研发投入的10%以上。分析认为，近年来药物研发投入居高不下，主要是受药物专利期满、行业并购等因素影响。其中，辉瑞通过对公司研发结构的调整使药物研发投入达到94亿美元，位居制药企业首位。与以往研发投入相比，2010年除罗氏、强生、赛诺菲－安万特和百时美施贵宝略有下降之外，辉瑞、默沙东、诺华、葛兰素史克、阿斯利康、礼来的增长比例都较大，其中默沙东的增幅达45%。发达国家生物医药行业研发投入占产值的比重都在10%以上，而中国2010年生物医药行业研发支出约为9.7亿元，仅占美国辉瑞公司的1/10，英国葛兰素史克公司的1/8，占生物医药工业产值的比重仅为1.7%。从知识产权看，在世界生物技术专利中，美国占54.6%，日本占10.3%，韩国占1.4%，而中国生物技术领域获专利授权仅占0.7%。中国的生物医药市场具有国际专利的新药并不多，大多是买进专利或者生产国外专利已经过期的药物，原创药物的研发非常薄弱。

三、我国生物医药产业发展的瓶颈

与世界先进水平相比，我国生物医药无论是产业规模，还是自主创新能力等方面均存在着很大差距。由于我国生物医药行业起步较晚，属于新兴行业，行业发展存在一系列问题：

（1）企业规模小、数量多，资金缺乏，经营分散，缺乏整体竞争力。我国现有生物制药企业400多家，具备基因工程药物生产能力的企业有114家，大多数规模较小，市场占有率低。由于产业结构不合理、经营分散，导致生产成本高、规模效益差，缺乏整体竞争力。

（2）高技术水平的重复建设，造成资源极大浪费，引发市场恶性竞争。生物制药是资本、技术密集型产业，具有高技术、高投入、长周期、高风险、高利润的特点，必须在政府引导下综合协调、总体规划发展。而我国生物医药产业重复开发、重复建设、重复生产现象严重，往往一哄而上，1个产品多家申报、多家建厂，缺乏控制。由此造成产品供过于求，引发市场恶性竞争。大多数投资无法收回，企业处于亏损甚至破产的边缘，造成国家和社会资源极大的浪费，严重制约了企业的产品创新和技术进步。

（3）跟随性模仿，企业缺乏创新，产品没有国际竞争力。多年来，我国生物制药一直采取跟踪与模仿的策略。国外研究一个新药要花费8～10年的时间，平均花费3亿美元，创新难度大、周期长、投资高、风险大。而我国仿制一个新药仅需要几百万人民币，2～5年的时间，仿制药品投入低、风险小、周期短、收益高，但企业没有创新的压力和动力，产品缺乏国际竞争力。

（4）上游技术存在瓶颈，产业化困难重重。目前，世界领先的生物技术产品有16个，而我国只能生产6个，另2个品种还处于申报阶段。这16个产品中有11个是采用复杂的哺乳动物细胞表达技术平台，4个使用简单的大肠杆菌或酵母表达技术平台，1个使用生化提取技术。而我国实现产业化的品种几乎都是使用大肠杆菌、酵母表达这一简单的技术平台。由于国内还未解决哺乳动物细胞表达的技术瓶颈，使得众多的生物技术产品未能实现国产化。

（5）风险投资机制缺失。风险投资是世界高技术产业发展的催化剂，美国硅谷高科技的快速发展就是风险投资成功运作的典范。在我国，由于缺乏风险投资基金的介入，企业融资乏术，即使有好的技术，也没有资金使其商品化；即使有好的产品，也没有财力更新换代。由于投资收益不理想，投资者对进入生物制药领域信心不足，心态急躁，大幅减少投资或撤资，企业难以渡过投资周期长、风险高的瓶颈，严重影响我国生物制药产业化进程。

总体而言，我国生物医药行业在发展中遭遇的瓶颈是基础研究缺乏原创，专利药品缺乏；投入少，新产品研发能力薄弱；上中下游脱节，产业化水平低；重复投资过多，行业无序发展；企业规模小，市场开拓乏力等。我国制药产业分为仿制药、仿创药、外包药和创新药。仿制药研制最为容易，仿制一个新药仅需几百万人民币，需2~5年时间，“便宜”导致很多仿制的生物制药品种一哄而上，一些药品的研制和生产严重重复，导致压价竞争，产品利润下降，结果只能是恶性循环。更为严重的是，中国入世后，这种仿制药面临知识产权保护法规的限制将会使生物医药企业陷入困境。此外，目前我国的近500家生物、生化制药企业，多为规模小、自主创新药不多的企业。当前，国际上生物医药产业已进入加速发展阶段，除了欧、美、日以外，印度、韩国、古巴、新加坡等国均投入很大的人力、物力、财力。如果不加大与生物技术产业相关的一些基础学科和关键技术的投入，在新产品研发和产业化发展方面抓紧跟进，就将失去发展机遇，势必影响我国经济和社会发展的步伐。

四、我国生物医药产业发展的趋势

一是产业集聚加快推进。在石家庄、长春、深圳、北京、上海、广州、长沙、重庆、青岛、武汉、成都、昆明成立了12个国家级生物产业基地，纷纷出台政策措施，一批产业特色鲜明、集聚度较高、产业带动性强的生物产业集聚地初具影响。中国生物医药产业集群化分布进一步显现，已初步形成以长三角、环渤海为核心，珠三角、东北等中东部地区快速发展的产业空间格局。此外，中部地区的河南、湖南、湖北，西部地区的四川、重庆也已经具备较好的产业基础。2010年，已批准设立国家级生物产业基地的省市已达到21个，主要分布在环渤海与长三角地区。其中，环渤海地区有9家基地，长三角地区有6家基地，分别占东部沿海基地总数的53%与35%①。

环渤海地区生物医药人力资源储备最强，拥有丰富的临床资源和教育资源。各省市在医药产业链方面具有较强的互补性，围绕北京形成了创新能力较强的产业集群。长三角地区生物医药产业创新能力和国际交流水平最高。长三角地区拥有最多的跨国生物医药企业，在研发与产业化、外包服务、国际交流等方面具有较大优势，已逐步形成以上海为中心的生物医药产业集群。

珠三角地区市场经济体系成熟，市场潜力巨大。珠三角地区医药流通体系发达，毗邻港澳，对外辐射能力强，民营资本比较活跃。围绕广州、深圳等重点城市形成了商业网络发达的生物医药产业集群。

中西部生物医药产业集群逐步形成各自的发展特色。成渝经济圈在生物医学工程领域创新活跃，是西部地区重要的生物医药

---

① 参见中国生物医药产业地图白皮书（2011年）。

成果转化基地；以长春市为核心的长吉图地区是亚洲规模较大的疫苗生产基地；长株潭地区拥有浏阳生物医药园等多个生物医药产业基地，产业基础雄厚；武汉城市群聚集了各类研发机构及知名企业 300 余家，已形成较为完善的支撑创新、产业化发展的平台和环境。

二是产业化与技术创新能力快速提升。以企业为主体、产学研结合的创新体系建设加快推进，重大疾病防治技术研发取得重大突破，建成了一批生物医药高技术产业化示范工程。主流品种基本做到了国外有的我国也有，目前已有 20 多种基因工程药物和数十种疫苗上市，另有十几种基因工程药物正进行临床验证。基因测序、动植物转基因、疫苗研制、基因治疗癌症等方面，中国都处于世界最前沿。世界上第一个我国拥有完全自主知识产权的国家一类抗肿瘤新药安柯瑞（重组人 5 型腺病毒注射液）、治疗原发性肝癌的单克隆抗体靶向药物碘［131I］美妥昔单抗注射液等一批重大创新药物已获得生产许可并实现产业化。

三是国际合作加快发展步伐。生物产品出口快速增长，出口结构不断优化。2012 年上半年，我国从事生物医药制品出口贸易的企业共 168 家，出口额在 100 万美元以上的企业有 23 家。艾博生物医药有限公司、四川远大蜀阳药业有限公司、上海梅里埃生物工程有限公司、英科创新科技有限公司、上海英伯肯医学生物技术有限公司、辽宁成大生物股份有限公司、上海莱士血液制品股份有限公司、成都蓉生药业有限责任公司、艾康生物技术有限公司和兰州生物技术开发有限公司位居上半年我国生物医药制品出口额前 10 位，所占比重达 62.12%。其中，艾博生物医药占比高达 34.11%，该公司在胶体金标记技术、单克隆抗体、多克隆抗体、基因重组抗原、合成抗原等生物原料技术以及免疫层析技术等前沿生物领域的研究处于国内领先水平。随着跨国公司向我国的产业转移，生物医药技术外包服务业迅速发展，产业规模快速增长。其中最具现代生物技术特色的生物制药、生物医学工程、生物医药研发外包服务等领域增长迅速，成为生物医药产业中最具发展潜力的领域。

五、我国主要城市生物医药产业发展概况

近年来，地方政府推动生物医药产业发展的积极性空前高涨。发展生物医药产业、加快培育地方经济新的增长点，已经在全国形成了一个新的热潮。国内长春、上海等地生物医药产业基础较好，生物医药科技园发展时间相对较长，其内部研发、孵化、生产、服务及管理体系趋于完整，产业化程度相对较高。且孵化或引进生物医药企业众多，长春高新技术产业开发区有30多家，上海张江高科技园区中有生物医药企业80多家，且50%以上的企业从事生物医药研究开发，园区企业年产值的一半来自于生物产业，生物医药产业已经成为高技术园区乃至本市的高新技术支柱产业，在国内生物医药产业中具有重要地位。北京、深圳等地起步相对较晚，但其规划起点高，设计发展规模大，所依据的优势条件明显：北京依托众多国家级高等院校、科研机构、医疗机构、信息机构，加之其国际、国内信息、资金、人才、管理等要素充沛，北京市政府已将生物医药产业列为四个重点支持的产业之一，正在建设中关村生命科学园、北京大兴生物医药产业基地和亚洲最大的生物产业孵化器等三大生物产业工程；深圳具有国际市场和国际合作方面的优势，其发展不容忽视。天津市政府结合滨海新区的建设，正在与科技部联合筹建“国家生物医药国际创新园”。

（一）北京市

从2002年起，北京生物医药产业连续四年盈利全国第一，在生命科学领域，北京已成为全国的创新中心。近几年来，北京新药产出数量始终居全国领先地位。在新兴的发展迅速的生物制

品研发领域，北京每年贡献全国新药的1/3左右。以中关村生命科学园、大兴生物医药产业基地、亦庄“药谷”为核心的北京生物医药产业，正协力抢滩生物经济的战略布局。北京无疑具有无与伦比的优势，它是中国最大的生命科学领域研发基地和成果产出最多、创造力最强的都市。生物医药产业在北京的长足发展，得益于北京市“但求所在，不求所有”的开放思想和强大的科技实力。

北京的目标很明确：形成以化学制药、中药与天然药物、生物技术为重点，集生物医药创新、制造、流通和服务于一体的产业群，努力把生物工程和新医药产业发展成为北京未来的主导产业和首都经济的助推器。确定生物医药产业基地建设的目标：北部重点发展以中关村生命科学园为核心的科技创新区域，使其发展成为生物医药的创新基地；东南部重点发展亦庄“药谷”——北京经济技术开发区和大兴工业开发区，使其成为生物工程和新医药的产业化基地；继续完善京西生物医药和医疗装备创新带，完善相应的医药现代物流、新药开发等产业配套体系；力争用5~8年的时间，使北京生物医药产业和技术跻身全国先进行列。生物医药产业基地着力于打造“四个平台”：研发孵化平台、制造平台、贸易物流平台、安全反应平台。2010年，大兴区域内产业集聚效应初步形成，已有生物工程与医药企业和研发机构82家（企业73家，研发机构9家），占全市同类企业总数的25%，产值近23亿元，占全市总量的28%。目前，产业基地已引进生物医药项目37个，初步形成了食品、药品和兽药鉴定及技术执法，中药研发及生产，生物制品研发及生产，化学药研发及生产，医疗仪器和制药设备研发及生产，药物研发创新六大核心区域。

（二）上海市

生物医药产业已经成为上海市强势增长的高新技术产业。产业规模居国内前列，已形成了国内领先的基础研究、应用开发、临床试验、生产、流通销售的完整产业链，生物医药产业的主要经济和技术指标处于全国前列。经过 10 多年的迅速发展，生物医药是浦东新区继电子信息产业之后最有活力、发展最快的产业之一。上海市集聚了 430 家生物医药企业，形成了初具规模的生物医药产业集群，对上海的生物医药产业发展起到了巨大的带动作用。在 2007 年 4 月 8 日上海召开的国际生物技术和医药研讨会上，来自美、英、日、加拿大等国的 50 多位学者及国内 400 多名生物医药领域的专家，认真分析上海生物医药科技与产业趋势后得出结论："上海已具备优势，有望像美国波士顿地区一样，成为中国生物医药研究和产业的龙头。"上海市政府成立了"生物医药产业领导小组"，构建承载平台，打造了目前国内最成熟的生物医药产业园区——张江高科技园区。园区累计引进生物医药企业 328 家，聚集了中科院药物所、国家人类基因组南方研发中心等 30 多家研发机构，为企业技术创新提供强有力的保障。吸引了罗氏、葛兰素史克、先锋药业等众多国内外一流药厂落户园区。共有科研人员 8 580 名，生物医药产值占上海生物医药产业的 40%。初步形成了由产业群体、研究开发、孵化创新、教育培训、专业服务、风险投资 6 个模块组成的、以"人才培养—科学研究—技术开发—中试孵化—规模生产—营销物流"为产业链的现代生物医药创新体系。从人工合成牛胰岛素、酵母丙氨酸转移核糖核酸，到现在的基因工程药物、转基因动物植物等，上海市在这一领域的一些研究是与世界同步或领先的。

上海的目标是率先走出一套科技含量高、经济效益好、环境污染少、智力资源得到充分发挥的现代生物与医药产业发展模式，形成以创新为特色的、综合性的生物与医药产业集群，将若干有重要影响的生物创新产品打入国际主流市场，成为有世界影响力的生物医药创新制造基地。为实现这一战略性目标，上海将着力构建“六大平台”：一是构筑人才知识平台。浦东张江将以国家生物医药科技产业基地为载体，以生物新药创新体系的完善为切入点，推动机制创新，积极培养国际一流的研发、创业人才和专业技术人才。二是构筑技术服务平台。建设一批公共实验室、大型计算机中心和网络中心。三是构筑创业投资平台。浦东将加强政府财政资助、贷款贴息和融资担保等政策的导向力度，鼓励中外资投资公司、上市公司参与风险投资。同时，大力引进跨国风险投资基金和风险投资、管理公司。四是构筑专业服务平台。鼓励国际著名专业服务机构入驻，发挥行业、专业协会等民间团体的协调服务功能，引导法律、会计、审计、评估、信息咨询和专利、商标等专业服务与高科技创新创业相结合。五是构筑生活服务平台。努力为各类创业投资者提供良好的生活配套服务。六是构筑政策法规平台。加强知识产权保护、投资保护、标准化、成果交易等方面的建章立制和公正执法，创造公平、公正、公开和鼓励创新的社会环境。

（三）深圳市

经过多年的发展，目前深圳市生物医药产业初具规模。从全国医药产业的分布和地区特点来看，深圳市在生物医药方面已奠定了一定的优势，《深圳市国家生物医药产业基地发展规划》将生物医学工程、海洋生物技术、生物制药、现代中药及天然药物、化学制药等五大产业作为发展重点，完善区域创新体系和技术支撑平台，形成产业集聚和企业集群，把深圳市建设成“国际知名、国内一流”的生物医药产业基地。深圳市计划投资 72 亿元打造生物医药产业基地，其中包括在建的一批重点产业项目，以及拟建的重点实验动物中心、GMP 生物医药中试基地、生物医学工程样机试验中心、海洋生物技术产品中试基地等产业化平台和公共技术平台项目。相关部门正在抓紧制定具体的配套扶持政策，努力吸引国内外大型生物医药企业落户其中。基地已向国家发展和改革委员会提交列入国家级产业基地的申请报告。目前，深圳已成为生物医药产业发展的新高地。欧洲最大、世界第三的制药企业赛诺菲－安万特、欧洲最大的医疗器械企业西门子、日本最大的汉方药生产企业津村药业、日本光学医疗器械生产企业奥林巴斯、世界最大的一次性医疗仪器及耗材供应商美国安卫医仪公司、世界著名的生物仪器生产企业美国珀金－埃尔默公司等一批跨国生物企业已在深圳建有生产基地。深圳本土生物医药企业发展迅猛，三九、健康元、迈瑞、海王、一致、科兴、康泰、尚荣等一大批扎根于深圳成长起来的民族生物医药企业，已成为深圳乃至国内生物医药产业的龙头企业。世界第一个基因治疗药物、中国第一个生物工程一类新药、中国第一台全自动生化分析仪、中国第一台医用核磁共振诊断仪、中国第一台彩色 B 超等一大批在我国生物产业具有里程碑意义的自主创新成果都诞生于深圳。据统计，深圳企业开发的居国际国内领先的生物产业重大自主创新成果已有 30 多项。

深圳市发改局和科信局日前联合发布了《深圳市生物医药产业“十二五”发展规划》（以下简称《规划》），重点发展生物医药产业，这是深圳市第二次对生物医药产业发展进行规划。《规划》提出了“十二五”期间深圳生物医药产业的发展目标，通过建立完整的生物医药产业公共技术支撑平台、产业化支撑平台、创业服务平台和政策环境平台，使深圳成为国际知名、国内一流，产业化环境最好、国际化程度高、创新能力强、产业特色鲜明的生物医药产业集聚地。按照《规划》，至 2015 年，深圳生物医药产业规模达到总年产值 900 亿～1 200 亿元，培育年销售额超过 100 亿元的企业 3～4 个，年销售额 50 亿元～100 亿元的企业 5～7 个，年销售额 10 亿元～50 亿元的企业 15～20 个。开发出 8 个以上针对重大疾病、具有全球专利保护的新化学结构体的创新药物和 15 个以上跨领域、多系统集成的新型医用复合型医疗器械产品。《规划》透露，通过20年的努力，深圳将把生物医药产业打造成深圳高新技术产业中第二大支柱性产业，使深圳成为国际一流的生物医药产业集聚地。根据《规划》，“十二五”期间，深圳生物医药产业将重点发展医疗器械产品、生物技术产品、中药产业、化学制药、海洋生物产业等五大领域。其中发展医疗器械产品是重中之重，一方面要发展重点门类特色产品，打造国际国内著名产品品牌，另一方面还要定位国际国内目标市场，发展外向型医疗器械产业。

（四）长春市

生物医药产业一直是长春市乃至吉林省经济发展的主导产业，生物医药、中药及天然药物现代化产业基地是重点发展的五大基地之一。2006年国家生物产业基地和国家医药出口基地在长春挂牌，标志着长春的生物与医药产业发展驶入了快车道。近年来，长春生物产业呈现了高速增长的发展态势，年均增长速度超过30%，初步奠定了以生物医药为主导，中药、化药、医用氧气、药用辅料、医疗器械齐头并进的发展格局。长春市生物医药综合生产能力居国内领先水平，已初步形成亚洲最大的基因工程药物和疫苗研发生产基地。其疫苗制品技术水平和生产规模处于全国领先地位，生物医药产品品种占全国现有生物医药生产品种的63%。甲肝减毒活疫苗、冻干水痘减毒活疫苗、流感疫苗、狂犬病疫苗等产品的国内市场占有率均超过50%。在基因工程药物方面，基因工程产品种类居全国第一，占43%。在运用生物工程技术研究开发中药方面，已投产的项目有长春中医中药研究院和长春亚泰药业联合开发研制的国家一类抗癌新药人参皂苷Rg3；正处于临床研究阶段的项目有人参皂苷Rg2、甘芍胶囊等。产品销往全国30个省、市、自治区，几十种产品出口美国、韩国、日本等十多个国家。

另外，长春市是中国生物医药研发和生产的发源地之一。我国第一个具有自主知识产权的基因工程制品干扰素 alb 就诞生于长春市。目前，长春市在基因工程技术、细胞工程技术、酶工程技术、组织工程技术以及血浆综合利用技术、生物发酵技术等方面的研究取得了一批具有国际国内先进水平的成果，初步形成了从基础研究、应用研究、小试、中试至产业化的研发平台和创新体系。长春市有坚实的科技和人才基础，有众多的大专院校和科研院所。集中了吉林大学、东北师范大学、吉林农业大学、长春市中医学院等全日制高校和大专院校 29 所和中科院长春市应用化学研究所、长春市生物制品研究所、吉林省农科院等独立科研机构和企业技术开发机构共 357 个，其中生物类研发机构 81 个：有吉林大学的“国家酶工程重点实验室”，东北师范大学的“国家教育部农业与医药基因工程重点实验室”等国家及省部级重点实验室 42 个；有符合国家要求的药物安全评价中心，国家药品临床研究基地；东北唯一的国家授权可检验生物制品的机构吉林省药品检验所也设在长春市。与俄罗斯、美国等 10 多个国家良好的合作关系增强了长春生物产业的国际开放度。

长春市生物医药发展总体思路：一是以能力建设为基础，逐步形成从基础研究到工程技术研究、生物技术产业化的多学科、多专业、综合性的知识创新体系和技术创新体系；建成一批生物产品开发的核心技术平台及关键性工程中心。二是以经济发展为中心，逐步形成以生物技术为统领，多门类、多层次、多品种、规模化的大生物产业发展格局；培育一批名牌生物技术产品和大型骨干企业，实现经济运行的良性循环。按照规划，到 2015 年，长春的生物产业产值将达到 800 亿至 1 100 亿元，2015 年争取超过汽车工业规模，形成长春的另一支柱产业。此外，围绕基地能力建设，“十二五”期间规划了十一个公共平台建设项目，主要为产业发展提供技术支撑和专业化服务。目前，生物反应器与药物开发中心、干细胞工程中心、中药前处理中心已经建成并投入使用；实验动物繁育中心、酶工程技术中心、疫苗研发工程中心、药物筛选中心、食品药品检测与信息服务中心、辐照灭菌装置服务中心正在建设或改造中。另外，围绕产业发展，“十二五”期间重点筛选了10大主体工程和45个新产品产业化项目作为发展重点。其中长春生物所的乙肝疫苗项目和长生科技的流感疫苗项目已经竣工投产；吉林海伯尔液体干扰素项目正在试生产；大成集团的20万吨化工醇等16个项目已经开工建设，总投资87.4亿元。

长春市生物医药发展规划：①坚持产业集聚发展道路。为适应产业基地发展需求，计划在长春东部开辟生物产业集中发展区。②突出制度创新。市委、市政府制定了一系列促进生物产业体制创新和机制创新的鼓励政策；设立基地建设基金，支持创新平台建设，为生物产业发展提供原动力。③促进重点领域发展。在树立大生物产业发展观的同时，重点在疫苗、基因工程药物、生物中药、生化医药中间体以及玉米深加工等领域取得突破性进展。④加强政府服务。在充分发挥市场配置资源的基础性作用和企业主体地位的同时，加快政府职能转变，增强服务意识，进一步优化生物产业发展环境，为生物产业持续、快速、健康发展创造条件。⑤拓宽融资渠道。资金是企业乃至整个产业的命脉。长春市政府在财政有限的情况下，优先扶持生物与医药产业，每年至少投入1亿元，专门设立政府专项扶持资金、鼓励资金。市政府还建立风险投资机制，投入种子资金，引导现有风险投资公司扩大资本规模；积极拓宽融资渠道，除了鼓励有条件的企业海外上市外，还加大招商引资的力度。此外还有效整合生物与医药企业的现有资源，节约资金，降低成本，避免低水平重复建设。在“十二五”期间重点建设10个基础性、研发性、实用性、公益性的公共平台，目前有4个已经开工建设，这些公共平台建成后将一律对外开放。

（五）大连市（大连双 D 港生物医药产业基地）

按照大连市“十二五”发展规划纲要的要求，以实现先进、高效、生态型的高科技工业园为设计目标，坚持“一极两源”的战略定位，着力提高引进、消化、吸收及再创新能力，在建设创新型城市的实践中先行先试，在大连双 D 港全力打造“五位一体”的创新示范区。创建于 2001 年的大连双 D 港生物医药产业基地，是国家火炬计划的重要内容之一，充分发挥了大连作为国际化都市，中国东北地区作为对外窗口的区域优势，依托大连高新技术产业园区已初步形成由产业群体、研究开发、孵化创新、教育培训、专业服务、风险投资 6 个模块组成的创新创业氛围和人才培养、科学研究、技术开发、中试孵化、规模生产、营销物流的现代生物医药创新体系。以具有自主知识产权的生物技术新药研究开发和产业化实施为龙头，带动大连生物医药产业的快速发展，使之逐步成为中国北方生物医药技术产业发展的智能中枢——产业中心、知识中心、人才中心和投资中心，以此辐射东北三省，形成中国东北地区经济发展的支柱产业。“十二五”期间，大连双 D 港生物医药产业基地将结合产业集群的形成，努力实现以自主研制为核心的自主创新能力和以品牌为核心的市场创新能力的全面提升，成为国际化生物医药产业的智能中枢。

（1）创新模式，打造公共技术服务平台。大连双 D 港生物医药产业基地重视运营模式创新，他们突破狭义的协会概念，以企业为核心，在生物医药产业基地逐步形成了“官、产、学、研、服五位一体”的战略联盟。在联盟基础上组建了专家团队对创新项目进行评估，对区域规划献计献策。已经建立的专业技术服务平台（研发、中试、产业化）设备设施开放共享，采用市场化运营方式，通过需求引导、政策扶持等途径，组建起区域创新网络。同时，充分发挥网站的窗口作用，建设立足于大连双 D 港、服务东三省的专业创新体系。对生物医药产业基地内现有的生物技术开发和产业经营资源进行充分整合，进一步扩大基地建设规模，提高建设水平，努力构筑资金平台、资源平台、产业平台，全力推进基地开发建设市场化运作模式，以吸引更多医药研发机构及企业加盟，完成产业基地功能的深度开发、配套支撑服务体系建设，以及进行核心生物医药产业投资。形成产业群体、研究开发、孵化创新、教育培训、专业服务、创业投资等创新创业氛围和“人才培养—科学研究—技术开发—中试孵化—规模生产—营销物流”的现代生物医药创新体系。大连双D港生物医药产业基地充分发挥政府集中力量办大事的优势，建立健全基地技术创新服务体系，围绕创新链、产业链和产业联盟建设，通过建立基地公共技术服务平台、企业信用担保融资平台等，支持创新网络发展，促进了创新集群的核心竞争力提升。通过组建大连国际生物医药技术服务平台，开展创新药物的研究开发和产业化实施的专业技术服务，实现以技术转移为核心的生物医药产业化发展。通过高新技术成果和企业的资本融资、孵化，实现优良资产的海内外融资，使创新企业快速实现国际化发展。兴建大连生物医药研发中心，构筑实施发展大连生物与医药产业的战略平台，按照“三区一中心”（中试转化区、研发孵化区、综合服务区、信息网络中心）的功能划分，统筹规划、分步实施，有计划、分阶段地开展内部建设。双D港生物医药产业基地先后与沈阳药科大学、国家海洋药物工程技术中心、辽宁中医药大学合作，分别组建创新药物中试基地、国家海洋药物工程技术中心大连产业化示范基地、中药新药研发基地等研发平台。在建设这些技术平台的基础上，双D港生物医药产业基地努力构筑创新创业资金平台、资源平台、产业平台，全力推进园区开发建设的市场化运作模式。

（2）创新思维，促进园区企业快速发展。大连双D港生物医药产业基地在发展中，以创新思维确立发展理念，以创新思维开发建设，以创新思维筑造生物医药产业发展大基地，从而加快了建设速度，促进了进入基地企业的快速发展。2010 年，基地入驻企业有珍奥集团、大连鸿宇药业股份有限公司、大连天维药业、大连亚维药业、大连金港安迪生物制品有限公司、大连美罗集团有限公司、赛姆生物工程（大连）有限公司、大连美创药业、大连辉仁药业、大连京海湾生物科技研发中心、大连雪澳生物工程技术有限公司、大连博元生物科技有限公司、大连德维尔生物科技有限公司等 30 多家。基地年产值超过 20 亿元，引进国家级、省级和企业研发中心 12 个，吸引业内领衔式高水平人才 30 多人（包括院士 3 人）；产生 10 余项具有自主知识产权的科技成果（其中国家一类新药 4 个）。在基地的辐射下，生物医药产业已成为大连高新技术五大主导产业之一。大连双 D 港生物医药产业基地不断创新发展思路，实施创新驱动战略。目前，大连双 D 港生物医药产业基地已经成为吸引国际生物制药产业向国内转移的承接地，成为中国北方生物制药的研发和产业化发展中心，成为在国内具有一定特色和优势地位的创新产业集群。

（3）创新机制，构筑生物医药产业链条。大连双 D 港生物医药产业基地的快速发展得益于发展机制的创新和独具特色的创新链条的构筑。近年来，大连紧紧围绕东北老工业基地建设和“一个中心、四个基地”建设，按照“政府引导、多元投资、企业化经营”的方式，大力促进大连高新技术产业的创新链条形成，特别是促进了大连生物医药产业的快速发展。大连双 D 港生物医药产业基地从建立开始就实行公司化运作机制，在政府引导下充分发挥市场作用。在产业项目建设方面，以政府财政投资为引导，积极引进企业和社会投资，加快高新技术产业化项目建设步伐。以高新园区为主要投资方，吸收一部分民间资本，共同组建了多投资主体的股份制公司——大连生物医药产业园科技发展公司，全面承担起基地的管理与运营职能。在大连的全力支持下，基地在政策、项目、基础设施建设等方面加大力度：努力做好规划、建设目标、实施战略、具体措施等工作，全力投入人力、物力、财力，确保基地建设的高速度、高水准。为此，生物医药产业基地制定了优惠的招商政策：鼓励各种经济成分的中外投资者以独资、合资等多种形式入园投资，包片开发；园区管委会在地价、土地使用年限等方面都给予了积极的扶持；鼓励国内外著名研发机构、高等院校、科研院所入园建立专业化“园中园”，鼓励国外知名学者、两院院士等科学家入园，从事生物技术与制药产业的研发与创新活动，建立科学家工作室等孵化机构；入驻生物技术与医药产业园的中外投资者，依法享受国家和地方现行的发展高新技术产业的各项优惠政策。此外，大连市的领导者充分认识到，生物与医药产业有着自身的产业链和创新链结构，特别是其创新链中，以重视产业化工艺研究为主的专业技术服务机构，以资金和投、融资渠道对接为主的专业前瞻性风险投资机构，以及以市场为导向、以技术转化并产品化为主的高新技术成果转化生产服务型机构，是创新的主体和重要的组成部分。为此，大连双D港生物医药产业基地在“官、产、学、研、服”创新体系建设中，采取了在产业链几个关键环节上引进成熟的、具有自主研发能力和核心技术的规模企业，确保其本地化（非代工型、单纯加工型），并以这些规模企业为基础，向产业链前后展开，吸引配套企业、服务企业的集聚，形成产业集群。同时，围绕创新链，以创业服务、技术转化服务、生产工艺服务等为核心，打造技术管理平台、专业技术平台和配套服务平台，形成区域生物与医药创新体系，聚集技术、项目和人才，服务区域内企业，辐射区域外企业，形成创新集群。

（六）天津市

天津一直是我国重要的医药工业基地，天津医药行业“三素一酸”（抗生素、激素、维生素、氨基酸）多年来闻名全国。金耀集团药业公司的地塞米松生产规模居亚洲第一，占全球市场份额达40%。天津在基因工程、干细胞功能基因组与生物芯片、发酵工程等领域，已经拥有了一大批具有自主知识产权的技术和产品，α-2b干扰素的生产技术、产品质量世界领先，市场占有率居国内第一。基因诊断、干细胞储存移植等均走在全国前列。以化学药、中药等传统生物医药为主的生物医药产业目前是天津生物产业的主体，其产值占整个生物产业的60%左右。在生物医药产业中，中药一直占有30%左右的份额，是天津的优势产业之一。近15年来，坚持以科技创新为动力，加快生物医药产业的发展步伐，成为天津六大支柱产业的重要内容。天津的生物产业目前基本上形成了“一轴两翼”的格局，12个板块构成天津生物产业“一轴两翼”的节点，将天津的生物产业联结成一个有机整体。天津在生物医药、生物农业、生物制造等领域都已具备了较为雄厚的基础。目前，以医药集团、金耀集团和天士力公司为代表的天津市生物技术和现代医药产业近年来发展迅猛。天津市生物医药产业通过各种方式的兼并和重组，改变了企业规模小的弊病。医药集团和天士力集团占天津市医药行业的75%，30多家大型的生物医药产业已经形成气候，建立了泰达华生生物园生物技术的专业孵化器。创新生物医药领域，整合科技资源，成立新药研究中心、干细胞研究中心、中药及天然药物研究中心以及以应用生物工程研究中心为代表的现代化生物工程研究中心，以改善科研力量分散的状况。研究方面，天津市拥有一批国家批准成立的国家干细胞基地、示范基地，国家批准的国家基因工程、中药及天然药物技术中心和皮质中心，还有干细胞工程等。

2006年6月26日，科技部与天津市共同签署了部市合作议定书，商定在天津滨海新区共同建设“国家生物医药国际创新园”。这个定位于世界一流的生物医药创新基地将成为天津乃至环渤海地区生物医药产业的创新源头，引领和带动环渤海地区乃至全国生物医药产业的跨越式发展。天津市滨海新区每年将拿出

5亿元，通过各种方式投入到生物技术领域中，帮助天津的生物技术和医药产业构建自己的核心技术体系，把握生物技术最前沿热点，解决创新的源头问题，保持与世界技术发展浪潮同步。天津滨海新区进行金融改革试点，将区内510平方千米范围高新技术产业的所得税税率降为15%。同时政府从土地、厂房租金、能源贴费、税收和财政扶植等方面都给予了最大鼓励。泰达经济开发区是天津经济发展的一颗明珠，而生物医药产业则是泰达乃至天津的支柱产业之一。天津泰达开发区把发展生物医药产业的基础落实到开发区建设上，计划用10年左右在天津开发区形成一个完整的生物技术产业链。其中包括：用3~5年时间筹集10亿元用于生物技术研究与开发、基础设施建设、人才的引进和培育以及生物企业的孵化，每年以8 000万元用于扶持30~50家相关企业的创建，另以2 000万元支持研究开发，形成研发、中试、产业化一条龙体系。在2006年，采取一种“抢掠式”的姿态，多建厂，多建点，在功能基因组研究、分子免疫、生物芯片、新药筛选、中药现代化、血液学等重大技术领域都建立起专门机构。另外，在化学原料药、中间体、药品制剂、干扰素、生长因子、其他蛋白多肽药物、氨基酸、维生素、抗生素、现代中药等重大产品上都建立起生产厂。在化学结晶、萃取、精馏、合成、提纯、细菌表达、动物细胞表达、微生物培养等重大工艺过程都具备装备和技术能力，强化生物医药的战略位置。2007年底，落实解决各项配套政策、配套措施。集中全力，择优做强5大研发中心、10大企业、30大产品。2010年，作为天津市八大优势支柱产业之一，生物医药产业实现了长足发展，全市实现产值350亿元。2012年，天津市开发区生物医药产业完成产值158.91亿元，占全区工业总产值的2.24%。

“十二五”期间，天津市将着力打造现代医药、医疗器械、功能性食品及保健品三大产业集群。其中现代医药产业集群方面，将深入推进建设国家生物医药国际创新园、天津国际生物医药联合研究院、美国亚历山大国际生物医药产业孵化器、军事医学科学院天津转化医学研究所等，组建现代医药产业技术创新战略联盟。到2015年，聚集企业800家，销售收入过亿元的大品种达到25个，销售额过10亿元的企业达到10家，在研新药150个，获得35个新药临床试验批文和10个新药证书，产业产值达到600亿元。在医疗器械产业集群方面，将以市场需求为导向，组建天津市医疗器械产业技术创新战略联盟，促进本市医疗器械“研、学、产、用”的紧密结合，建立创新服务、网络信息、技术服务、技术转让等一系列公共服务平台。到2015年，聚集企业600家，产业产值140亿元。到“十二五”规划末期，天津市生物医药产业将实现“2111”发展战略目标，即5年吸引海内外创新创业人才200名，支持重大生物医药研发转化项目100项，聚集国内外生物医药企业、研发机构100家，打造现代医药、医疗器械、功能性食品及保健品三大产业集群，带动形成约1 000亿元人民币的产业规模。

第三节　未来生物医药产业的发展机遇

从世界生物医药产业发展趋势来看，目前正处于生物医药技术大规模产业化的开始阶段，预计2020年之后将进入快速发展期，并逐步成为世界经济的主导产业。近年世界生物医药产业发展显示了以下七个特点及趋势：

一、生物医药产业化进程明显加快，市场规模迅速扩张

近20年来，以基因工程、细胞工程、酶工程为代表的现代生物技术迅猛发展，人类基因组计划等重大技术相继取得突破，现代生物技术在医学治疗方面得到广泛的应用，生物医药产业化

进程明显加快。全球研制中的生物技术药物超过 2 200 种，其中 1 700余种进入临床试验阶段。2012 年，有 300 多种已进入临床试验的最后阶段，比 2011 年增加了 50%。预计在未来 5 年内，将有 500 种以上新的生物技术产品投放市场。生物技术药品数量的迅速增加表明，21 世纪世界医药生物技术的产业化正逐步进入投资收获期，全球生物医药产业收益快速增长。20 世纪 90 年代以来，全球生物药品销售额以年均 30% 以上的速度增长，大大高于全球医药行业年均不到 10% 的增长速度。2012 年，全球生物技术产业的销售额约为 1 200 亿美元，其中生物医药销售额约为 1 000亿美元，2013 年将达到 1 500 亿美元。生物医药产业正快速由最具发展潜力的高技术产业向高技术支柱产业发展。

二、生物医药发展呈现市场集中、产品集中的显著趋势，发达国家占据主导地位

一是少数发达国家在全球生物医药市场中占有绝对比重，处于产业主导地位。在世界药品市场中，美国、欧洲、日本三大药品市场的份额超过了 80%。从生物技术产业看，2012 年，全球生物技术公司总数已达 6 382 家，销售总额约为 1 200 亿美元，其中生物技术数主要集中在欧美，占全球总数的 76%。欧美公司的销售额占全球生物技术公司销售额的 93%，而亚太地区的销售额仅占全球的 3% 左右。美国是生物技术产业的龙头，遥遥领先于其他国家，其开发的产品和市场销售额均占全球 70% 以上。二是大的跨国公司主导了世界专利药市场，跨国企业在全球医药市场中的地位日益攀升，所占比重不断增长。1994 年全球制药 20 强企业销售收入占全球医药市场的 50%，2012 年上升到 86%，现代医药产业的集中度逐年上升，跨国企业的垄断程度不断加大。三是在产品市场领域，单品种销售的市场集中度也呈现不断增高趋势，2012 年全球最畅销的 10 种药物的总销售额近 780 亿元，占

2012 年全球药品销售额的 1/4。这种市场集中状况在短期内不会改变。

三、发达国家已形成若干生物医药产业密集区

在生物技术产业迅猛发展的浪潮推动下，经过多年的发展和市场竞争，加上政府不失时机地加以引导，许多发达国家在技术、人才、资金密集的区域，已逐步形成了生物产业聚集区，并由此形成了比较完善的生物医药产业链和产业集群。例如，美国已形成了旧金山、波士顿、华盛顿、北卡罗来纳、圣迭戈五大生物技术产业区。2011 年，硅谷生物技术产业从业人员占美国生物技术产业从业人员的一半以上，销售收入占美国生物产业的 57%，研究与开发投入占 59%，其销售额每年以近 40% 的速度增长。除美国外，英国的剑桥基因组园、法国巴黎南郊的基因谷、德国的生物技术示范区、印度班加罗尔生物园等聚集了包括生物公司、研究、技术转移中心、银行、投资、服务等在内的大量机构，提供了大量的就业机会和大部分产值。这些生物技术产业集群已在这些国家和地区产业结构中崭露头角，对扩大产业规模、增强产业竞争力作出了重要贡献。

四、传统医药产品仍居主导地位，生物技术制药和天然药物前景广阔

由于不少重量级产品的带动，抗生素的需求仍呈现增长态势，总体上讲，未来 10 年传统化学药物市场依然庞大，占整个医药市场的 70% 左右。由于生物技术的迅猛发展、人们医药消费结构的变化以及药物本身的安全性能要求，化学药品在药物市场中的统治地位正受到严重挑战，生物类新兴药物将在药品市场中迅速崛起，生物药物已成为药物研发的重中之重。同时，越来越多的高新技术和生物技术将应用于天然药材的种质改良当中，天

然药物将获得更为快速的增长。预计到2015年，生物药物的份额将提高到20%以上，天然药物的市场份额将增加到10%左右。

五、研发投入不断增强，市场并购重组高潮迭起

生物医药产业具有高投入、高收益、高风险、长周期的特征，需要高额投入作为产业进入和持续发展的条件。为应对科技创新瞬息万变和国际科技竞争日趋激烈的局势，各国际大型跨国医药企业争相加大科研投入。据统计，全球大型制药公司研发投入占销售额的比重在9%～18%之间，而著名生物技术公司的研发投入占销售额的比重则在20%以上。对于纯粹的生物技术公司，研发投入比重更大。为建立全球性的生产与销售网络，最大限度地降低成本，也为了获取新药或是直接掌握新技术，生物技术公司之间、生物技术公司与大型制药企业以及大型制药企业之间在全球范围内的兼并重组非常活跃。如2000年，英国葛兰素威康公司和史克必成公司合并成立葛兰素史克公司。美国华纳—朗勃特公司和Agouron制药公司、强生公司和Centocor公司并购。全球范围内生物医药行业的并购和重组热潮，大大提高了发达国家及跨国公司抢占市场、垄断技术、获取超额利润的能力。

六、战略性技术同盟成为新药开发的成功模式

发现新药是一项整合分子生物学、基因组学、系统生物学知识和技术的复杂的系统工程，前期投资巨大，风险也很大，需要跨国制药巨头之间、生物技术公司和制药公司结盟并联合进行投资。这种加强合作的趋势主要表现在：一是战略同盟促成生物技术向产业化转化。由于大部分生物技术产品及生产技术掌握在新生的生物技术企业手中，为保持新药研发的持续性，几乎所有的制药企业都与生物技术公司结成战略联盟。由这些技术力量雄厚的专家型小生物技术公司进行技术开发与创新，通过合作开发，

获得生物药品的生产技术或生产权。这种模式成功促进了生物医药产业的良性发展。二是创新药品开发采用委托外包策略。为了缩短创新药品开发时间，近几年许多生物技术和制药公司开始和一些小型公司结成技术联盟，将技术性强的研究开发内容分包给具有研究实力的小型公司完成。据 Center Watch 公司统计，目前“委托研究机构”（CRO）公司已承担了美国市场将近 1/3 的新型药物开发的组织工作。CRO 已经成为制药企业产业链的重要一环，正以其低成本、专业化和高效率的运作方式，受到生物技术及制药公司的高度重视。

七、各国政府高度重视生物产业的发展

许多国家都把生物技术产业作为 21 世纪优先发展的战略性产业。作为提高本国竞争力的重要手段，各国纷纷制订发展计划，加强领导，网罗人才，加大对生物医药产业的政策扶持与资金投入。例如，美国将生物医药产业作为新的经济增长点，实施“生物技术产业激励政策”，持续增加对生物技术研发和产业化的投入；日本制定了“生物产业立国”战略；欧盟科技发展第六个框架将 45% 的研究开发经费用于生物技术及相关领域；英国政府早在 1981 年就设立了“生物技术协调指导委员会”，采取措施促进工业界、大学和科研机构加大对生物技术开发研究的投资；新加坡制定了“五年跻身生物技术顶尖行列”规划，5 年内将拨款 30 亿新元资助生命科学和生物技术产业；印度成立了生物技术部，每年投入 6 000 万～7 000 万美元用于生物技术和医药研究；20 世纪 90 年代古巴在经济十分困难的情况下，实施“生物技术投资计划”，投入 10 亿美元发展生物技术产业，10 年来已取得 400 多项专利，生物医药产品出口到英国等 20 多个国家。

第四章　广州生物医药产业发展的现状与培育

第一节　广州发展生物医药产业的基础

一、广州发展生物医药产业的基础条件

广州市是我国较早发展生物医药产业的地区之一。近年来广州市生物医药产业逐渐进入了集群式快速成长的发展轨道，在我国生物医药产业的发展格局中占据了重要地位，成为我国国家级生物医药产业基地之一。

（一）广州医疗服务业发达，服务体系较为健全

广州是广东的省会城市，也是华南地区医疗资源比较密集、医疗服务设施比较齐备、医疗服务体系比较健全、医疗水平较高的城市。据统计，截至2011年，广州市现有医院224家①，其中公立医院165家，民营医院59家。其中三级医院有33家，800床以上规模的医院有18家，均占广东省同类医院的42%。另据广州市工商局的统计数据显示②，2011年，广州市拥有医疗诊所

① 数据来源：《广东省2012年卫生年鉴》。

② 数据来源：广州市红盾信息网，www. gzaic. gov. cn。

219 家，中西药房 2 176 家，医疗器械经营处 993 家，药品生产企业 71 家。目前，广州生物医药产业已初步形成以医疗产业为主，医药产业为辅，保健品及健康服务产业共同发展的局面。其中，医疗服务业的辐射范围已扩展到华南以及东南亚地区。以中山大学广州肿瘤医院为例，单从门诊量来看，接收广州市以外患者的比例为 15% 左右，而且近年来有逐步上升的趋势。

（二）以广药集团为龙头的医药产业在全国拥占有一席之地

广药集团是广东省医药产业的龙头企业和建设中医药强省的主力军，2012 年在中国 500 强企业（集团）中排名第 277 位，入选广东省 50 强企业集团。“十二五”期间，广药集团将依托已形成的中医、中药等传统优势，努力拓展“大生物医药产业”，力争到 2015 年，“大生物医药产业”销售收入实现 500 亿元。其中，“王老吉”预计收入将超过 160 亿元。从生物医药产业的发展趋势来看，广药集团在全国医药行业中排名第 4，拥有较强的发展实力，是广州发展医药产业的重要依托和支撑。尤其是“大生物医药产业”板块的推进，将为广州生物医药产业的发展作出新的贡献。

（三）广州拥有发展生物医药产业良好的市场需求

广州是全国经济发达城市，总体经济实力居上海、北京之后，列全国第三位。一方面，随着经济的快速发展，生活水平不断提升，市民对改善生活质量，加强保健、健康管理与服务等的意识不断增强，给生物医药产业的发展提供了良好的市场需求。另一方面，由于生物医药产业与市民的日常生活密切关联，市场需求潜力巨大，是大量民间资本极为关注的投资领域。因此，只要市政府能够在生物医药产业的发展上给予明确的规划引导并出台相应的政策措施，促使庞大的市场需求与民间资本相融合，广州本地市场就能消化或容纳部分生物医药产业发展的需求，从而催生生物医药产业的快速发展。

（四）广州市各区基本都有发展生物医药产业的设想及规划

鉴于生物医药产业本身所表现出来的旺盛的市场需求及产业发展的高增长性，广州市各行政区都有发展生物医药产业的想法或规划，有些已经在逐步落实。白云区已编制完成《广州国际生物医药产业城》规划，预计开发面积20平方千米、规划研究范围124平方千米；广州珠江投资实业公司所属的珠江惠仁医疗健康投资有限公司在从化开发“珠江生命健康城”项目，目标定位为养老及医疗服务业；南沙区计划建设国际健康城，发展高端医疗生物医药产业，探索新型的医疗服务模式；中山大学肿瘤医院计划在萝岗中新知识城建设国际健康医疗中心；番禺区与广东药学院合作建设广州大学城生物医药产业产学研孵化基地。综上可以看出，广州各区对发展生物医药产业都有规划，且都在紧锣密鼓地推进之中。

二、广州发展生物医药产业的主要经验

（一）加强领导，为生物医药产业发展提供政策保障

2006年，广州市成立了国家生物产业基地建设领导小组、生物工程技术领导小组和广州国际生物岛建设协调领导小组，负责指导基地的建设工作。2008年，为进一步加大力度统一领导，整合资源，广州市在原有基地领导小组的基础上，增加该领导小组在生物产业发展方向的相关职能，并将其改名为广州国家生物产业发展领导小组。该小组由分管发展改革工作的常务副市长担任组长，分管科技工作的副市长担任常务副组长，相关委、办、局及有关单位领导作为成员，负责统筹指导协调广州市生物产业加快发展的相关工作。2010年，为全面贯彻落实《国务院办公厅关于印发促进生物产业加快发展若干政策的通知》，广州市出台了《广州市促进生物产业加快发展的意见》，进一步促进我市生物产业的发展。2012年，广州市政府印发了《广州市战略性主导产业

发展资金管理暂行办法》（穗府〔2012〕7 号），决定在“十二五”期间市本级财政每年安排 20 亿元设立战略性新兴产业发展的资金，集中扶持广州市战略性新兴产业发展。其中生物产业是重点支持的产业之一。

（二）长远规划，完善生物医药产业发展布局

为了将广州国家生物产业基地建设成创新型国家生物产业基地，广州市秉承用高标准建设生物产业园区。一是针对生物产业领域，近年来广州市编制了《广州市生物产业发展“十一五”规划》、《广州国家生物产业基地公共服务平台建设规划》、《广州国家生物产业基地总体发展规划》等规划。目前，《广州市生物产业发展“十二五”规划》已完成初稿。二是将生物产业基地的建设规划与城市功能定位、产业布局的总体发展规划相衔接。三是高起点制定基地及园区规划，做到科学布局、分片开发、分期推进。目前已形成了“两中心多区域”的产业布局。四是加大基础设施的投资力度，吸引国内外大型生物企业集团入驻产业基地。五是按照产业发展规划要求，把好基地项目批准入关，积极吸引效益好、技术先进、研发力量强的国内外知名生物企业入驻。

（三）项目带动，促进生物技术成果产业化

近年来，国家发展和改革委员会在生物领域连续多年实施生物产业发展专项，广州市抓住了国家扶持生物产业发展的政策契机，积极组织企业申报国家项目，争取国家资金的支持。至今，广州市共有 20 多个项目被国家发展和改革委员会列入生物产业发展专项，获国家支持近 2 亿元。国家资金的支持，提高了广州市企业生物技术研发和产业化的积极性，加快了项目的建设进程，促进了生物技术成果产业化，对广州市生物领域企业发展起到了极大的推动作用。天普制药（全称广东天普生化医药股份有限公司）、冠昊生物（全称广东冠昊生物科技股份有限公司）、永顺制药（全称广东永顺生物制药股份有限公司）等企业年均增长

均在20%以上。

（四）资金支持，培育生物医药产业龙头企业

为了更好地促进生物产业的发展，从2007年开始，广州市专门设立了生物产业发展专项资金，用于支持产业化项目、公共服务条件建设项目和创新能力建设项目以及配套支持国家高技术产业发展专项项目。专项资金对广州市生物产业发展起到了较好的引导和促进作用，同时也为广州市申报国家生物产业专项储备了一批好的项目。2007—2011年广州市共安排2.25亿资金，支持了71个生物产业项目。通过专项的实施，广州市一批生物企业迅速地成长，自主培育的产学研结合典范——达安基因（全称中山大学达安基因股份有限公司）成功上市；冠昊生物、香雪制药（全称广州香雪制药股份有限公司）、阳普医疗（全称广州阳普医疗科技股份有限公司）在各自行业领域已成为国内龙头企业，并已在深交所创业板上市；永顺制药连续被评为全国动物生物制品十强企业，产品热销国内外；万孚生物技术公司依托基因工程抗原技术及单抗筛选技术，产品的检测水平达到甚至超过国际水平，在国际竞争中颇具优势。

（五）部门联动，共同推进生物医药产业发展

在广州国家生物产业发展领导小组的领导下，广州市通过建立完善由发改委、经贸委、科技局和财政局等部门之间的联动协调机制形成合力，使有限的科技经费发挥了更大的作用，共同推进了生物产业发展工作。近年来，广州市科技部门组织生物产业科技重大专项，支持产业化前期的科技攻关和生产中试项目；发展改革部门组织生物产业发展专项，支持产业化项目、公共服务条件建设项目和创新能力建设项目；经贸部门组织技术升级改造专项，重点支持生物技术的创新项目。同时，充分发挥广州市有关部门的协调指导作用，加强各部门之间的沟通，畅通办事渠道，提高工作效率，为生物产业发展做好服务工作。

第二节　广州生物医药产业发展的现状

一、广州生物医药产业发展的现状

近年来，广州市生物产业发展迅速，产业规模持续扩大，产业聚集日益明显，产业体系不断完善。目前，广州市生物产业已形成了生物医药、生物制造、生物农业三个优势产业集群，并形成了海洋生物、生物技术服务等特色产业领域。

（一）产业规模持续壮大，发展水平稳步提升

近年来，在国家加快生物产业发展的宏观政策引导下，广州市生物产业发展较快。2011 年全年生物产业工业总产值接近 1 200亿元，同比增长约 20%。其中，生物医药产值约 463 亿元，生物制造产值约 458 亿元，生物农业产值约 125 亿元，海洋生物产值约 83 亿元。此外，广州市生物技术服务业也取得了较快的发展，一批生物技术服务企业不断壮大。2011 年全年生物技术服务收入约 71 亿元，已逐步成为广州市生物产业的特色和新的增长点。

（二）产业发展环境不断改善

广州市委和市政府高度重视生物医药产业的发展，“十一五”期间将生物医药产业作为高新技术产业的突破口之一，大力培育；“十二五”期间又明确将生物医药产业作为广州新的支柱产业之一，加快发展步伐。以广州科学城和国际生物岛为代表的园区建设进展迅速，成为国家重要的生物医药研发和产业化基地。国家级研究机构建设和留学人员科技交流会的成功举办，吸引了一大批高水平的人才来穗创业发展。随着科技经济综合实力的显著增长和创业、生活环境的不断改善，广州对生物医药人才、投资和项目的吸引力和聚集力日益增强，成为国内生物医药创业发

展环境最好的地区之一。

（三）创新平台建设不断加强，创新体系日趋完善

近年来，广州市通过各种方式组建了30多个生物技术的创新平台，2011年又有“临床医学分子诊断国家地方联合工程实验室”、“自检型快速诊断国家地方联合工程实验室”和“人兽共患病防控制剂国家地方联合工程实验室”获得国家发展和改革委员会批准建设。目前，广州市共有国家级工程研究中心5个，省级和市级工程技术研究开发中心50多个，初步形成了较为完整的生物技术工程研究体系，有力地提升了工程化研究和产业化能力。中国医药龙头企业广州医药集团组建了由中药提取分离过程现代化国家工程研究中心、广州医药工业研究院、药物创新中心和博士后科研工作站等组成的企业创新体系；中科院广州生物医药与健康研究院经过6年的建设，在科研创新体系、人才队伍、科研实验条件等方面已初具规模，将从源头上提升广州市生物技术的创新能力；南海海洋生物技术国家工程中心的建设，将为发展新型海洋药物、海洋天然活性物质、海洋生物功能基因开发等生物产品提供技术支持。新成立的华南（国家级）新药创制中心正在进一步整合有效资源，完善产业发展体系，加速新药开发进程。该中心的成立将为广州市及华南地区生物医药的研究、开发和产业化提供强大的技术支撑。

（四）广州生物医药自主创新能力不断提高

“十一五”期间，广州生物医药共获得二类以上新药证书41项，其中一类新药证书6项；获得二类以上临床批文24项，其中一类新药临床批文9项；获得生物医药发明专利119项；承担了一大批国家科技攻关重大项目，获得国家级成果32项。中药现代提取分离技术、中药材指纹图谱质控技术、基因和免疫诊断技术、新型抗菌素原料合成技术、小分子RNA合成技术、艾滋病药物研究等领域在国内具有较强优势。在SARS临床诊断与治疗、

禽流感药物与疫苗等部分重大传染病综合防治方面也取得了重大成果，在国内处于领先水平。

（五）企业发展后劲增强，国际市场不断拓宽

近年来，广州市生物医药企业不断成长壮大，涌现出多家生物领域的龙头和骨干企业。2011 年，市冠昊生物、香雪制药 2 家生物企业成功上市，为企业的发展提供强大的金融支撑。金域检验中心是中国最大的第三方医学实验室。该中心也是中国首家同时通过国际医学实验室最高认证标准 CAP（美国病理国际协会）和 ISO15189 认证的临床检验实验室。该中心目前已在 17 个省会城市拥有中心实验室，所出具的报告单在欧美等 40 多个国家受到认可，2011 年收入达 6.7 亿元。达安基因利用荧光基因探针定量 PCR 技术与国内各医院合作成立了近 500 家实验室，占全国市场份额的 70%。天普制药的注射用尤瑞克林及原料药高技术产业化示范工程项目获得国家发展和改革委员会的支持，2011 年新产品销售约 1.37 亿元，公司销售总收入约 10 亿元，同时公司生产的注射用尿激酶是中国名牌生化产品，占全球市场份额的 40%。广州医药集团下属企业广州王老吉药业股份有限公司、广州中一药业公司等 7 家企业都获得了澳大利亚 TGA 相关认证，广州汉方公司获得了欧盟 FAMI—QS 认证，通过了欧美 8 家跨国公司的现场审计。医疗器械认证方面，达安基因、万孚生物（全称广州万孚生物技术公司）、阳普医疗等获得了欧盟 CE 认证。其中，万孚生物在相关医疗器械方面还获得了美国 FDA 认证。生物农业方面，永顺制药、广东粤禽育种等公司的产品出口至东南亚国家，已逐步打开了国际市场。生物服务业方面，广州医药工业技术研究院成为华南地区唯一一家获得国家 GLP 认证和国际 AAALAC 认证的“双认证”中心，将为广州市生物服务领域打开国际市场起到良好的示范带动作用。

（六）基地建设不断推进，核心集聚效应显现

广州市以发展产业集群和提高创新能力为重点，以现有的广州国家生物产业基地规划为依托，结合各区（县级市）的产业基础，统筹规划，优化布局，重点建设好广州科学城生物产业基地和核心区、广州国际生物岛生物技术研发和服务基地核心区。同时推进各区（县级市）一批生物产业特色园区、一批生物产业孵化和服务基地的发展，形成优势互补、协调发展的产业布局，共同构成广州国家生物产业基地的整体框架。目前，广州国家生物产业基地科学城核心区生物产业园已完成基础设施投资超过40亿元，已有300多家生物企业入驻，聚集了扬子江药业（全称扬子江药业集团有限公司）、中一药业（全称广州中一药业有限公司）、达安基因、永顺制药和万孚生物等一批生物技术龙头企业。2011年全年实现生物产业产值约800亿元，约占全市生物产业产值的67%。基地内还建有生物企业孵化园、“再生型医用植入器械国家工程实验室”、“基因药物国家工程研究中心”、“生物制品研发与产业化”等国家级创新平台和公共服务平台。广州国际生物岛核心区已累计完成投资34.8亿元，基础设施建设已基本完成。2011年7月8日生物岛举行了开岛仪式，目前已有50多家国内外知名生物医药机构有入驻意向。随着市政府针对生物岛加快发展专项扶持政策的出台，生物岛必将成为广州生物产业又一强劲增长极。目前，国家生物产业基地核心区已逐步形成从技术研究、中试到产业化的完整产业链，集聚发展态势进一步显现，对广州市生物产业发展起到了较好的示范、辐射和带动作用。

广州市委、市政府非常重视生物医药产业园区建设，加强对生物医药产业化基地的整体规划和布局，使各产业园区功能互补，相得益彰。同时注重营造研究开发及技术创新的环境和氛围，吸引和引导生物医药企业在园区聚集。2006年，广州被国家发改委批准为国家生物产业基地。目前，广州市已拥有各类生物

医药园区 8 家，初步形成了以广州国际企业孵化器、留学人员创业园、各区企业孵化基地等为核心的研发、中试及企业孵化基地；以广州科学城、生物岛为核心区，各区科技产业园为扩散区的成果转化和产业化基地。各园区功能互补，各具特色，共同构成了广州生物医药产业化基地网络。

广州科学城生物医药产业园是广州市生物医药企业的主要聚集区。园区总体规划面积 12.19 平方千米，其中产业化一期面积 1.45 平方千米，以生物医药成果转化和产业化为主要功能。目前已聚集了 19 家医药生产企业，投资总额 15 亿元，投产后预计年产值将超过 50 亿元。广州科学城国际企业孵化器和创新中心是科学城生物医药企业研发、中试和孵化基地，共有孵化面积 16 万平方米，在孵生物医药企业 80 余家。拥有一大批包括留学人员企业在内的科技创新企业得到了快速发展，部分企业成功孵化进入产业化。广州国际生物岛是珠江主航道和次航道交汇处的一个 1.8 平方千米的小岛，四面环水，毗邻大学城，自然生态和环境十分适合生物医药研究与开发。从 2011 年开始广州市加快了生物岛的建设步伐，目标是吸引和引进一批国内外著名研发机构，建成国际一流的生物医药研究开发和中试基地。

（七）广州一批特色产业、重点企业有效培育

广州市自实施“225 科技工程”以来，一直将生物医药和中药现代化作为重点发展技术领域，启动了“创新药物”和“中药现代化”两个重大科技专项。通过重点扶持一批技术先进成熟、市场潜力大的重大项目，择优扶持一批骨干示范企业，提高壮大广州市生物医药产业规模，并形成了一批特色优势产业。

（1）生物制药领域。广州起步虽晚，但发展迅速，初步形成了一定的优势和特色，已成为全国生物制药研发及产业化主要基地之一。基因工程药物和疫苗研发十分活跃，已取得了一批创新成果，建有基因工程药物国家工程中心；规模化、高通量抗体筛选、鉴定和制备技术较成熟，是国家蛋白质组学抗体技术研究主要承担单位；生化制药和基因诊断领域具有较好的基础和优势，在国内处于龙头地位；小分子 RNA 干扰技术国内领先，小分子干扰 RNA 化学合成、修饰和标记等系列技术填补了国内空白。

（2）化学制药领域。发展较早，是南方主要制药工业基地之一，目前仍然是广州市医药产业的主体。主要特色是抗感染类药物，特别是在头孢类抗生素系列原料和制剂方面，由于采取了新型中间体和先进的生产工艺与质量控制技术，生产率高，成本低，质量好，在业内享有较好声誉，在近年来国内抗生素市场的激烈竞争中一直处于优势地位。头孢他啶、头孢克肟等部分原料药在国内占有较高市场份额，取得了良好的经济效益和社会效益，头孢硫脒则是全球独家拥有的自主知识产权产品，市场前景巨大。

（3）现代中药领域。目前，广州拥有中药科研及生产型企业约 100 家，生产 500 多种中成药，近年广州市中药年技工贸易额均超过 100 亿元，拥有 60 多个“国家中药保护品种”和一批销售额超亿元的名优品种。广州市在全国较早地开展了地道中药材规范化种植研究（GAP），是我国主要的 GAP 基地之一；中药提取分离和纯化技术先进，是全国中药提取分离过程现代化四大工程中心之一；在国内率先开展了中药指纹图谱质量控制技术，中药产品将可以与西药一样做到疗效明确，质量可控；利用现代生物技术开展名优中药物质基础和作用机理研究，部分品种研究已取得重要进展；名优中药品种二次开发和中药新剂型的研发已在中药企业中普遍开展，已成为企业提高自主创新能力和市场竞争力的重要手段。

（4）干细胞与组织工程领域。广州市干细胞与组织工程研究基础雄厚，总体水平居国内领先地位。广州成立了国内最早也是唯一的地区性组织工程学术组织——广东省人体组织工程学会，建立了一支跨单位、跨领域、密切合作的研发团队，承担了国家

“863”、“973”等多项高水平课题，在干细胞定向诱导分化，体外扩增，组织工程支架材料，以及骨、软骨、神经、角膜等组织构建与临床应用方面具有较鲜明的特色和独特的优势。

（5）医疗器械与医用生物材料领域。随着一批民营科技企业的迅速成长，广州市医疗器械产业又焕发了新的活力，产业整体水平和竞争力有了新的提高。广州市现有医疗器械企业244家，近五年来获得医疗器械证书100多个，其中三类证书40个，一批企业已逐步成长为行业龙头。广州倍绣生物技术有限公司主导产品医用生物蛋白胶具有生物止血、封闭创面、防止手术并发症等功能，已广泛用于各种外科常规手术，临床使用超过80万例，该公司牵头起草了该类产品的国家标准。广州三瑞医疗器械公司研制生产的产科监护仪，在国内已拥有超过3 000家的医院用户，是中国产科监护仪市场的领导者。广州暨华医疗器械公司自行研制的血液透析机质量和性能均达到了国际先进水平，产品已出口至东南亚、南美、欧洲等地。

（6）生物医药流通领域。广州是我国最重要的医药和医疗用品流通中心，是国家首批医药产品出口基地之一，市场辐射范围覆盖华南、港澳和东南亚地区，每年药品销售总额超过200亿元。广州还拥有国家级大型现代药物物流中心“黄金围现代（药品）物流中心”，清平中药材商贸市场是全国最大的中药材集散地，在中药商贸行业中具有重要影响力。

（八）广州已建立一批产业关键共性技术平台

在扶持特色产业发展的同时，广州市亦加大了对生物医药产业科技创新支撑条件建设的引导和扶持力度。通过官产学研合作，重点扶持建设了一批产业化关键共性技术平台，初步形成了广州市生物医药科技创新和产业化技术支撑体系。

（1）中药提取分离关键技术平台。依托广药集团下属子公司广州汉方现代中药研究开发有限公司建立的中药提取分离关键技术平台，已成功研制开发了超临界CO_2萃取、大孔树脂吸附、分子蒸馏等先进的现代中药单元制造技术，开展了中药制造过程计算机系统集成、在线检测、质量控制、工艺优化等中药产业现代化关键和共性技术的研究开发，并在提取分离过程现代化和质量检测与控制技术方面形成了自身的特色和优势，被国家发展和改革委员会批准为“中药提取分离过程现代化国家工程研究中心”，同时是我国中药行业首批四个国家工程研究中心之一。广州市通过项目建设，发展以先进的单元提取分离技术、在线质量检测技术和自动控制技术为核心的中药提取分离技术、装备，并进行系统集成、工程化验证、示范和推广，实现中药提取分离技术现代化、质量可控化、系统集成化、过程控制自动化，提高我国中药工程技术水平和系统集成能力。同时结合品种开发，促进中药提取分离集成技术与工艺在中药新药创制和二次开发中的应用。

（2）基因工程药物关键技术平台。依托暨南大学建立的基因工程药物关键技术平台，围绕基因工程药物特别是细胞因子药物的研究开发，不断创新药物生产关键共性技术，致力解决基因工程药物产业化链条中上游研发与产业化之间的有效链接，提高基因工程药物的研究开发和成果转化效率。基因工程药物国家工程研究中心是国家发展和改革委员会在基因工程药物领域正式批复组建的第一个也是唯一一个国家级工程研究中心，是生物医药技术科技成果向市场转化的孵化器。基因工程药物国家工程研究中心的建设与发展将以原创性基因工程药物、产品上游研究、中试及大规模生产核心技术开发为立足点，以哑铃式产业化实施战略为手段。该中心研究并建立重组蛋白的高效表达及改构修饰技术、功能基因与功能蛋白的高通量生物筛选技术、基因工程药物中试过程中蛋白质复性与放大等关键技术、生物制品的制剂稳定性及其制剂开发技术等四大技术平台和工程验证基地。通过工程化关键技术的研究与平台的建设，重点解决基因工程药物上游研发与下游产业化缺乏有效链接和中试环节薄弱等“瓶颈”问题，旨在提高我国基因工程药物的原创性研发能力、研发成果的转化率及其产业化水平，从而推动我国生物医药行业及生物技术的快速发展。同时本工程中心的运营思路是以市场为导向，同步实施长、中、短线的产业化项目，以短养长，以长护短，相得益彰，实现稳步良性发展。工程中心的建设将带动广州开发区基因工程药物产业的发展，使我区基因工程药物的研发的自主创新能力处于全国的领先地位。同时国家工程研究中心的成功建设将增强我国基因工程药物研究的自主创新能力，提高整体开发水平，推动我国生物医药行业的健康高速发展，为我国基因工程药物产业的发展起到示范带头作用。

（3）抗体工程关键技术平台。依托广州达瑞抗体工程技术有限公司建立的抗体工程技术中心，主要从事时间分辨荧光免疫分析技术（TRFIA）的研究工作，始终专注于优生优育领域和高端免疫产品的开发和应用，并利用在广州科学城的研究生产基地实现相应 TRF 检测试剂盒的产业化。公司现已通过自主研发、引进国外先进技术及与国际优秀品牌厂家合作等方式，已逐步推出 DR6608、DR6609、DR6610 及 DR6660 型全自动时间分辨荧光免疫分析系统。另外，为了更好地帮助妇幼系统医院开展产前筛查、新生儿筛查及性激素类检测，该公司与广东省妇幼保健院等共同研发了产前筛查风险评估软件，该软件首次引入了 NT 指标，是目前最适合中国人群的产前筛查风险评估软件。另外，该公司引进了美国 BIOTEK 公司 Synergy4 时间分辨微孔板检测仪，成为当前国内时间分辨荧光免疫技术领域中唯一一家技术领先、产品系列化的生产厂家。公司现已开发的 TRFIA 配套检测试剂包括女性激素类、肿瘤标志物系列、肝炎系列、甲状腺功能、产前筛查和新生儿筛查等，并通过达瑞销售团队及达安基因的营销中心在全国范围内进行推广。目前已建成覆盖全国各省、市 200 多家医院的诊断技术协作网络，公司的产品在全国率先通过 ISO13485 认证，并在广大的用户中获得了一致的好评。

（4）化学药物创新关键技术平台。依托广州白云山制药股份有限公司建立的广州化学药物创新中心，以头孢类抗生素和心脑血管药物为重点，着重开发手性合成技术、新型中间体、新母核的合成等原料药技术，以及固体分散技术、微丸技术、缓控释等制剂技术。中心平台建设包括优势原料药合成关键共性技术平台；无菌原料药结晶纯化技术平台；特色制剂技术平台；注册报批及临床研究 CRO 业务服务平台以及信息及知识产权服务平台。中心承担了多项国家、省、市、区科技计划项目。中心的定位是建成广州市新药研发成果转化示范基地和广州地区及国内外高校、专业研发机构的合作伙伴。中心充分利用社会资源，内联外拓，已与中国药科大学等多家国内外知名的科研院所建立了良好的产学研合作关系。中心的研发方向是以化学药为主，以头孢类抗生素和心脑血管药物为重点。研发重点为优势原料药及关键中间体、特色制剂及具有自主知识产权的品种、工艺和技术。中心以市场为导向，科研成果产业化水平高，在头孢类抗生素原料及口服抗生素制剂方面具有明显的技术优势和品牌知名度，研发了国内外独有的注射用头孢硫脒，利用新工艺率先开发了头孢克肟、头孢他啶、头孢吡肟、头孢他美酯、头孢丙烯、阿莫西林克拉维酸钾（7：1）等新产品，取得了良好的经济效益和社会效益。

（5）新药临床前安全评价技术平台。广州新药临床前安全评价（GLP）技术平台充分利用中山大学、中科院广州生物医药与健康研究院在创新药物药效学评价、药代动力学评价等方面的技术优势，以及医药工业研究所在创新药物安全性评价方面的丰富经验，有效整合资源，共同建设高水平、开放性的区域性药物临床前综合评价技术平台。其中广州医药工业研究所立足科技创新，奉行科研成果有效转化的理念，积极参与市场竞争，科研综合实力不断增强，先后承担和完成了国家重点项目、省、市科技项目30多项，获国家部委、省市级奖励20多项，并在新药安全性评价、控缓释制剂、中药提取分离、Beagle犬种质资源建设［拥有2 500只Beagle犬种质资源及饲养基地，是“国家（广州）新药安全评价研究重点实验室”，成为全国9个药物安全评价中心之一］、Beagle检疫犬研究开发等方面取得了丰硕的科研成果，达到国内领先水平，为国内许多制药企业、高等院校、科研院所提供技术支撑和服务，取得了显著的社会效益和经济效益。中山大学、中科院广州分院等与广东省昆虫所共建了拥有3 000只恒河猴的标准实验动物中心，可开展灵长类动物新药临床前的安全评价。

（6）人类基因高效中介载体克隆库。广州复能基因有限公司由美国GeneCopoeia公司和中国投资者合资组建。广州复能基因有限公司一直致力于成为向生物学和生物医学研究领域的研究创新和产品开发提供新技术、新产品以及专有的工具和服务的主要供应商。公司主要生产和销售与基因组学和蛋白质组学相关的、高质量的生物研究试剂和产品，包括与核酸、蛋白质和抗体相关的试剂、产品和服务。公司的目标是为科研机构、生物和制药企业的科学家提供进行科学研究、医疗开发和产品诊断方面的服务。公司拥有3 000平方米的标准实验室和一大批优秀的科研人员。目前，广州复能基因有限公司的产品和服务已经应用于15个国家和地区，服务全球的科研人员。目前该公司拥有16 000多条人类全长基因开放阅读框架高效中介载体克隆库，部分产品已投放美日欧市场。同时，以此为基础，着手构建体外人类全长基因蛋白质表达体系和表达数据库，分离和纯化有商业价值的可溶蛋白，为开发以基因和蛋白为基础的临床诊断技术和高效药物，为基因功能研究和基因产业化发展，提供技术支撑。

（7）中国科学院广州生物医药与健康研究院。中国科学院广州生物医药与健康研究院是由中国科学院、广东省政府和广州市政府三方共建的高水平研究开发机构。其定位是成为以国家健康和生物医药需求为主导，以国际前沿的致病机理研究、高水平核心技术创新与集成为核心，致力于构筑我国医药、疫苗及诊断的创新研究实体，提高生物医药研发和产业化水平，成为国家健康安全体系中的重要组成部分。该研究院的建设目标是将研究院建成在生物医药和健康领域内具有自主创新和国际竞争能力的研究机构，使之成为疾病致病机理研究和生物医药关键核心技术的研发平台，成为面向国内外生物医药行业的社会化服务并带动地区相关产业发展的平台，成为吸引、培养和造就具有国际先进水平的中国生物医药行业领军人才的平台，成为国家健康安全体系中的重要组成部分。目前，研究院主要围绕干细胞与再生医学，化学生物学、感染与免疫等多个主题开展研究和开发工作。研究院建有华南干细胞与再生医学研究所、化学生物学研究所、感染与免疫研究中心，另外建有实验动物中心、公用仪器中心和信息情报中心三个公共支撑中心，共有 28 个研究团队，拥有呼吸疾病国家重点实验室（共建）和中科院再生生物学重点实验室。目前全院共有 544 人，其中在职职工 314 人，在读研究生 230 人。科技人员平均年龄 30 岁左右，具有博士学位、硕士学位的有 212 人。高级研究人员 28 人，客座研究员 10 人。“国家杰出青年” 2 人，中科院“百人计划” 10 人，国家“百千万人才工程” 1 人，国家“863”领域科学家 1 人，国家中长期科技发展纲要重大研究计划“发育与生殖”专家组成员 1 人。同时，也建立了一支由国外优秀科学家组成的“海外科研团队”。

二、广州生物医药产业发展存在的主要问题

（一）对生物医药产业的支持和扶持力度不够大

生物医药产业属于战略性新兴产业，在起步发展阶段特别需要政府在规划上的引导，以及政策方面的支持和扶持方能做大做

强。和国内先进城市相比，广州在生物医药产业发展上，还没有出台系统的政策措施，在推进力度上也不够大。除了白云区已编制完成《广州国际生物医药产业城发展规划》外，其他区还多停留在思路酝酿及寻找合作方的阶段。而纵观国内先进城市，如上海在国家卫生部的支持下，正全力打造“上海国际医学园”，园区将于2012年建成初具规模的亚洲一流综合性国际医学园，2020年跻身于世界先进的综合性国际医学园之列。成都也在举全市之力建设目前国内乃至亚洲规划占地规模最大、功能最为完善的现代医疗产业园区。相比国内先进城市发展生物医药产业的气魄和举措，广州无论在推进力度还是措施和行动上都过于平稳。

（二）对生物医药产业发展缺乏统筹规划和布局

在国内先进城市纷纷抢滩生物医药产业发展之际，虽然广州也有所行动，但总体而言，对生物医药产业缺乏系统的摸底、清查，对其内涵和领域、行业划分等都没有明确统一的说法，没有编制生物医药产业发展规划，缺乏对生物医药产业的统筹规划和布局。各行政区虽然都有发展生物医药产业的热情，但基本上处于各自为战的状态。如果广州还不及时组织人力、物力编制产业发展规划，进行科学、有序的产业发展宏观引导的话，可能会引发产业无序发展，这对像生物医药产业这样的新兴产业发展尤为不利。

（三）对生物医药产业现有资源缺乏有效整合

受传统计划经济体制的影响，广州市现有的涉及生物医药产业的资源比较分散，除了广药集团整合了30多家中小型企业，奠定了广医的龙头地位以外，其他如医疗产业、保健品产业和健康管理产业都未进行有效的资源整合。例如，在医疗产业市场上，公立医院仍是医疗产业的主体，而广州大型医院林立，优质医疗资源集中，但医院间相互独立，未能形成产业化、集团化的态势，资源未能有效整合与共享，效率相对较低。而民营医院则以美容及生殖健康等医疗服务机构为主，规模大小不一，自主设立套餐的类别和价格，自行进行服务营销和推广。广州若不对生物医药产业的资源进行有效整合，就无法培育大型企业，无法形成品牌优势，也就无法促进生物医药产业的稳步发展。

（四）产业化规模不大

生物医药产业虽然初步形成了企业群，但规模效应还不够明显，产值超亿元的企业只有 23 家，销售收入超亿元的品种只有 16 个。虽然全面实施 GMP 和 GSP 认证，淘汰落后企业，但医药企业多、小、散、乱的问题仍未得到根本解决。生产的多是技术要求相对较低的仿制药品，专业化程度低，具有国际竞争能力的龙头企业尚未形成，大的跨国生物医药集团不多。资源整合不够，研发资源配置相对分散，专业化的科研平台建设仍显薄弱，联合创新能力不足。高端人才缺乏且有不断流失的趋势。

（五）发展受资金制约

从调研情况看，随着社会的不断发展，投资项目日益增多，传统的政府资金陷入“僧多粥少”的境地。在生物医药行业，资金主要流向基础研究和重点项目建设，对于绝大多数生物医药企业而言只能“望梅而不止渴”，即使有幸分得一杯羹，也只是解一时之渴。生物医药产业很多项目因缺少资金迟迟上不去，难以支撑长久发展。同时，虽然目前很多生物医药企业也从银行贷款，但随着企业的不断成长，银行贷款这种相对较少的资金已远远不能满足其需要，且目前银行十分注意资金的安全性，由于生物医药产业的高风险性和行业中众多企业的不良运行状况，贷款难度日益加大。总而言之，广州生物医药产业发展面临投融资渠道不畅通、科技中介机构不发达的劣势。

（六）创新能力不足

近年来，由于药品降价、原料成本上涨、人民币升值等因素，进一步影响了生物医药行业的利润水平。调研发现，企业赢利能力不高，对研发工作重视不够，大部分企业的研发投入比重处于较低水平。许多企业的研发经费约占年销售额的3%～5%，对于投资新药研发心有余而力不足，甚至是有心无力，创新能力不强。

（七）科技成果产业化率不高

生物科技成果转化难、转化率低是目前科研院所、企业反映的最普遍的问题。原因在于缺乏“中试、放大、集成”的工程化环节，科研经费大部分投给了大学和科研机构，而不是企业。在已经转化的科技成果中，成果转化的资金主要是靠自筹，其次是科技计划贷款，再次是风险投资，但所占比例不大。生物制药业是一个无论是在创业初期还是维持其成长的阶段都需要大量资本支持的产业。目前由于受资金的制约，产业推进处于瓶颈状态。同时，产学研结合的生物医药产业创新体系建设不完善，特别是一些新兴领域尚有空白。

第三节　生物医药产业可培育成为广州支柱产业

一、广州生物医药产业培育的可行性

（一）广东生物医药产业的发展为广州提供了良好的产业环境

广东中药资源十分丰富，药材种类达2 600多种，占全国的20.7%，是全国中药材主产区之一。特产“南药”品种独具优势，作为我国的中药大省的地位不仅来源于中药产品的产量，更来源于中药产品的质量。2008年广东省医药工业总产值约750亿元，同比增长25%，居全国第三位；保健品总产值达300亿元，占全国近四成份额。2009年，广东医药产业完成产值约为920亿元，同比增长约22.6%，其中，医疗器械产业完成产值约310亿

元，同比增长约25%，居全国第一位。2010年全省医药产业总产值约1 150亿，同比增长25%，居全国第三位；其中，医疗器械产业完成产值约385亿，居全国第一位。全省保健食品工业总产值约450亿，占全国40 %；化妆品工业总产值约1 200亿，占全国70%，居全国第一位。

广东已经培育了一批处于行业领先地位的骨干企业，形成了产供销链条完整、遍及全国的营销网络，树立了一批技术水平高、产品质量好的“广药”品牌。全省已经基本建立起一个门类比较齐全、技术比较先进、产品质量较好的现代生物医药产业体系，在生物制药、基因诊断试剂、现代中药、医疗器械等领域具有较强的实力。全省有药品生产企业597家，药品批发企业1 633家，药品零售企业4.9万家（134家连锁企业）；有国家药品批准文号1.24万个，中药保护品种241个，拥有二类医疗器械生产企业1 027家、医疗器械注册品种2 443个，各项指标均在全国领先。广东全省已拥有境内上市医药企业18家，占全国同行业的1/8强，排名第一。拥有生物医药行业中国驰名商标11个，占全国的11.5%，在国内同行业中优势明显。世界第三大制药企业赛诺菲－安万特、欧洲最大的医疗器械企业西门子、世界著名的生物医药企业山德士、百特、津村、珀金－埃尔默公司等也纷纷在广东建立生产基地和分支机构，有力地提升了广东医药产业的技术水平和国际竞争力。

广东的生物医药产业的长足发展，在突然而来的国际性医疗卫生危机面前，发挥了举足轻重的作用。无论是在有效应对SARS、禽流感还是甲型H1N1等传染病，广东生物医药都成为令国际瞩目的一颗新星。目前广东生物医药的产值和发展居全国首位，从业人员已达10万，拥有中山大学、暨南大学、南方医科大学等一大批科研基地。已建成了国家级重点实验室4个、省部级重点实验室（中心、基地）15个。中国科学院与广东省政府、广州市政府共同出资3亿元组建的“中国科学院广州生物医药与健康研究院”项目，包括了中药在内的现代生物医药技术。目前全省有30余家药物临床试验机构，是全国机构最多的省份，这为广东省新药开发中的临床试验提供了有力的保障。广州将生物医药产业作为新兴支柱产业和高新技术产业重点领域加以培育，通过科技创新和投融资体制创新、改善投资和创业环境等措施，为各类生物医药企业快速发展提供了良好的产业环境。产业园区已逐步形成了“两中心多区域”［即以广州科学城为核心的产业孵化中心，以广州国际生物岛为核心的产业创新中心，以各区（县级市）特色产业园区为辐射区域］的产业分布，共同构成了广州国家生物产业基地。2009年，广州规模以上医药制造业企业实现产值137.19亿元，同比增长16.8%。合同利用外资5 175万美元，实际使用外资2 236万美元，增长43.61%。

（二）广州生物医药产业重点领域特色明显

广州在生物制药、生物诊断、化学制药、中药现代化、医药流通和服务业等领域的发展处于国内优势地位。在生物制药领域，广州是中国生物制药研发及产业化主要基地之一，建有基因工程药物国家工程中心。蛋白质组学抗体技术、基因工程药物及疫苗研发等多项技术在国内处于重要地位。2009年，广州研发的甲型流感快速检测试剂获得国家批准生产，被科技部推荐使用，在我国甲流防治中发挥了积极作用。在化学制药领域，广州是中国南方主要制药工业基地之一，头孢类抗生素等抗感染类药物在国内同类产品市场中处于优势地位。在现代中药领域，广州是中国主要地道中药材规范化种植研究基地之一、全国中药提取分离过程现代化四大工程中心之一，并在国内率先开展了中药指纹图谱质量控制技术，在利用现代生物技术开展名优中药物质基础和作用机理研究、名优中药品种二次开发和中药新剂型研发等方面具有较强的优势。在干细胞与组织工程研究领域，广东省人体组织工程学会是国内最早设立的唯一的地区性组织工程学术组织，在干细胞定向诱导分化、组织工程支架材料和骨、软骨、神经、角膜等组织构建与临床应用等方面有独特优势。在医药流通和服务业领域，广州是中国最重要的医药和医疗用品流通中心，是国家首批医药产品出口基地之一，拥有国家级大型现代药物物流中心——“黄金围现代（药品）物流中心”和全国最大的中药材集散地——清平中药材商贸市场。市场辐射范围覆盖华南、港澳和东南亚地区，每年药品销售总额超过 180 亿元。2009 年 2 月，广东第一家具有第三方药品现代物流业务资质的物流中心（国药控股广州公司物流中心）成立，对加快珠江三角洲地区生物医药产业的发展具有强大的辐射和带动作用。

（三）广州生物医药产业集群渐成规模

目前，广州已经形成本土医药企业、其他国内知名医药企业、留学生创业企业和跨国公司共同发展的格局。广州本土医药企业以广州医药集团为龙头，具有较强的核心竞争力和影响力。广州医药集团目前规模、效益均居全国前列，拥有 2 家上市公司，近 30 家成员企业，1 000 多种医药产品，其中多个自主品牌产品为产值超亿元的国家、省、市优质产品。一批自主培育的民营企业拥有自身的核心技术，如中山大学达安基因股份有限公司成为中国基因诊断行业的龙头企业和华南地区首家高校上市公司；广东天普生化医药股份有限公司获得多项科技成果和新产品奖；最早进入检验服务行业的广州市金域医学科技有限公司，是全国首家获得医疗机构执业许可证的独立临床实验室，有 40 多个国家认可其出具的检验报告。2009 年，广州阳普医疗科技股份有限公司成为广州第一家在创业板上市的企业，广东冠昊生物科技股份有限公司获得国家发改委国家工程实验室和高技术产业化示范工程立项。众多国内知名企业在广州建立产业化和研发基地，如扬子江药业集团有限公司投资设立研发中心和最大的产业化基地，北大未名生物工程集团有限公司开展基因药物、农作物分子育种、生物智能计算机三个领域的研究开发和产业化。一批留学生创办的企业得到快速发展，如广州倍绣生物技术有限公司在世界上首家采用高科技生物技术从哺乳动物血中提取纤维蛋白原和凝血酶等相关成分研制生物制剂，广州康盛生物科技有限公司研制的血液透析干粉产品的国内市场占有率达40%。全球众多知名跨国公司集聚广州发展，如英国 Alliance BMP Ltd. 与广州医药有限公司联手打造的中国最大的医药流通中外合资企业，美国百特公司参股广州白云山制药生产肠外营养产品，香港和记黄埔与广州白云山中药厂、香港同兴药业与广州王老吉药业联手拓展中药国际市场等。

（四）广州生物医药产业园区建设不断加快

广州正在致力于建设一批集聚生物医药产、学、研、用的国际一流高科技园区。广州科学城生物医药产业园聚集了以中科院生物医药与健康研究院为代表的高水平生物技术研发集群，形成了从生物技术研究、中试到产业化的完整产业链。其生物医药产业园聚集了 20 多家医药生产企业，国际企业孵化器和创新中心在孵生物医药企业达 100 多家。广州国际生物岛是省、市重点项目，将着力打造国际一流的生物医药研发和中试基地。目前全岛征地拆迁工作已基本完成，4.2 千米的环岛路已建成并通车使用，过江隧道已于 2010 年通车，标准产业单元已基本完成，产业发展规划和招商计划正在加紧推进。广州大学城健康产业产学研孵化基地于 2009 年 7 月成立，总建筑面积约 16 000 平方米，重点引进和孵化从事生物制药、诊断试剂、医疗器械等行业的研发型企业，打造生物医药创新体系和科技创新服务平台。一批依托重点企业建设的特色产业园区，如广州白云生物港、广州拜迪生物医药产业园、广州海洋生物技术产业园等，在研发和产业化的功能上与广州科学城、国际生物岛等生物医药产业基地核心区形成分工互补的格局。

（五）公共创新和服务平台建设不断完善

广州生物医药创新链条和技术支撑体系完整，工程化研究和产业化能力突出，是中国重要的生物医药创新源头之一。国家在广东批准的16家药品临床研究基地，有15家建在广州。这些基地拥有生物医药科技人员2万多人，其中高级职称近4 000人，在读研究生4 000多人。中国科学院广州生物医药与健康研究院建立了6大研究中心，20多个研究团队，2009年获得国家部委重大项目立项5项。广东华南新药创制中心的各项建设均取得一定进展。广州大学城健康产业产学研孵化基地正在着力推进公共服务平台、产业发展基金、产业引导基金、健康产业风险投资联盟、公共技术平台等服务体系的建设。

按照广州国家生物产业基地的统一规划部署，一批已有较好基础和优势的生物医药特色产业园，在研发和产业化的功能上与核心区分工互补，共同构建了完整的生物医药产业链。依托广州北大未名生物工程集团有限公司，在白云区太阳岛建设广州白云生物港，力争建成国内一流的基因工程药物研发、生产和营销基地；依托广州医药集团，在番禺大石建设广州拜迪生物医药产业园，力争建成我国南方重要的基因药物、疫苗生产基地；依托南海海洋生物技术国家工程中心，在海珠区琶洲建设广州海洋生物技术产业园，重点推进海洋药物及生物制品、海洋功能食品产业化。

二、生物医药产业成为广州支柱产业的可能性

（一）支柱产业的界定与特征

（1）支柱产业选择的理论依据。国际上关于区域支柱产业选择依据的理论有很多，比较典型的有日本经济学家悠原三代平提出的“悠原两基准”，即收入与弹性基准以及生产率上升基准。

赫尔希曼提出“关联效应”理论，他认为区域支柱产业与其他产业之间有较大的投入产出联系。这两个理论都各有特色又各有不足。“悠原两基准”提出了单个主导产业的优势因素，即这些产业的投入与需求弹性较大且满足生产率上升的需求，这是一种个别产业择优选择理论，忽视了支柱产业与其他产业之间的关联。与此不同，赫尔希曼提出的“关联效应”理论较重视产业间的关联，却没有涉及支柱产业所具有的优势。除此之外，国内外学者还提出过一些其他基准，如“比较优势基准”、“边际储蓄率基准”、“高附加值基准”、“货币回笼基准”、“就业与节能基准”、“环境基准”、“劳动内容基准”等等。这些基准尽管还存在很多争议，但在理论和逻辑上是成立的。

（2）支柱产业的界定。我国对于支柱产业理论的研究开始于20世纪80年代的中后期，并且一直延续至今。但由于研究的重点各不相同，到目前为止，支柱产业的界定并不统一。常见的界定有以下几种：①在经济发展的特定阶段，总会有某些产业的份额迅速增大，然后在产业结构中占据举足轻重的地位，这类产业被称为支柱产业。②支柱产业是指在国民经济体系中占有重要战略地位，其产业规模在国民经济中占有较大份额，并起着支撑作用的产业或产业群。③支柱产业是一个国家在一定时期产业体系的主体，它提供大部分的国民收入，相对于其他产业对经济增长的贡献最大。④支柱产业是一个国家在一定时期内，经济发展所依托的重点产业，这些产业在此发展阶段形成国民经济的龙头，并在产业结构中占有较大的比重，是对整个经济发展和其他产业具有强烈的前向拉动作用或后向推动作用的产业部门。⑤支柱产业是指在一定时期内，能够支撑区域国民经济和社会发展在一定水平上的增长，能够成为其经济成长点的产业。

总体来看，支柱产业一般具备以下一些特征：产业增加值在国民生产总值中所占比重较大，具有突出的地位和作用；具有较强的前后关联效应，一个产业的发展能够带动若干相关产业的发展；从产业的生命周期来看，支柱产业应当是处于产业生命周期的成熟阶段，这样才能在相当长的时期内保持较快的增长速度和稳定的经济效益。

（3）支柱产业的选择标准。本章引用国家发改委政策研究室在《中国支柱产业振兴方略》一书中提出的考察我国目前四大支柱产业的九项量化指标：一是工业增加值在 GNP 中的比重达到5%左右，产值占工业总产值的 8%左右；二是出口创汇稳定增长，国际市场占有份额上升，行业外贸进出口由净进口变为净出口；三是就业人员占全国就业人员总数的比重有所提高，同时在与之紧密相关的工业部门和服务行业就业人员大量增加；四是行业关联度高，影响力系数和感应度系数均大于 1；五是较高的产业集中度和骨干企业的市场占有率，拥有集约化、社会化的大生产方式和配套协作的企业组织网络；六是与国际同行业相比，技术比较成熟；七是需求收入弹性高于 1，大体在 1.5 左右；八是经济效益好，附加价值率一般在 25% ~40%；九是具有高于国民经济总增长率的、持续的、较高的部门增长率。

（二）生物医药产业发展成广州支柱产业的潜力

生物医药产业已经成为 21 世纪最富生机和发展潜力的战略性产业，已成为各国竞争的制高点。国家有关部门和各地方政府已将生物和新医药纳入最优先、最重要的研究和发展领域之一。广州是我国较早发展生物医药产业的城市之一，产业基础扎实，在中成药、生物医药、化学药、药诊断技术和生物技术应用等领域形成了自己的优势和特色，形成了一批各具特色的优势企业，开发出一批具有市场竞争力的产品。

2001 年以来，广州生物医药产业开始步入高速发展的轨道，在产业规模、创新能力、市场环境及人才资源等方面均已形成一定优势，对华南地区生物产业的辐射带动效应正逐步释放，是继

IT 产业之后可持续发展的新经济增长点。经过十多年的开发，科技产业基地集聚效应显现，科学城作为广州市生物医药科技产业基地，已经形成了研究开发—中试孵化—规模生产—营销物流的现代生物医药创新体系。在中科院生物与健康研究院、暨南大学国家基因医药工程中心、国家南海海洋药物工程中心等为代表的国家级高水平生物研发机构的带动下，以达安基因、天普制药、健心药业、扬子江药业、香雪制药等为代表的生物医药企业日渐崛起，成为广州市最重要的生物医药研发和产业集聚基地。可以看出，广州生物医药产业的发展非常有潜力。

综上所述，目前广州生物医药产业建设有较大的优势，已基本具备支柱产业所具有的发展的阶段性、结构的层次性、产出的决定性、产业的带动性、技术的先进性、需求的广泛性、发展的可持续性等特性。政府通过采取切实有效的措施来加大扶持力度，将生物医药产业作为新兴的支柱产业加以重点培育，使之完全有可能成为新兴的支柱产业，进而带动广州产业结构的升级。把生物医药产业培育成为广州新兴支柱产业，是广州市国民经济和社会发展第十二个五年规划提出的构建现代产业体系的明确目标，不仅符合世界高新技术发展的潮流，更是提升广州产业竞争力的需要。

三、广州生物医药产业发展的方向及重点

突出广州产业特色，以疫苗、基因工程类药物、生物中药、生化医药中间体四大领域为主导方向，在原有基础上发展壮大已有品种，扩大市场覆盖率，提高市场占有率，积极研制和开发新品种、新剂型。同时发展相关配套产业，形成产业链，培育和引进一批生物医药产业大项目、大企业集团，打造一批具有国际竞争力的企业集团，培育一大批特色鲜明、竞争力较强的中小型企业。重点发展生物制药、现代中药及天然药物，加快发展新型化

学药物制剂和高新技术医疗器械，有选择地发展化学原料药，争取实现跨越式发展。

（一）生物制药产业领域

广州市应努力按照生物医药基地建设的目标要求，大力推进现代生物制药的发展，制定优惠措施和扶持政策，着力抓好一批重点生物制药项目和生物医药园区建设，促进广州市现代生物制药的发展。重点发展基因工程疫苗、胚胎工程、干细胞、人血液代用品、再生医学材料及组织工程、基因工程多肽药物、基因诊断试剂、生物芯片、生物信息等技术与产品。深入推进已经开发的市场前景好的品种（如 rh TNK－tPA、rh TNF 突变体等）的产业化，重点发展 PCR、生物芯片等生物体外诊断检测新产品。同时，提高传统生化药物的深加工能力，利用现代生物技术提高生化药物的分离、纯化工艺水平，提高产品档次，扩大生产规模，提高国际竞争力。另外还要发展海洋生物技术和药物的开发，形成特色产业。

（二）现代中药产业领域

建设国家级中药现代化技术创新平台，研究开发一批现代中药，推进中药制造技术现代化以及开展特产中药种质资源的保护与开发。完善现代中药及天然药物产业链，提升行业整体技术水平，增强产业的核心竞争力，推进中药及天然药物现代化。重点发展新型制剂、中药及天然药物新品种、中药及天然药物工程化技术研究、优质中药及天然药物的规范种植、名优中成药的二次开发、中药及天然药物标准提取和新型中成药、中药及天然药物生产过程的系统集成与优化、中药及天然药物质量控制等技术与产品。

（三）生化制药产业领域

坚持“高效、低耗、清洁、环保”原则，有选择地发展生化制药。抓住世界化学原料药产业转移和非专利药快速发展的历史机遇，仿中有创，仿创结合，进行工艺创新和制剂创新，技术引进和消化吸收相结合，科学地承接国际先进产业技术。有选择、分层次地发展化学原料药，巩固和提高化学药物制剂产品在国内的领先地位。重点发展已形成一定规模、具有技术优势、市场容量大、具有国际竞争力的优势原料药品种。优先发展阿莫西林、头孢类、烟酸和烟酰胺系列产品，特别是在技术上处于全国领先地位的头孢曲松、头孢塞肟钠、头孢硫脒、头孢呋辛钠等头孢类抗生素及中间体。重点发展使用方便、安全高效、消费者容易接受的口服缓释、控释药物制剂及口腔黏膜给药、吸入给药、鼻腔给药、透皮吸收、靶向制剂等新型释药技术和给药系统，发展与新型药物制剂相配套的新型药用辅料。

（四）医疗器械领域

医疗器械的发展只有紧盯生命科学前沿才有可能实现突破。组织工程、医用生物材料、生物传感器、生物芯片、生物微系统这三个生命科学的前沿领域不仅对传统医疗器械概念提出了新的挑战，而且也为开发新一代医疗器械提供了契机。医疗器械市场空间巨大，行业利润高，广州目前要实行“以市场换技术”的举措，引进医疗设备，同时加快本地的研发，掌握真正先进的生产技术，才能提高广州市医械行业的竞争力，从而分享这块巨大的蛋糕。重点发展生物材料、组织工程、保健器具、监护仪、透析机、心血管产品和整形外科产品等。

（五）“大生物技术”领域

重点发展新型生物农药、生态农业及农业环境保护、农业病虫害生物防治、禽畜废弃物资源化利用、农产品无公害化及绿色食品、转基因农作物、植物试管苗、动物质量监测试剂盒、动植物生物反应器、生物分离设备、海洋药物及海洋生物制品、生物饲料、功能性生物制品、新型医疗器械等技术与产品。

第五章　广州生物医药产业发展的战略选择

广州是一个快速发展中的城市，经过改革开放30多年的发展，不仅经济和城市建设取得了令世人瞩目的成就，居民生活质量和生活水平也实现了跨越式的提升。富裕起来的人们对健康有了越来越多的需求，这给健康产业发展带来了旺盛的市场需求。特别是在广州已开始迈入以服务经济为主导的新阶段、新形势下，健康产业无疑是广州现代服务业中最具市场潜力的战略性新兴产业，必须未雨绸缪，摸清产业发展的现状，找出制约产业发展的薄弱环节，提出产业发展的总体思路，制定相应的对策措施，促进健康产业快速发展，使其成为拉动广州经济又一新的增长点和支柱产业。

第一节　广州生物医药产业发展的战略思路

一、广州生物医药产业发展的总体思路

按照国际化、专业化、市场化、社会化的总体要求，以发展医疗产业、医药产业、保健品产业和健康管理服务产业为重点，以健康消费带动经济增长为动力，以发展生物医药产业提升广州

产业竞争力、提升市民健康水平为宗旨，打造政府引导、社会参与的具有资源和要素配置能力的“健康之都”，构建起与“幸福广州”相适应的生物医药产业体系。充分发挥公立医疗机构与民营医疗机构的互补作用，倡导全民参与、惠及全民的理念，提高全民健康水平。

按照产业高端、特色突出、国际知名的定位，瞄准国际高端生物医药产业，着力引进世界一流的生物医药企业以及能迅速带动产业升级的重大项目，使其充分发挥带动和辐射作用。发挥政府引导作用和市场配置资源的基础性作用，鼓励社会资本投入生物医药产业。力争用5～10年时间建设一批各具特色的高水平现代生物医药产业集群。

按照“联动发展”、“内生外引”的发展模式，利用广州市医疗产业和医药产业的资源优势，加强政策引导，注重行业之间协同促进，营造产业发展环境，壮大生物医药产业。鼓励开发、开展前端及后端新型增值服务，延长价值链条，刺激健康消费。节约利用有限资源，促进公立医疗机构与民营医疗机构、生物医药产业与其他产业的协调互补发展，形成生物医药产业的新兴增长点。

二、广州生物医药产业发展的目标

构建起与“幸福广州”相适应的生物医药产业体系，使广州成为具有较强国际影响力的集医疗产业、医药产业、养生康复与健康管理服务为一体的城市，形成具有国际竞争力和广州特色的健康服务聚集地，打造具有资源和要素配置能力的“健康之都”。着力引进国际一流的生物医药产业及重大项目，建立生物医药产业功能区，集聚生物医药产业资源，扩大生物医药产业辐射力（见表5－1）。力争到2015年，把生物医药产业培育成为广州市的支柱产业，使生物医药产业年均增长率高于地区生产总值增长率；到2020年，广州市生物医药产业增加值占GDP的比重达到10%，形成五大生物医药产业集聚区，在全国生物医药产业发展格局中处于领先地位。

表5－1　广州市生物医药产业重大工程具体行动步骤

重大工程	2010年	2011年	2012年
生物产业关键技术创新及产业化重大专项工程	创新药物专项 生物服务专项 中药现代化专项 食品安全专项	创新药物专项 生物服务专项 干细胞专项 支撑体系专项	创新药物专项 生物服务专项 医疗器械专项 分子育种专项
生物创新型企业培育工程	重点支持10～15家生物企业 培育2～3家创新型示范企业	重点支持10～15家生物企业 培育3～4家创新型示范企业	重点支持10～15家生物企业 培育3～4家创新型示范企业
生物科技创新园区提升工程	中科院广州健康院园区建成使用 生物岛标准产业单元建成使用 一批企业入驻科学城企业加速器	广州生物外包服务园落户生物岛 引进一批跨国企业总部或研发中心入驻生物岛 知识城启动	军科院产业化基地建成 生物岛初具规模 引进一批创新企业和项目落户知识城
生物医药关键技术平台体系构建工程	开展创新平台体系现状调研 共建军科院华南生物医药研究院 协调推进华南新药创新中心的建设	支持15家左右生物医药创新平台 吸引和聚集一批国内外优势创新资源落户广州	支持15家左右生物医药创新平台 继续聚集一批国内外优势创新资源落户广州

（续上表）

重大工程	2010年	2011年	2012年
高层次创新人才培育与引进工程	在科技计划项目中重点支持一批学科学术带头人和中青年骨干，加快培育一批学术领军人物和科技创新骨干人才 支持科研机构和企业大力引进一批国内外创新人才和团队		
科技创新及产业联盟建设工程	干细胞联盟成为国家级联盟 支持建立生物医用材料、血液净化等创新及产业联盟	外包服务联盟成为国家级联盟 干细胞联盟承担国家重大专项 支持建立分子诊断、药物制剂等创新及产业联盟	支持建立生物医药研发平台、临床检测等科技创新及产业联盟
国际交流与合作推进工程	支持一批产品获得国际认证和注册 推进一批企业在国外和境外上市 吸引和引进一批国际知名企业在广州设立总部或研发中心 将广州科学城、国际生物岛、中新知识城、南沙资讯园建成生物技术国际合作（穗港澳合作）重要基地		
生物信息产业培育工程	支持一批生物信息关键技术开发，推进一批生物信息成果应用；在广州国际生物岛建设一批生物信息关键技术平台；由广州生物工程中心牵头，建立生物产业信息服务中心		

三、广州生物医药产业发展的阶段

要将生物医药产业培育和发展成为广州市战略性新兴产业以及支柱产业，必须依据生物医药产业的不同发展内涵，分阶段予以推进。

（一）中期阶段（2011—2015年）

1. 重点发展医疗产业

从生物医药产业的几个发展板块来看，广州最有基础和优势的是医疗产业。因为广州是广东的省会城市，是华南地区医疗资源比较富集的城市，大型医院较多，最容易扩张和形成辐射能力。一方面，由于居民收入和生活水平的提高，人们对就医需求提出了越来越高的要求，要求医院提供高质量、个性化和多元化的医疗服务，这为医疗产业的发展提供了良好的市场需求基础。另一方面，广州市各大医院经过多年发展，无论是人才队伍还是技术水平都有了长足发展，囿于中心城区土地及发展空间的限制，都有向外拓展的计划或意愿。广州市应抓住这一有利时机，为医疗产业的发展提供相关政策支持和扶持，引导医疗产业做大做强，使之成为广州现代服务业中有较强辐射能力的产业门类。

2. 加快推进医疗产业改革进程

广州市要认真贯彻落实《国务院关于鼓励和引导民间投资健康发展的若干意见》（国办发〔2010〕13 号），《国务院办公厅转发发展改革委卫生部等部门关于进一步鼓励和引导社会资本举办医疗机构意见的通知》（国办发〔2010〕58 号）的文件精神，加快推进医疗产业改革进程。积极鼓励社会资本举办医疗机构，增加医疗卫生资源，扩大服务供给，满足人民群众多层次、多元化的医疗服务需求，提高医疗服务效率和质量，完善医疗服务体系。抓紧清理和修改涉及非公立医疗机构准入、执业、监管等方面的文件，结合广州实际制定和完善鼓励引导社会资本举办医疗机构的实施细则和配套文件，消除阻碍非公立医疗机构发展的政策障碍，促进非公立医疗机构持续健康发展，形成公立医疗机构和非公立医疗机构均衡发展、互为补充、互相促进的发展格局。

鼓励广州市各大型医院利用品牌、技术等优势，积极向外扩张，建设分部医院或民营医院，在符合城市总体规划、土地利用规划的前提下，合理安排用地需求。进一步扩大医疗机构对外开放，允许并鼓励境外医疗机构和企业与广州地区的医疗机构合作设立医疗机构，香港、澳门特别行政区和台湾地区的资本在广州举办医疗机构，按国家有关规定享受优先支持的政策。通过日常监督管理、医疗机构校验和医师定期考核等手段，加强对非公立医疗机构的监督、检查、评估和审核等，促进非公立医疗机构规范发展。

3. 鼓励发展医药产业

以广药集团为龙头的医药产业，特别是中医药产业本来就是广州的传统优势产业。在全国医药卫生行业“中华老字号”品牌中，广药集团就占了六个，有潘高寿、敬修堂、王老吉、何济公、采芝林、星群，其中“王老吉”品牌价值高达1 080亿元[①]，成为中国第一品牌。广药集团拥有省级技术中心3个、省级工程技术研发中心4家、博士后工作站2个、专利550件、注册商标1 021件，其中中国驰名商标2个、省著名商标20个。广药集团雄厚的研发实力及良好的市场前景，特别是“大生物医药产业”的发展计划及设想，是广州发展医药产业时不容忽视的重要力量。因而，“十二五”期间，广州要积极鼓励和支持广药集团“退二进三”，支持“大生物医药产业”的发展，使其成为广药集团转变发展方式、加快实现转型的重要依托。

（二）长期阶段（2016—2020年）

1. 重点发展健康管理服务产业

从生物医药产业几大板块的消费形态上看，医疗产业、医药产业提供的服务对于消费者来说更多的是被动型消费，而健康管理服务产业提供的则更多的是主动型消费。目前，随着经济快速发展及生活水平的不断提高，人们的健康意识也在发生着变化。对健康的消费需求由简单、单一的医疗治疗型，向疾病预防型、保健型和健康促进型转变。以医疗机构为核心的医疗与医药服务产业，以传统保健产品为核心的健康产品产业，以健康体检为核

① 数据来源：广州医药集团有限公司提供。

心的个人疾病检查与预测产业，以传统医学为主要手段的健康调理、康复与健康维护产业，以各类休闲度假、健康运动、活动为核心的健康促进产业，以健康评估为核心的健康咨询服务产业以及寄生并服务于各产业之间的健康数据信息通讯服务产业将会有广阔的发展空间和巨大的市场需求。

2. 鼓励发展保健品、医疗器械产业发展

目前，广州保健品、医疗器械产业发展优势不突出，产业规模比较小，但作为生物医药产业的一个板块，仍建议积极鼓励支持其发展。随着新医改逐步推进，人口老龄化和居民保健需求增长成为医疗器械产业发展的加速器，特别是广州创建国家创新型城市，医疗器械相关技术人才的储备，国家对医疗器械技术创新的大力扶持，都将成为广州促进医疗器械产业发展的保障和动力。在功能性食品及保健品产业集群方面，广州要重点提高企业自主创新能力和产品核心竞争力，构建功能性食品及保健品产业技术创新战略联盟。总之，广州要对保健品、医疗器械产业予以密切关注，分析研究其发展态势，出台一些促进生物医药产业发展的相关政策，利用和发挥市场机制配置资源的基础性作用，鼓励民间资本积极进入。

第二节　广州生物医药产业发展的战略目标

一、广州生物医药产业的空间布局

广州生物医药产业的空间布局需要综合考虑以下因素：看病就医的便利性、医药生产企业的环境容量、养老疗养康复休闲服务的环境需求、广州未来城市的发展走向以及土地储备情况，以及广州实施多中心、组团式、网络型城市的发展目标和实施“南拓、北优、东进、西联、中调”的城市空间战略（见表5－2）。

表 5-2　广州市生物医药基地园区情况比较

比较内容	萝岗区	南沙区	番禺区	从化市	白云区	增城市
一、园区规划	已规划广州科学城 12.19 平方千米的生物医药产业园用于生物医药成果的转化和产业化，广州国际生物岛 1.8 平方千米用于生物医药的研究开发。总体上形成核心区与扩散区相连、点与面结合的网络型格局。有明确的产业园区发展规划	已设立南沙科技创新中心，主要用于生物医药行业的研发和生产场地。规划发展的总建筑面积 20 000 平方米，其中厂房建筑 8 000平方米，实验室和研究中心 6 000 平方米，办公楼6 000平方米	已规划 1.13 平方千米发展生物医药科技项目，其中石楼镇 897 亩（约合 0.60 平方千米）、化龙科技园 800 亩（约合 0.53 平方千米）。已完成建设用地规划，土地手续完善	已规划明珠工业园 1.67 平方千米（2 500 亩）用于建设医药化妆品产业基地	已规划 12.48 平方千米（其中流溪湾白云生物港 0.22 平方千米，生物医药健康产业基地 8.56 平方千米，和龙生物服务区 3.7 平方千米）。规划发展生物医药、生物农业、生物服务为主的“三个基地、一个中心”	未有明确规划发展生物医药的园区，希望能列入发展规划范围

（续上表）

比较内容	萝岗区	南沙区	番禺区	从化市	白云区	增城市
二、医药产业基础	各类生物医药产业企业达115家，其中研发机构27家（内资22家，外资5家），2011年行业产值预计达488亿元。2011年出口3.31亿美元，其中一般贸易方式出口5 658.41万美元	现有医药企业2家，均为外资、加工贸易企业，2011年出口约314万美元	现有医药企业10多家，2011年出口3 022.17万美元，其中一般贸易方式出口2 816.34万美元	现有医药企业10多家，2011年产值14 800万元，一般贸易方式出口897万美元	现有医药企业10多家，2011年产值56.25亿元，2011年区内医药企业出口102.27万美元。	目前有医药生产企业5家，医药经营企业20多家，药物研究所1家。年产值4 600万元。具有较为丰富的药材资源
三、地方政府的扶持措施	在生物医药项目的研发、科技成果的转化与产业化、专利的扶持与保护、科技创新与科技成果产业化的奖励等方面制定了一系列政策。	有关政策措施正在研究中	制定了土地、厂房租金、研发中心设立、科技项目立项等多个优惠措施	政府已经立项。近期将出台基地发展的优惠办法，给予政策倾斜和重点支持。	已报市政府立项。促进该区生物医药产业的发展	未有

（续上表）

比较内容	萝岗区	南沙区	番禺区	从化市	白云区	增城市
四、发展前景	到2015年，形成4～6个具有国际竞争力的大企业集团，培育和促进一批创新型企业发展，努力实现产业技术的自主创新，产值达到600亿～900亿元的产业规模。使该区成为华南地区乃至全国的生物产业技术创新中心和重要生产基地，同时带动其他相关产业的发展	正在研究中	把生物医药作为促进番禺经济发展的主导产业	把医药产业发展成为区域骨干产业，成为地区外贸出口的主要力量。到2015年实现出口3 000万美元	医药产业作为该区的重要支柱	未有
五、其他可利用资源	是市发改委申报中的国家生物产业基地主要载体。可享受国家级经济技术开发区的优惠政策	可享受国家级经济技术开发区的优惠政策	区级政策扶持	市（县级市）政策扶持	区级政策扶持	未有

资料来源于中国生物医药产业地图白皮书（2011年），略有调整。

广州国家生物产业基地将重点发展生物医药、生物制造、生物农业三个优势产业，着力推进海洋生物、生物技术服务两个特色产业发展，以现有的广州国家生物产业基地发展为基础，结合中新知识城的发展规划和各区（县级市）的产业基础，统筹规划，优化布局，重点建设好广州科学城生物产业基地核心区、广州国际生物岛生物技术研发和服务基地核心区、中新知识城生命健康产业源头创新基地核心区，同时推进各区（县级市）生物产业特色园区、生物产业孵化和服务基地的发展，形成三个核心区（广州科学城生物产业基地、广州国际生物岛、中新知识城生命产业基地）、四个特色园区（南沙生物产业园、番禺生物产业园、白云生物产业园、海珠生物产业园）、三个孵化和服务基地（天河生物产业孵化和服务基地、越秀生物产业孵化和服务基地、荔湾生物产业孵化和服务基地）优势互补、协调发展的产业布局，共同构建广州国家生物产业基地的整体框架。

具体而言，广州生物医药产业的总体布局是：聚焦发展中心城区的医疗产业，优化发展周边城区的医疗制造业和高端医疗服务业，适度发展东北部健康休闲和养老服务业，总体形成“一核五城”的发展格局，即以越秀、天河、荔湾等中心城区为核心，重点建设“五城”。在核心区要依托已有的大中型医院，瞄准国际一流水准，做大做强医疗产业，服务以广州市民为主的市民群体。吸引粤港澳高端资源，打造南中国医疗服务中心。重点发展健康管理服务产业，营造良好的经商环境，吸引与生物医药产业相关的研发、设计、营销、服务等总部经济。核心区以外的白云、海珠、黄埔、番禺、南沙、萝岗等区，由于土地资源相对充裕，一是可以承接中心城区医药产业的转移，如白云区承接了广药集团退二进三的产业转移，重点发展医药产业、保健品制造业。二是应积极配合广州市各大医院向外扩张的计划，重点发展医疗产业。广州市各大医院目前都有向外扩张，建设中心城市总部医院的分院或民营医院的想法和计划，有些已开始付诸实施，如中山大学肿瘤医院在萝岗区计划建设国际医疗中心和走高端路线的民营医院。北部的花都、从化、增城等环境敏感区域要重点发展医疗、休闲、养老、保健等综合性健康项目，如广州珠江投资实业公司在从化建设的“珠江生命健康城”是集医疗服务、医疗旅游、养老及与房地产开发相结合的生物医药产业。此外，重点要建设以下“五城”。

（一）广州国际健康产业城（白云区）

广州国际健康产业城位于白云区内，规划开发面积约 20 平方千米，规划研究范围为 124 平方千米，北至广从公路，西至京珠高速，南到沈海高速，东至帽峰山森林公园。采取一核三大功能区、组团支撑的“星座式”产业布局，重点打造健康城核心区，将其建设成为健康城的综合服务功能中心。同时，推进生产制造区、中药研发区与养生谷三大功能片区建设。充分利用片区内的医药制造产业集聚优势，配合广州白云山和记黄埔中药有限公司、白云山制药股份有限公司、广州王老吉药业有限公司、广州中一药业有限公司等一批国家或省市重点医药企业的扩张和发展。依托国家生物医药产业基地的优势，发掘和弘扬“广州药业”、“南派中医”的独特优势，引进医药制造龙头企业，在钟落潭片区重点布局高等级生物医药、医疗器械的研发和制造产业。充分利用片区内医疗卫生资源集聚优势，配合南方医院、一五七医院等科研医疗机构，以及南方医科大学和广州中医药大学等著名医学院校的跨越式发展，充分发挥帽峰山的生态优势，在帽峰山片区适当布局保健、体检、疗养、养老等健康服务业，使建筑、景观、生态紧密融合。建设国际医疗服务中心、国家中医药产业基地、南药研发基地、珠三角养生基地，把健康城建设成世界级中医药产业和文化基地及广东建设中医药强省和广州建设中医药强市的示范区。按照产业高端化、集聚化、国际化、生态化的要求，充分利用广州医疗服务、医药制造以及技术、服务、人才、研发、区位等方面的优势，有针对性地布局相关产业组团，实现各组团之间功能互补和有机整合，最终形成一个较为完备的生态生物医药产业综合体，到2020年，健康城地区生产总值将达到500亿元。

（二）国际医疗健康城（萝岗区）

以中山大学肿瘤医院和中医药大学等为主体，集聚国内外各种医疗资源，形成以中新知识城为载体的广州东部地区医疗生物医药产业集群。

目前，中山大学肿瘤医院的项目群总占地面积约165亩。其中包括如下三个主要的项目模块：

（1）华南肿瘤医院。为中山大学肿瘤防治中心新院区，属公立非营利性专科医院性质，由中山大学肿瘤防治中心独立筹建，占地面积约75亩，投资预算约5亿元。主要包括门诊、医技、住院病房、华南肿瘤学国家重点实验室及国家新药临床试验研究中心，计划设置病床500床。该院区将在满足国家三级甲等医院标准的基础上，同时考虑到吸引国外病人的需要，要满足JCI认证标准。

（2）中山大学肿瘤防治中心皇家丽高端医院。由湛江市泰中投资顾问有限公司与中山大学肿瘤防治中心共同成立有限责任公司进行筹建，为合资设立的民营医疗机构。其中湛江市泰中投资顾问有限公司为主要出资方，总投资额为2.5亿元。中山大学肿瘤防治中心以医疗技术或服务出资，占28%的股权。医院占地面积约40亩，计划设置病床200床。该医院将按国际联合委员会医院评审标准（JCI）建设，以为病人提供最高端的医疗品质为目标，体现最人性化的服务理念。

（3）华南泰和质子治疗研究中心。由泰和诚医疗集团有限公司与中山大学肿瘤防治中心共同成立有限责任公司进行筹建，为中外合资经营的营利性医疗机构。其中泰和诚医疗集团有限公司为主要出资方，总投资额不少于6亿元。中山大学肿瘤防治中心以医疗技术或服务出资，占20%的股权。中心占地面积约50亩，计划设置病床400床。该中心将运用当代国际最先进的肿瘤治疗设备——质子治疗设备和技术积极开展肿瘤等学科的科研、诊断、治疗，努力提高现有医疗水平，使质子治疗研究中心成为国内先进的集科研、诊断、治疗等学科为一体的现代化肿瘤医疗机构。

（三）珠江生命健康城（从化市）

珠江生命健康城由“珠江投资集团”在从化市太平镇投资兴建，项目将包括和中山大学医学院合作的医疗项目、度假型保健机构、公寓式亲子养老社区等项目。未来建设目标是建立一座生态之城，通过低密度散点布局、生态化运动生活方式、区域资源的集约化利用，打造一个生态健康型的康复疗养和养老基地。医疗项目部分将引入国内外知名的医院管理公司，建立独有的共享运营平台，对先进的医疗设备和信息技术提供商、医疗行业投资机构、优质专科医院、行业领域专家等资源进行整合，打造全国顶级的高端医疗服务平台，医疗服务区按照综合医院的功能要求进行设计布局，客户可灵活入驻（投资自建、委托修建回购、租赁等）。康复养老疗养区将作为理疗平台，引进国际高端设备和健康评估方法，为人们提供全面、系统的健康检查，使疾病防患于未然。并将之打造成为集运动、健身、养生、理疗于一体的疗养胜地，帮助客户实现身心的自然调节与恢复。适度发展以下养生项目：第一，运动养生，包括室内瑜伽、中华武术、专业SPA、形体训练、棋牌、篮球、网球、垂钓、跑步、骑车健身等项目。第二，生态养生，如森林浴养生、雾浴养生、生态温汤养生、生态阳光养生等。第三，医疗养生，依托中西医、营养学、心理学等知识，结合药物康复、药物治疗，配合一定的休闲活动来进行。第四，美食养生，设计情调独特、别具一格的美食餐厅，通过丰富的菜式，合理的营养搭配，达到养生目的。第五，居住养生，以旅游房地产开发为主导，配合一些喜闻乐见的宗教元素，倡导人们冥想静思，在恬静的气氛中休养身心。

（四）东部健康产学研孵化城（开发区、番禺区）

东部健康产学研孵化城由广州国际生物岛和广州大学城生物医药产业产学研孵化基地组合而成。

广州国际生物岛原名“官洲岛”，是位于沿珠江后航道发展带上的一个江心岛位，占地面积约 1.83 平方千米。广州国际生物岛以中医药现代化和功能基因研究为重点内容，发掘中医药和基因组、后基因组研究的两大战略资源，并建立将两大资源转化为科技成果高度集约化的先进的医药生物技术平台，形成了具有高度技术开发能力的研究产业群，成为具备国际一流水平的生物医药研究与开发基地。生物岛将聚焦高端产业环节，主要产业发展方向为生物新药创制、生物能源、生物信息、基因工程与蛋白质工程和海洋生物等方面的研发。生物岛致力于组建广州国际生物科技企业联盟和广州国际生物产业投资联盟“两个联盟”，建设全球生物科技开放创新和技术转移孵化中心、全球生物科技成果交易中心和生物产业国际人才培训中心“三个中心”，构建产业专业服务、政府服务、商务服务、金融服务、生活配套服务“五个平台”，打造生物产业高地。

广州大学城生物医药产业产学研孵化基地由莲花山保税加工区实业总公司代表番禺区政府与广东药学院共同组建。基地位于广州大学城广东药学院内，总建筑面积约 1.6 万平方米。基地以生物医药为主导产业，通过资源共享，利用广东药学院独特的技术、人才和资源优势，全力打造“人才培养—创制开发—中试—规模生产”的生物医药创新体系、科技创新的服务平台和公共服务平台。孵化基地将整合人才、资本、技术、管理、信息方面资源，进一步完善公共服务平台、公共技术平台、公共信息平台的建设，协助制定和完善科技领军人物扶持政策、企业入园优惠政策等相关政策措施，推动国家级的生物医药工程技术中心、番禺生物医药产业发展基金、番禺生物医药产业专家委员会、广州大学城大学生创业基地、广州大学城研究生创新基地、番禺创业投资联盟、番禺生物医药产业联盟等机构的筹建和运营工作，推动官、产、学、研之间的合作，全面提升孵化基地在番禺区生物医药产业发展中的核心作用，带动番禺生物医药产业的整体发展。

（五）南沙生物医药产业城（南沙区）

南沙规划建设的国际健康城，将积极开展与香港在高端医疗服务方面的合作。健康城依托广州 20 余家大型医院丰富的专家资源，如心脑血管疾病、肿瘤、呼吸系统疾病、消化系统疾病、肾脏病、眼病等十几个领域专家的医疗技术水平已达国际先进水平，将设七大功能区，包括：高端医疗服务集中在肿瘤防治中心、心脑血管疾病防治中心、神经系统疾病防治中心、妇幼儿童疾病防治中心、生殖医学中心、整形医学中心、五官科（眼科）中心等。通过技术合作、学术交流、技能培训等多种方式，从省内、国内和国外引入医疗专家资源，形成一个庞大的专家资源库。在患者需要某一类专家的时候通过预约就诊，也可以使用远程会诊系统进行远程服务，高端医疗服务区将作为患者与专家对接的平台，为患者提供一站式服务。健康城实行产学研结合、科工贸一体化，在治疗患者的同时，成为国内外医学专家学术交流的高端服务平台，积极推进医疗科研成果在园区的转化。并依托香港科技大学等公共研发平台，加强符合国际市场需求的医疗、保健产品研究开发和中医药检测平台的建设，推动粤港澳合作来建立国际认可的中医药标准规范体系。

二、生物医药产业对广州 GDP 拉动情况的测算

除卫生、社会保障和社会福利业增加值（GDP）可以直接从政府的统计公报或者统计年鉴获取外，医药制造业增加值、医药及医疗器材批发零售业增加值和一些列入其他服务业的增加值必须通过相关的测算方法得到。本报告采用百分比估算，如先计算出所要估算行业的从业人数、行业总产业值、主营业务收入、营业利润等，再根据这些指标占国家统计标准指标的百分比来估算行业增加值（GDP）。

（一）生物医药产业增加值分析估算

根据行业从业人数、产值和利润，测算 2008 年广州健康产品制造领域增加值占工业增加值比重在 1.27% ~1.33% 之间，取中值 1.30，得到 2008 年广州健康产品制造领域增加值为 51.13 亿元。同理，据估算得出 2004 年广州健康产品制造领域增加值为 32.98 亿元。2004—2008 年广州健康产品制造领域增加值年均增长率为 8.30%，低于广州同期 GDP 年均增速。

根据行业从业人数、主营业务收入和营业利润，估算 2008 年广州生物医药产业流通领域增加值为 39.49 亿元，占批发零售业增加值比重为 4.23%（平均值）。据估算 2004 年广州生物医药产业流通领域增加值为 25.28 亿元。2004—2008 年广州生物医药产业流通领域增加值年均增长率为 11.38%，高于广州同期 GDP 年均增速，但低于广州同期批发零售业年均增加值增速，其中医药及医疗器材批发年均增速快于零售业增速。2008 年广州卫生、社会保障和社会福利业增加值为 168.14 亿元，2004—2008 年年均名义增速 20.46%。考虑到 2004 年广州市统计局根据国家统计政策对 2004 年的 GDP 进行了重大调整，广州卫生、社会保障和社会福利业增加值年均实际增速依然低于同期 GDP 增速。此外，估计列入其他服务业的卫生、社会保障和社会福利业增加值为

6.82 亿元。

如前所述，根据生物医药产业构成及 2008 年各组成部分增加值占生物医药产业增加值比重，得到 2004 年、2008 年和 2010 年广州生物医药产业增加值（见表 5－3）。

表 5－3 广州生物医药产业增加值及构成

项目	2004 年	2008 年	2010 年
生物医药产业制造领域增加值（亿元）	32.98	51.13	65.93
生物医药产业流通领域增加值（亿元）	25.28	39.49	50.93
生物医药产业研发领域增加值（亿元）	2.19	4.13	5.33
卫生、社会保障和社会福利业增加值（亿元）	78.68	168.14	216.83
其他服务业增加值（亿元）	3.20	6.82	8.79
广州生物医药产业增加值（亿元）	142.34	269.71	347.83
广州市国民生产总值（GDP，亿元）	4 450.55	8 287.38	10 604.48
生物医药产业增加值占 GDP 比重	3.20%	3.25%	3.28%

资料来源：中国生物医药产业地图白皮书（2011 年）。

（二）基于医疗卫生机构的诊疗服务和住院服务的生物医药产业 GDP 测算

国内生产总值（简称 GDP）是指按市场价格计算的一个国家（地区）所有常住单位在一定时期内生产活动的最终成果。除却归入其他服务业的部分，医药制造业和医药及医疗器材批发零售业活动最终要围绕医疗卫生机构的诊疗服务和住院服务展开。因此，根据 GDP 最终产品和服务的定义，只需分别计算出广州市各类医疗卫生机构在某一年度所提供的诊疗服务和住院服务的数量和价格，就可以大致推算出该年度广州生物医药产业的增加值。

广州市各类医疗卫生机构 2010 年向社会提供诊疗服务 1.08

亿人次，提供出院服务176.43万人次，分别增长6.58%和9.29%[①]。2010年，广州医院每出院人次医疗费用为12 733.34元，同比增长8.65%，其中二级、三级医院分别为6 856.7元和16 675.19元。而妇幼保健院的这一费用为3 701.98元，乡镇卫生院为2 828.36元[②]。根据广州市卫生局最新公布的数据显示，2010年第一季度广州各大公立医院平均每诊疗人次费用为193元，与去年同期的184元相比，增长了5.01%，药费比重微增1.96%。如表5－4所示，2010年广州各类医疗卫生机构提供服务所得收入为433.09亿元。根据地区GDP定义，2010年广州医疗服务业创造的GDP超过400亿元。

表5－4　广州各类医疗卫生机构年收入（2010年）

项目	数量	单位
诊疗服务总人次	1.08	亿次
人均诊疗服务支出	193	元
诊疗服务收入	208.44	亿元
住院服务总人次	176.43	万人
人均住院支出	1.273 334	万元
住院服务收入	224.65	亿元
各类医疗卫生机构年总收入	433.09	亿元

数据来源：广州统计信息网及南方报业网，详见标注①和标注②。

（三）2015年和2020年广州生物医药产业GDP估计

根据前面对广州医疗服务业增加值的估计，2010年广州生物

① 广州统计信息网（http：//www.gzstats.gov.cn）：2010年广州市国民经济和社会发展统计公报。

② 南方报业网（http：//nf.nfdaily.cn）：2011穗台医疗高峰论坛。

医药产业增加值为 887.47 亿元，占全市国民生产总值 10 604 亿元的比重达到 8.37%。其次，利用趋势预测法对广州市 2011—2020 年的 GDP 进行了估计，如表 5－5 所示。2015 年，广州市生物医药产业增加值占全市 GDP 比重至少可以达到 8.5%，生物医药产业增加值规模可望超过 1 500 亿元[①]；到 2020 年，广州市生物医药产业增加值将接近 2 300 亿元[②]，生物医药产业占全市 GDP 比重保守估计将达到 9%，有可能突破 10%。

表 5－5　广州全市 GDP 及生物医药产业 GDP 预测

年份	两年期趋势预测（亿元）
2005	5 154.2
2006	6 068.0
2007	7 108.0
2008	8 215.0
2009	9 112.8
2010	10 604.5
2011	12 096.2
2012	13 587.9
2013	15 079.6
2014	16 571.4
2015	18 063.1
2016	19 554.8
2017	21 046.5
2018	22 538.2

① 2015 年广州健康产业增加值 = 18 063.1 × 8.5% = 1 535.36 亿元。

② 2020 年广州健康产业增加值 = 25 521.7 × 9% = 2 296.95 亿元。

（续上表）

年份	两年期趋势预测（亿元）
2019	24 030. 0
2020	25 521. 7
2015 年生物医药产业 GDP	851. 7
2020 年生物医药产业 GDP	1 203. 4

资料来源：中国生物医药产业地图白皮书（2011 年）。

如上所述，从广州医疗服务业增加值的估计情况来看，2010 年广州市生物医药产业增加值占全市 GDP 比重 8. 37%（支出法估计 GDP）；2015 年和 2020 年广州市生物医药产业的规模分别为 1 500亿元和 2 300 亿元。“十二五”期间，随着广州生物医药产业的加速发展，生物医药产业占 GDP 比重有可能达到 9% ~ 10%，成为广州名副其实的支柱产业。

第三节　广州生物医药产业培育与发展的对策建议

生物医药产业是“永远的朝阳产业”，将在世界经济增长中占据主导地位。它所带来的经济和社会效益引起了世界各国和国内发达地区的高度重视。其产业发展前景广阔，是新世纪产业结构战略性调整的必然选择。许多国家都把生物技术产业作为新的经济增长点来培育，增加投入、搜罗人才、抢占专利、建设园区、培育产业等各类措施，加速抢占“生物经济”制高点。目前，生物技术产业正处于发展的重大战略机遇期，国内已将生物医药产业作为经济中的重点建设行业和高新技术中的支柱产业来发展，主要城市产业基地及生物技术骨干企业正迅速崛起，已基本形成生物制药产业格局。发展生物医药产业必将有助于广州经济结构的快速提升，增强综合实力。

（一）加强对生物医药产业发展的引导

生物医药产业是知识创新、技术改进、成果转化、规模化生产各个环节的整合，仅靠单个的机构和企业是不可能完成的。政府必须积极引导推动，合理规划，营造一个促进生物的产业快速发展的机制和政策环境。这是美国、印度、日本等国家的成功经验，也是北京、上海、深圳等国内城市在发展生物医药产业上领先的成功做法。一是成立培育发展生物医药产业工作领导小组。由市长或分管副市长任领导小组组长，由市政府办公厅、发改委、经贸、财政、科技、卫生、药监、地税等部门相关负责人作为小组成员。领导小组定期召开生物医药产业发展联席办公会议，在规划建设、招商引资、政策制定、协调决策等方面起主导作用，商议出台一系列有利于生物医药产业发展的相关政策，集中解决生物医药产业发展过程中的重大问题，进行具体部署并落实到位。二是成立生物医药产业专家咨询委员会，建立生物医药专家咨询制度。聘请广州以及外地，包括国外的高等院校、科研机构、生产企业中的知名生物医药技术专家担任生物医药产业发展决策咨询顾问，为广州市的生物医药发展计划、项目论证提供决策咨询，提高科学决策水平。三是组建广州生物医药行业协会。开展市场调查、信息交流、标准制修订、行业自律、政策咨询等方面的工作，对全局性工作进行组织协调，促进广州市生物医药产业的协调发展。

（二）发挥优势，打造服务粤港澳、辐射东南亚的国际医疗服务之都

广州市作为国家中心城市，其医疗服务范围超出了本市的行政区域，在历史上一直是充当广东省其他市县的医疗服务中心的功能角色，其服务范围辐射南中国地区，直达粤港澳以至东南亚。广州必须尽快落实国家有关政策，加强对医疗产业的投入，

切实开放医疗服务市场。允许不同所有制企业通过各种形式介入医疗服务市场，充分利用现有的优质医疗资源，以点带面，形成辐射，建设不同档次的医疗服务项目，形成符合市场运行机制的医疗产业化发展模式。通过民间资本的引入，逐步形成公立医院、股份制医院、国有民营医院共同促进、共同发展的医疗格局。充分利用广州医学教育机构培养的各种人才，结合社会资金和国外技术设备，打破传统的医疗服务模式，尽快提高广州的医疗服务质量，增加广州医疗服务的覆盖面，满足不断增加的医疗服务需求。政府要制定有利于生物医药产业发展的发展规划和产业政策，促进产业标准形成，积极推动生物医药产业的发展。引导高校、研究院所和企业合作，提高产业集群的研发能力，开展产业项目试点，在此基础上，形成统一管理市场运作的生物医药产业模式。要广泛调动、引导和鼓励社会资源在医疗保健方面的投入，针对不同的消费群体，提供相应的服务。

（三）创新体制机制，建立健全健康城营运架构

广州市相继出台了《关于促进生物产业加快发展的意见》、《广州市生物产业创新发展行动计划（2010—2012 年）》、《广州市生物产业“十二五”发展规划》，从产业发展战略、人才、资金、税收等多个方面促进生物与健康产业的发展。力争到 2015 年，广州市生物与健康产业产值超过 2 500 亿元。充分利用国家、省、市的各项政策，发挥各级政府、国内外企业关注和发展生物医药产业的积极性，调动多方面的资源，支持各区发展生物医药产业。根据不同项目主体的特性，成立不同所有制的健康城项目管理机构，授予相应的责任和权利，负责各个生物医药产业基地的土地、基础设施的统一开发和建设，以市场化运作方式推进广州生物医药产业的发展。

（四）以广药集团为核心，大力发展医疗制造业

进一步落实广州市“十二五”规划中提出的加快发展新型疫苗、诊断试剂、基因工程药物、现代中医及海洋生物制药等产业，依托信息化和智能化手段，以“智慧医疗”建设引领生物医药产业的发展。大力发展发酵与酶工程、功能食品、生物质能等生物制造业，建设具有国际水平的创新型国家生物产业基地。支持广药集团建设集约型生产基地和产业园，支持企业整体上市，通过资源整合做大做强。鼓励广药集团不断开发新产品，扩大传统产品市场份额，加大招商引资力度，积极吸引跨国医药企业入户广州。扩大在医疗器械领域的研发投入，引进一批有竞争力的医疗器械生产企业，做大做强广州的医疗器械研发和加工业。加大对保健食品、医药化妆产品（药妆）的支持力度，认真总结“王老吉”产品的成功模式，深度挖掘广药老字号的市场价值，颠覆性整合广药内部资源，对外开展多种形式的合作，发挥各方面的优势，进一步做大做强广州的健康医疗制造业。

（五）加大对重点企业和项目的支持力度

目前广州应紧紧围绕生物医药产业发展的重点领域，对于具有自主知识产权和创新性、产业化前景广阔的科研成果，应择优支持一批关键技术研究和重大品种的开发及产业化。加大生物医药产业发展专项基金规模，对符合重点支持方向的项目，专项基金应给予重点支持。对在生物医药产业园区建厂的重点生物医药企业降低征地规费，推动一批优势特色企业快速发展（见表 5－6 和表 5－7）。

表 5－6　广州生物医药重点企业及其拳头产品

序号	企业名称	主要产品
1	中山大学达安基因股份有限公司	基因诊断技术及其试剂产品：荧光基因探针定量 PCR 诊断试剂盒、PCR 荧光检测试剂盒等
2	广东天普生化医药股份有限公司	凯力康、尿激酶、乌司他丁、低分子肝素
3	广州白云山制药股份有限公司	溶栓拟肽 LKS－10、假单孢菌活性蛋白、头孢三嗪、头孢拉定、头孢他啶、头孢硫脒等头孢类抗菌素
4	广州药业股份有限公司	消渴丸、夏桑菊颗粒、安神补脑液、化痔栓、清热消炎宁胶囊、前列通片与咳喘顺丸等
5	广州市拜迪生物医药有限公司	乙肝病毒 DNA 疫苗、重组人内皮抑素腺病毒注射液、治疗型双质粒乙肝基因疫苗、冻干人用狂犬病疫苗、重组人粒细胞巨噬细胞刺激因子
6	广州汉方现代中药研究开发有限公司	CO_2 萃取技术、大孔树脂吸附分离技术、高速逆流色谱、分子蒸馏等新型提取分离技术
7	广州香雪制药股份有限公司	抗病毒口服液、板蓝根颗粒、508 快速医用胶、中成药指纹图谱质量控制技术
8	广州市倍绣生物技术有限公司	高纯度生物蛋白胶、植埋型抗肿瘤缓释制剂、新型纳米生物蛋白胶

（续上表）

序号	企业名称	主要产品
9	广东燕塘生物化学药业有限公司	葛根素注射液、肝复肽、灼盏花素
10	暨南大学医药生物技术中心	国家一类新药 rh bFGF（外用）
11	广州陈李济药厂有限公司	风湿平胶囊。申请了国家发明专利，目前该产品已成功实现了产业化
12	健心药业有限公司	喘可治注射液，国家二类新药，已获国家药监局批准作为治疗艾滋病新药进入临床
13	白云山和记黄埔中药有限公司	复方丹参片，市场占有率 60%，已获发明专利和临床试验批文
14	侨光制药有限公司	中/长链脂肪乳注射液、脂肪乳注射液
15	广州市铭康生物工程有限公司	rhTNK－tPA、rhGM－CSF、rHirudin
16	广州市三瑞医疗器械有限公司	产科监护仪、神经电生理设备和多参数监护仪
17	广州市骏丰医疗器械有限公司	骏丰频谱水治疗保健仪，获唯一的“科技进步奖”
18	华鑫科技有限公司	血液细胞分析仪试剂的开发研究
19	广州市威尔曼药业有限公司	复方组合抗生素类药品、多司马酯（国内独家特有新药）、莫达非尼

（续上表）

序号	企业名称	主要产品
20	广东省大日生物化学药业有限公司	葛根素注射液产品系列
21	广州康盛生物科技有限公司	血液透析干粉产品系列，国内市场占有率为40%
22	广州复能基因公司	国际一流、全球最大的人类全长基因cDNA高效中介载体克隆库
23	广州莱泰制药有限公司	国家一类新药“甘氨双唑钠”
24	百奥泰生物科技（广州）有限公司	“巴替非班”，国家一类新药，拥有完全自主的知识产权，已被国家批准进入临床试验
25	达博生物制品有限公司	人内皮抑素腺病毒注射液
26	广州龙沙精细化工有限公司	烟酰胺（维生素 B_3），产量占国内总产量的90%

资料来源：中国生物医药产业地图白皮书（2011年）。

表5-7　近年来广州生物医药一、二类新药研发成果

序号	获得证书的生物新药	进入临床试验的主要新药	在研的重要新药
1	碱性成纤维细胞生长因子	超声造影剂	重组人胰岛素样生长因子
2	DS-DNA抗体检测试剂盒	治疗出血性疾病新药Halase	抗乙肝病毒多价基因疫苗

（续上表）

序号	获得证书的生物新药	进入临床试验的主要新药	在研的重要新药
3	欣洛维	重组人内皮抑素腺病毒（Ad – rhE）	RhbFGF
4	PHGF（促干细胞生长素）	rhaFGF（非促分裂重组人酸性成纤维细胞生长因子）	Nm23 – H1/NDPK
5	EGF（表皮生长因子）	抗肿瘤一类基因工程药物 E10A	人源化抗乙肝表面抗原抗体
6	ENA 抗体免疫印迹试剂盒	心肌肽素	vMIP 重组肽抗 AIDS 新药
7	乌司他丁	人尿激肽原酶	溶栓拟肽 LKS – 10
8	丙肝病毒检测试剂盒	白细胞介素 11	重组人酸性成纤维细胞生长因子
9	结核杆菌检测试剂盒	抗血栓新药 rhTNK – tPA	心血管创新药椒苯酮胺
10	沙眼衣原体检测试剂盒	乌司他丁治疗急性肺损伤	抗肿瘤新药西米特酸
11	乙肝病毒检测试剂盒	治疗不可切除肝癌新药 THY110	隐丹参酮
12	SARS 病毒快速检测试剂盒	新型抗艾滋病新药 vMIP	注射用八宝素
13	重组人促红细胞生成素	加巴喷丁片剂	抗忧郁金丝桃胶囊
14	粒细胞集落刺激因子	盐酸雷洛昔芬	复方丹参软胶囊

（续上表）

序号	获得证书的生物新药	进入临床试验的主要新药	在研的重要新药
15	IL－2	人参皂甙 RD	脑心健滴丸
16	α 干扰素 2α	痛立克注射液	
17	乙肝病毒 PCR 微板杂交 ELISA 诊断试剂盒	蛇床子总香豆素及软膏	
18	抗肿瘤增敏药物－甘氨双唑钠	圣惠止泻软胶囊	
19	尼美舒利		
20	醋氨己酸锌		
21	阿可他利及片剂		

资料来源：中国生物医药产业地图白皮书（2011 年）。

（六）推动新药技术创新平台建设

以广州市的优势项目为核心，高起点、高投入、高效率地构建与国际标准接轨的生物制药研发技术平台。完善和发挥广州生物医药国际孵化器功能，建立一批医药生物关键技术平台和基地。进一步整合各类研究单位的资源，与国内外有实力的高等院校、科研单位建立长期合作，借助其力量开展研究开发工作。通过引进与合作的方式构建几个能与国际接轨的生物技术研究与开发中心，增加本区域内原发产品与技术开发能力。鼓励研制开发具有自主知识产权和国际竞争能力的产品，逐步建立起以企业为主体的新药自主研究开发体系（见表 5－8）。

表 5－8 目前主要的生物技术创新平台

序号	名 称
1	中科院广州生物医药与健康研究院
2	广州创新药物临床前安全评价中心
3	广州创新药物筛选中心
4	广州地区生物种质资源库
5	中药提取分离过程现代化国家工程研究中心
6	南海海洋生物技术国家工程研究中心
7	国家中药现代化工程技术研究中心
8	国家新药（中药）临床试验研究中心
9	国家新药（中药）非临床安全性评价重点试验室
10	国家新药非临床安全评价中心
11	国家新药（中药）临床安全性评价中心
12	广州（暨南）生物医药研究开发基地
13	暨南大学中药及天然药物研究所
14	军科院—南方医科大学产业化基地
15	动物细胞大规模连续培养技术平台
16	广州现代中药质量研究开发中心
17	人类全长基因高效中介载体克隆库
18	广州抗体工程技术中心
19	化学药物创新中心
20	药物筛选评价技术平台
21	巴斯德亚洲生物信息中心

资料来源：中国生物医药产业地图白皮书（2011 年）。

在推动现有生物技术创新平台建设的基础上，建议成立“华南干细胞研究中心”。干细胞和组织工程不仅正引领着当今临床治疗模式的深刻变革，而且还将成为 21 世纪最具潜力的新兴高科技产业之一。调研显示，广州地区干细胞与组织工程研究在国内具有较强的优势，在干细胞基础研究、干细胞临床治疗、组织工程材料、组织工程组织构建及产品开发等领域都有较深厚的工作基础。围绕干细胞与组织工程应用基础研究和应用研究，整合广州地区高校、科研院所、医疗机构和企业等在该领域的优势资源，成立华南干细胞研究中心，加快人类与灵长类动物干细胞库及相关技术平台建设，积极开展干细胞与组织工程产品治疗重要疾病或创伤的研究，建成一个能参与国际竞争、可带动我国相关学科和产业发展的国家级干细胞与组织工程的研究、开发、应用及产业基地，力争成为国家工程的研究中心。

（七）打造产业集聚承载平台

国内其他城市的生物医药产业园区例如上海的张江生物医药产业园、北京的中关村生命科技园的发展也证明了产业园区在推动产业集聚发展中的巨大作用。广州国际生物岛建设早在 20 世纪 90 年代就得到了国家的批准立项，但进展缓慢。2011 年以来，生物岛建设得到了市委、市政府的重视，成立了广州国际生物岛建设的协调小组，加强了对生物岛的建设协调工作。目前，生物岛拆迁和基础设施建设已基本完成，控制规划也已得到批准，正在加紧开展环评及规划布局。本书在调研中发现，企业普遍希望有专门的生物医药产业园区作为产业集聚的承载平台，如果生物岛或者其他产业园区的条件完善，他们也有强烈意愿在壮大发展后迁入园区。广州应在吸取经验和教训的基础上，尽快、高起点地重新规划生物医药产业园区的建设发展。引进一批国外的大药厂、研究机构、投资商、技术和管理人才，形成以国际国内一流高科技企业和人才集聚为特征的高科技产业基地，以自主创新与国际先进技术引进开发相结合的创新体系，带动广州市生物医药产业的发展。

（八）加大资金投入的力度

在目前生物医药市场化的投融资体系尚未发育成熟的情况下，还不容忽视政府投资资金的引导作用。因此，应切实加大政府科技投入的强度，投资领域应突出在研发活动、基础性建设（重点实验室建设、科研中心建设、基地建设等）和成果转化活动起始阶段的启动资金。政府可以通过设立生物医药投资基金和专业投资公司对目前政府性投资的资源进行有效整合，设立政府专项扶持资金和鼓励资金，重点用于具备产业化条件的项目和重大成果转化项目的资本金注入和贷款贴息。专项资金对新药研发实行资助，对在本市开发申报的新药给予一定的申报费资助；在取得新药临床研究批件后给予临床前的研究费资助；对新药的临床研究根据其临床研究费用视情况给予补贴，具体资助金额可由产业促进中心根据实际情况制定。鼓励已有的风险投资公司加大对生物医药企业的投资力度。鼓励白云山制药、达安基因等上市公司通过资本运作做大做强。利用中小企业板，为生物医药企业上市创造条件，利用资本市场募集发展资金。

（九）大力引荐高端人才，落实各项人才政策

生物医药企业要想拥有核心竞争力，人才是关键。跨地区的综合人才，是生物医药企业培育新的利润增长点和长期发展必不可少的条件。积极引进国内外生物医药技术发展急需的领军人才、骨干人才，通过政策创造适合创业的环境，用好人才，留住人才。对广州高等院校的生物和医药相关专业应予以重视，要强化生物医药相关学科建设，扩大招生，特别要增加博士和硕士研究生的比重。要积极创造条件，增设硕士点、博士点、博士后流动站，扩大高级人才培养数量。有条件的企业要争取设立博士后工作站。提倡院校与企业挂钩，定向委托培养企业急需的各种人才。同时选派高层次生物医药技术专业人才和管理人员到国内外大学、科研机构培训和深造，满足生物技术产业研究开发的需

要。鼓励优秀的科技人员向企业转移，创办高新技术产业，加快科技知识向产业领域的扩散应用。

近年来，广州市相继建设了中科院广州生物医药与健康研究院、广东华南新药创制中心、广州开发区—中山大学生物工业研究院，规划启动了广州国际健康产业城、军事医学科学院华南干细胞与再生医学研究中心、中山大学国际健康医疗研究中心、广州国际生物科技中心等一批重大创新平台的建设，大力提升了区域创新和转化能力。目前，中科院广州生物医药与健康研究院从国外引进的高层次人才36人，拥有国家“千人计划”2人，中科院“百人计划”13人，“杰出青年”和“863”领域科学家3人，国家“973”首席科学家3人；面向社会培养博士、硕士学位高端人才146人；与广州呼吸疾病研究所共建了呼吸疾病国家重点实验室，取得了一批在世界领域有极大影响的科研成果。其承建的中国南方干细胞库已成为我国三大干细胞库之一，在干细胞与再生医学领域处于全国领先水平。广东华南新药创制中心建设已列入《珠江三角洲地区改革发展规划纲要（2008—2020年）》，成为近年来广东省投资规模最大的科技创新平台。该中心承担完成了国家“华南综合性新药研究开发技术大平台”建设任务，瞄准产业“加速器”的目标定位，通过共研合作项目和共建关键（公共）技术平台，开展了37个新药研究，共建了11个关键（公共）技术平台，已经成为广州乃至华南地区成果转化与扩散的重要力量。

因此，要大力引进有利于促进生物医药产业发展的专业化人才，重点引进对生物医药产业有研究、有专长、有专利、有成果的两院院士、博士生导师、博士以及其他确有特殊专长或技能并急需的高级人才。从设立的生物医药产业发展专项基金中，每年拿出部分资金，每年引进50位“杰出人才”，用20年左右的时间，引进1 000名左右的领军人才和创新团队来充实广州的生物医药产业人才队伍。积极对接国家的“千人计划”，对入选中组部“千人计划”的人才，给予2∶1的配套资金支持。对自带项目或技术的创新型人才和团队，帮助引荐创业投资机构和担保机构，参与项目的合作、担保，给予资金的资助。对经认定的杰出科研人才和经营管理人才，根据其缴纳的个人所得税金额或其他贡献，每人每年给予不超过20万元的奖励。留学人员可享受再次出国、来去自由、市内自由流动、评职称不限指标、优先申请科技发展基金等多项特别待遇。

（十）推动生物医药成果转化

生物产业是知识创新（应用基础研究）、技术创新（应用开发）、成果转化、规模化生产各个环节的整合，而这些环节都不是一个机构所能完成的，任何一个机构，包括作为产业化主体的企业，不可能起到这种系统整合的作用。调研发现，生物医药科研成果如何从实验室进入生产车间、如何加强科研机构与企业的对接是关键的瓶颈问题。目前有很多科研成果停留在实验室。此时应发挥政府的组织协调作用，建立创新机制，从生物医药产业链条的基础研究、技术研发、产业化到规模化发展各个环节上努力。政府应设立产业化专项资金，加大对研究成果产业化环节的倾斜，帮助推动科研机构和企业的研究成果早日产业化。同时建设产业化基地，对有机会实现产业化的科研成果进行甄选、鉴定，加以扶持。产业化基地可以是实体的方式，也可以是虚拟的方式，通过挂靠在产业园区，由具体的机构负责相关事宜，建立完整而高效的承接产业链，提升广州生物医药产业的整体竞争力。

（十一）构建国际交流合作平台

成立广州市生物医药研发外包联盟。集合生物医药企业的优势资源，实现资源共享，帮助中小企业快速进入国际市场，提升广州市新药研发企业整体研发的竞争力。及时跟踪和掌握世界生物医药技术及相关领域发展前沿，充分利用共享的生物信息资源。吸引资金、项目和鼓励国内外优秀人才到广州市创办实业，提高新药研究和开发的综合实力，加速实现广州新药研制从仿制为主向自主创新为主、创仿结合的战略转轨，培育出几个拥有国际竞争能力的企业，提升广州在国际医药产业中的分工地位。

（十二）打造公共服务平台，落实相关资源配套

近 5 年来，广州市科信局、市发改委等部门通过设立生物产业重大专项，投入财政资金超 5 亿元，带动企业和相关承担单位投入超 15 亿元。生物产业重大专项结合广州市生物与健康产业的特色与优势，重点支持了重大新药品种的研制和产业化、大型实验动物国际认证与生物医药外包服务、干细胞关键技术及临床应用、生物诊断关键技术及产业化、血液净化关键技术及产品开发等重大专题，促进广州市生物与健康产业进入了快速发展期。据测算，2011 年广州市生物产业产值超过 1 200 亿元。2012 年，广州市设立了战略性主导产业发展的专项资金，也将生物与健康产业确定为重点资助领域之一予以支持。基于此，更应该支持国内著名高等院校、科研机构在广州开设生物医药产业研究分支机构，积极引进国际著名研究机构和跨国企业在广州设立生物医药产业相关研发中心。建设医疗卫生、生物医药、医疗仪器、康复保健、健康服务等产业的公共信息平台、专业孵化器、产业标准体系、产品检测等公共平台。完善各生物医药产业城（基地）的废水处理设施及配套管网系统、固体废弃物处理系统，严格控制生物医药产业城的环境质量，优先向科研含量高和投入产出高的生物医药产业中的重点企业、重大项目配置土地。

第六章　生物医药企业绩效评价的理论分析

第一节　生物医药企业绩效评价的制度背景

一、西方企业绩效评价的演进与发展

自20世纪初杜邦公司运用投资收益率指标进行绩效评价以来，绩效评价就再也没有离开理论研究者的视线。伴随着企业管理理论和实践的发展，围绕着绩效评价目标导向的演变，对于财务指标与非财务指标优劣的讨论，绩效评价指标体系的优化等问题，理论研究者和实务工作者可谓是仁者见仁、智者见智，他们分别从不同角度进行了有益的探索和实践。20世纪90年代以来，经济附加值和平衡计分卡又成为国外绩效评价的两大主流方法（王化成，2004）。绩效评价就是根据企业预先制定的目标来设计与其相应的评价指标体系，根据一定的标准，采用客观、特定的评价方法，对企业相应经营期内的业绩作出客观、公正和准确的综合判断。

西方企业绩效评价的发展过程大约经历过三个阶段，分别是成本绩效评价阶段、财务绩效评价阶段和综合绩效评价阶段。每一时期的绩效评价系统都是由企业所处的社会经济环境和企业的

管理要求来决定，绩效评价的差异性集中体现在绩效评价指标体系上。

（一）19 世纪初至 20 世纪初：成本绩效评价阶段

哈瑞（1911）设计了标准成本制度，这是美国最早出现的标准成本制度，他开创了绩效评价指标的先河。标准成本及差异分析制度的建立，实现了成本控制，从而提高了劳动生产率。标准成本制度的建立，标志着人们观念的转变，由被动的事后系统反映分析转变为积极、主动的事前预算和事中控制，达到了对成本进行管理的目的。标准成本的执行情况和差异分析结果成为该时期企业绩效评价的主要指标。

（二）20 世纪初至 20 世纪 90 年代：财务绩效评价时期

1. 纯财务分析考核体系

杜邦（1915）公司首创"杜邦分析体系"。纳德森·布朗（Donaldson）将投资收益率分解为两个重要的财务指标——销售利润率和资产周转率，这两个指标共同为企业整体及部门的经营绩效评价提供了重要的依据，大大扩大了投资收益率的使用，标志着财务指标评价体系的基本形成，被认为是财务领域中较有影响力的企业绩效评价体系。亚历山大·沃尔（1928）提出了沃尔比重法，他选择了流动比率、自由资本比率、应收账款周转率、存货周转率等七个财务指标，采用行业标准对企业业绩进行评价，引导企业向行业先进看齐。沃尔比重法与杜邦分析体系虽然都在财务领域有着一定的局限性，这种体系只重视经营的管理活动、完全忽视市场外部纯财务分析的考核体系，但是，这两种体系为企业绩效评价开拓了新的思路。

2. 企业财务绩效评价体系

杰克逊·马丁德尔（1950）提出了一套比较完整的公司管理能力评价体系，主要包括公司的社会贡献、收益的健康状况、对股东的服务、研究与发展、董事会业绩分析、公司财务政策、公司生产效率、销售组织、对经理人的评价等。其绩效评价思想在当时来讲是最为全面的，形成了现代企业绩效评价体系的框架，在50年代后期被许多公司和管理咨询机构普遍采用。美国会计学会（AAA）（1973）在一份报告中指出：海外经营的子公司的利润受转移价格影响很大，而转移价格并非子公司的经营者所能控制，因此提出在进行预算比较时应区分可控因素与不可控因素，并开始使用附加的非财务指标。Persen 和 Lezzing（1979）在对美国400多家跨国企业的经营状况进行调查分析时，对绩效评价的财务指标进行了扩展，其不仅仅局限于杜邦体系的分析指标，而是强调了每股收益、现金流量和内部收益率（IRR）等相关的财务指标。米勒（1982）出版的《责任会计与绩效评价》一书中，对绩效评价问题进行了更加广泛的讨论和精辟的分析，并提出了应运用非财务指标对企业进行评价的观点。

3. 创新的企业财务绩效评价体系——经济附加值（EVA）

随着社会经济条件的不断迅速变化，过去那些财务绩效评价指标如投资收益率、每股收益等，已有了严重的缺陷，尤其是在衡量企业市场价值方面，受到了各方企业的广泛批评。那么，这些缺陷体现在哪些方面呢，首先，这些财务指标有很多限制，尤其是对外披露的限制，企业的实际资本和成本没有考虑进去，这就造成了管理层的短期化，有了很多盈余操作的空间。此时，EVA 这个指标便应运而生，解决了上述的缺陷。Stern Stewart（1991）公司在《应用公司理财》杂志上发表文章，提出了经济附加值（EVA）的概念。Stern Stewart 认为在该评价体系中，绩效评价以企业市场价值的增值为衡量标准，而非投资收益率等传统绩效评价指标，从而消除了传统绩效评价体系中存在的诸多弊端。它克服了传统指标的缺陷，比较准确地反映了企业在一定时期内为股东创造的价值。20 世纪 90 年代中期以后，这一概念逐渐在国外获得广泛应用，成为传统业绩衡量指标体系的重要补充。

（三）20 世纪 90 年代以后：综合绩效评价阶段

企业战略绩效评价研究始于 20 世纪 90 年代以后。随着企业战略绩效评价研究的不断深入，人们认识到企业绩效受客户需求、企业内部管理、员工态度以及员工工作环境等因素的影响越来越大，因此，企业绩效评价不仅要建立一套完善的定性分析指标体系，同时要引入模型进行定量分析，这样既有利于企业绩效的科学评价，也有利于企业管理战略目标的控制。Robert Kaplan（1992）和 David Vorton 带领的研究小组在“衡量未来组织的业绩”的研究课题中，提出了一种新的绩效评价体系——综合平衡计分卡，引起了强烈反响。其核心思想包括财务、顾客、内部运作过程、学习与成长四个方面的内容。综合平衡计分卡为企业管理人员提供了一个全面的框架，它把企业的使命和战略转变为目标和衡量方法。支持者认为这种方法提供了一种把企业战略转化为有效地联系战略内涵和激励业绩的工具。综合平衡计分卡的基本思路是：将涉及企业表面现象和深层实质、短期成果和长远发展、内部状况和外部环境的各种因素划分为几个主要的方面，并针对各个方面的目标，设计出相应的评价指标，以便系统、全面地反映企业的整体运营情况，为企业的战略管理服务。“平衡”之意为要平衡兼顾战略与战术、长期和短期目标、财务和非财务衡量方法、滞后和先行指标，以及外部和内部的业绩诸多方面。综合平衡计分卡认为：以企业的战略和远景目标为核心，把企业的长远目标具体化为企业的行动策略，即寻找企业成功的关键因素，并进一步转化为可以度量的财务、顾客、内部运作过程、学习与成长四个维度的业绩衡量指标体系。综合平衡计分卡主张将企业战略主题在四大执行层面上，依序展开为具有因果关系的战略目标，并进一步发展各自对应的量度及指标，以及实现该战略目标的必要行动方案。

二、我国企业绩效评价的现状及存在的问题

我国国有企业财务评价体系的构建始于20世纪50年代，至今已经历了五个阶段。第一阶段是从新中国成立后至1992年《企业财务通则》出台前，国有企业财务评价体系基本上沿袭了“一五”时期的评价指标体系，考核指标长期以资金、成本和利润为重点；第二阶段是从1992年至1995年。1992年《企业财务通则》的颁布有利于企业财务管理朝科学化方向发展，有利于政府和债权人对企业经营状况进行评价，但其规定的财务业绩评价指标体系也在一定程度上受到传统财务管理模式的影响，仍带有计划经济体制的痕迹；第三阶段是从1995年至1999年。1995年财政部制定和颁发了《企业经济效益评价指标体系（试行）》，提出了全新的企业绩效评价体系，对加强企业财务管理起到了重要的促进作用，但仍未能反映出企业财务业绩发展的趋势，没有考虑到现金流量在业绩评价中的重要作用，也没有将非财务指标融合进来；第四阶段是从1999年至2006年。财政部等四部委于1999年联合印发了《国有资本金绩效评价规则》及《国有资本金绩效评价操作细则》，对国有企业的业绩评价进行了重新规范，重点评价企业资本效益状况、资产经营状况、偿债能力状况和发展能力状况等四项内容，以全面反映企业的生产经营状况和经营者的业绩，初步形成了财务指标与非财务指标相结合的业绩评价指标体系；第五阶段是从2006年至今。2006年颁布了《中央企业综合绩效评价管理暂行办法》，该暂行办法根据出资人监管工作的需要，规定企业综合绩效评价体系具有综合评判、分析诊断和行为引导三大功能，充分体现了全面性、综合性与客观公正性三大特点。

通过梳理我国财务评价体系构建的历史沿革可以看出，财政部、国资委对于国有企业财务评价实践工作的要求是不断发展变

化的，主要表现在以下四方面：

第一，财务评价从自身分析转变为国有资产监管的重要工具。财务评价实践工作逐渐从企业对自身生产经营绩效进行评价、分析及管理，转变为出资人评判企业盈利能力和资产运营质量，诊断企业经营管理中存在的问题，引导企业正确经营的综合绩效评价。绩效评价的结果是企业经营成果、资产质量、债务风险和成长性的综合反映，可以为出资人财务监督、结构调整以及企业负责人管理等多个方面的监管工作提供重要参考依据。比如过去的经济责任的审计在评判企业经营者任期经营业绩方面缺乏有效的手段，现国资委要求将企业综合绩效评价运用到经济责任审计工作中，可以为综合评判经营者的任期经营业绩提供基础，从而有利于得出客观公正的审计结论。

第二，引导企业从单纯追求利润转变为注重综合经济效益。现阶段的财务评价工作应引导企业从过去注重追求产值、追求高投入向注重提高综合经济效益转变，甚至从企业局部向企业整体、企业社会责任拓展。企业在追求持续发展的过程中，要同时能够做到经济繁荣、环境保护和社会福祉三方面的平衡发展，为社会创造持续发展的价值。

第三，评价指标更加综合全面。财务绩效评价指标从单纯的资金、成本和利润指标转变为涵盖了企业盈利能力、资产质量、债务风险和经营增长等多个方面的综合指标体系。同时，非财务指标要融入财务评价指标体系，比如将管理绩效评价指标纳入体系，它涵盖了企业战略执行能力、经营决策水平、风险控制能力等多个方面。同时，为克服单纯定量评价的不足，还需要设置定性评议指标来配合定量财务指标，以综合反映企业的财务状况。

第四，评价指标要采用国际标准。为了进一步引导国有企业的经营管理向国际看齐，提高国际竞争力，要在企业综合绩效评价办法中引入国际标准，以发现优势和寻找差距，促进大型国有企业开展国际对标。

如上所述，我国企业经营绩效评价系统多年来一直以现行会计准则和会计制度计算的净利润指标为主。1992 年，国家计委、国务院生产办、国家统计局联合下发了工业经济评价考核指标体系，其中包括 6 项指标。1993 年颁布的“两则”、“两制”中，规定了 8 项财务评价指标。1995 年，财政部发布了企业经济效益评价指标体系，包括 10 项指标。1997 年，国家经贸委、国家计委、国家统计局又修改了原来的工业经济评价考核指标，将指标由原来的 6 项调整为 7 项。1999 年，财政部、国家经贸委、人事部和国家计委联合颁布了企业绩效评价体系，包括 8 项基本指标、16 项修正指标和 8 项评议指标。尽管该套指标体系以资本运营效益为核心，采用多层次指标体系和多因素逐项修正的方法，以统一的评价标准值作基准，运用系统论、运筹学和数理统计的基本原理，实行定量分析与定性分析相结合，其科学性、规范性和公正性均克服了过去评价体系中存在的一些缺陷，但是由于其选择的核心指标是净资产收益率，因此，它并未改变我国传统企业绩效评价体系的以净利润以及在净利润基础上计算出的指标为主的主要特点。根据现代财务理论，利润并不是企业经营管理的核心，更不是企业价值的体现。企业的利润只是会计学权责发生制的产物。它是按照现行的会计准则，将一定时期的全部收入与全部成本费用配比的结果。因此，这些指标难以公正、客观和真实地反映企业的经营成果和经营者业绩，只会使企业绩效状况产生扭曲。这种以建立在会计收益基础上的净利润评价指标为主的经营绩效评价系统存在以下几个问题：

（一）评价范围过窄，缺少无形资产和人力资本方面的衡量

在知识经济环境下，企业的发展越来越依赖于无形资产与人力资本，企业在这方面的投资也相应有上升的趋势。无形资产和人力资本在企业的竞争优势与核心竞争力的形成与保持，以及在

企业战略经营目标的实现上发挥着日益重要的作用。人力资本的计量尽管具有不确定性，但是如果采用一定的模式和方法也是可以计量的，如果因为人力资本的价值难以计量而将其排除在企业绩效评价体系之外，这显然不符合现代企业的要求。而现行绩效评价体系忽略了对无形资产的评价，容易导致企业忽视对人力资源、研究开发等方面的投资，使企业难以实现长期的发展目标。

（二）评价指标体系不够完善

（1）财务指标比重过大。现行企业绩效评价方法中所使用的指标大部分是财务指标，只有很少一部分的评价指标是非财务指标，使评价体系难以全面、真实地反映企业绩效。现行企业绩效评价体系中的 8 个基本指标和 16 个修正指标都是财务指标，只有 8 个定性指标是非财务指标。过多地采用财务指标有以下弊端：一是财务指标较多地受到会计政策选择的影响，导致对企业绩效的评价难以完全真实地反映客观实际。二是财务指标往往只注重短期的结果，如果太过注重财务指标，会给企业形成错误的引导，导致企业只注重短期效应，而忽略了长期效益，这与我国目前倡导的可持续发展是背道而驰的。因此，企业通过改善基础性的经营活动可能会得到理想的财务数据，但忽视科技创新、市场开拓和推广及员工培训等活动，为了短期效益而使企业长期效益受损，这对企业未来发展必然产生严重影响。

（2）非财务指标不够完善。在现行的绩效评价方法中，非财务指标都是评估指标，没有给出计量方法，主观随意性较强。企业领导班子基本素质、产品市场占有率（服务满意度）、基础管理水平、员工素质状况、技术装备更新水平、服务硬环境、行业或区域影响力、企业经营发展策略、长期发展能力预测等非财务指标，没有一个是可以量化的，只能通过定性分析来得出结果。定性分析的基础是人的经验而不是客观数据，这就使得定性分析难以摆脱“主观”的帽子，缺乏可信性。

（3）忽视了外界的评价。国有资本金绩效评价体系的设计注重企业内部评估，而没有重视企业与外部利益相关者的关系，侧重于对单一企业或单个职能部门的评价，较少关心其部门目标的达成对其他部门或是供应链中其他成员有何影响。在当今供应链管理理论下，供应商、分销商、零售商、第三方物流公司等均是企业利益一体化的战略合作伙伴，对企业的经营管理效益起着至关重要的作用，因此应该开发与此相关的外部环境指标。而且，以市场为导向的竞争环境也要求企业绩效评价体系的设计必须充分考虑企业的市场份额以及在竞争中所处的相对地位。

（三）权重设计不够合理

现行的企业绩效评价体系在权重设计上沿用了传统的意见专家法（德尔菲法），即确定各指标的固定权重方法。事实上，权数的主观性越强，评价结果的客观性越差，越难准确地反映现实经济情况，权重设计应当充分考虑企业绩效评价主体的具体要求。绩效评价主体包括国家管理机构、资产所有者、重大利益相关方及企业自身等不同利益主体，不同利益主体关注企业财务状况的着眼点显然不同，因而各个指标的相对重要程度也是不同的。采用固定权重无法满足绩效评价工作中各利益主体的实际需要。此外，该指标体系在设计固定权重时，未能考虑企业的行业及经营环境的区别，不同的行业或不同的经营环境，其盈利水平及合理的偿债指标、盈利率等各不相同，不加区分地使用则不能满足绩效评价工作的实际需要。企业绩效评价指标体系作为一个完整的体系，既要满足国家管理当局宏观调控的需要，又要有利于债权人对企业的客观评价，还要有利于企业的自我评价与考核，而这些相关利益人关注企业财务状况的侧重点不同，所以，该评价体系若不区分行业的固定权重值已经不能满足绩效评价工作的实际需要了。

（四）评价结果不能发挥其应有的作用

我国目前对企业绩效评价结果的运用还处于探索实施阶段，评价结果还没有发挥其应有的作用。主要表现在：一是评价结果没有与奖惩和干部任免挂钩，不能充分发挥其约束激励作用，原因主要是没有相应的政策和制度性的保障措施，以及地方政府的重视与支持不够；二是在某些行业，评价结果不能反映企业实际情况，有些行业，特别是某些垄断性行业，靠行业的特殊性而不是靠自身的努力取得好的评价结果；相反，有些企业经过自身的努力，绩效明显改善，但评价结果却不理想。这种情况也是影响绩效评价结果运用的又一重要原因。

（五）忽略了对股权资本成本的确认和计量，容易使企业经营者产生“资本免费”的幻觉

现行的财务会计只确认和计量债务资本的成本，而对于股权资本成本则作为收益分派处理，使得对外报告的净收益实际包括两部分：股权资本成本和真实利润。如果企业公告的净收益为零，阅读者必会认为所有资本都得到了补偿。但实际上此时获得补偿的只是债务资本成本，股权资本成本并未得到补偿。显然，会计利润并不是企业真正的利润。如果一家公司的利润低于资本成本，尽管公司仍要交纳所得税，像公司真的盈利一样，实际上它已处于“经济亏损”的状态。只有股东资金的成本像其他成本一样被扣除之后，剩余的才是真正的收益。更为重要的是，它使资本的使用者——企业经营者形成“资本免费”的幻觉，误认为权益资本是一种免费资本，可以不计成本、随心所欲地使用，结果造成企业的经营者根本不重视资本的有效使用，容易导致股权资本的极大浪费，以致不断出现投资失误、重复建设、效益低等不符合企业长期利益的决策行为或后果。在现实经济生活中，任何一项资本都是具有机会成本的，权益资本作为企业的一项重要资本来源，同样也是具有成本的。从经济学的角度出发，如果一

个企业的股权资本不具有成本，那么企业对资本的使用就会没有任何节制，从而造成投资膨胀和社会资源浪费，并且从信息有用性的角度看，企业账面成本就会脱离其社会真实成本，企业的盈亏也就没有多少经济价值。

（六）按现行会计制度计算出的净利润存在某种程度的失真和扭曲

通常净利润额被作为企业绩效评价的基本指标，由于利润是收入与成本的差额，而现行的会计制度，在损益表中费用支出并未考虑股权资本的成本，其隐含的意思是使用股权资本是免费的。因此，用会计报表中的净利润作为企业绩效评价的指标，将会使企业绩效状况发生扭曲。同时也有可能偏离“股东财富最大化”的目标。事实上，真实的利润应是指企业通过生产活动创造出高于资本成本的价值；而不应是扣除了相关成本和费用后的净收益。另外，在权责发生制下，由于会计方法的可选择性以及财务报表编制的相当弹性，使得会计利润存在某种程度的失真，往往不能准确地反映企业的经营业绩，因此单凭报表业绩决定经营者的实际工作绩效和报酬有欠妥当。最后，会计收益是对企业过去的经营决策和活动的最终结果进行最终评价，追求的是本期利润最大化，与企业长期经济利益间的联系并不紧密，可能造成企业管理当局不重视科研开发、新产品研制、人才培养等，从而影响企业的长远发展。

综上所述，我国现有的企业绩效评价体系在评价范围、指标内容设置及评价过程中都存在着一些缺陷，难以在新的经济环境下对企业的绩效作出全面评价，不利于企业竞争力的形成和保持，不利于企业长期经营目标的实现。之所以会造成以上现象，主要是由于目前的企业绩效评价制度是一种以账面财务数据为基础的考评制度，必然造成评价结果的片面性，同时也会对企业的经营行为产生误导。因此，为了更好地满足新的经营环境下企业绩效评价及经营管理的要求，进一步完善企业绩效评价体系势在必行，这就要求建立一个完善的、符合我国企业实际情况的企业绩效评价指标体系。

第二节　生物医药企业绩效评价的相关概念

一、企业绩效评价的相关概念

绩效一词来源于英文“Performance”，各英文词典中对它有多种解释。杨杰等在《关于绩效评价若干问题思考》一文中，把绩效的英文解释概括为以下四点：①认为“Performance”是某种结果；②认为“Performance”是某种能力；③认为“Performance”是某种方式；④认为“Performance”是发展变化的过程，而不是静止孤立的一个点。由此，本书认为绩效是组织或个人进行某事的能力、方式、过程和结果。评价是指人们为了达到一定的目的，运用特定的指标和标准，采用特定的方法，对人和事作出价值判断的一种认识过程。简而言之，评价就是通过比较分析对特定的人和事作出主观判断的过程，它是人类社会有意识、有目的的一种认识活动。因此，绩效评价就是通过比较分析方法对组织或个人进行某事的能力、方式、过程和结果加以判断的过程。

由于评价目的、评价对象和评价主体的不同，尚未达成统一的企业绩效评价概念。目前具有代表性的概念主要是以下两种，财政部统计评价司认为：企业绩效评价是指运用数理统计和运筹学原理、特定指标体系，对照统一的标准，按照一定的程序，通过定量定性对比分析，对企业一定经营期间的经营效益和经营者绩效作出客观、公正和准确的综合评判。这种概念表明企业绩效评价是对企业经营效益和经营者绩效两方面的评价，是一种对结果的评价；张蕊（2002）从企业战略经营的角度出发来论述企业绩效评价的概念。她认为企业绩效评价是指为了实现企业的生产经营目的，运用特定的指标和标准，采用科学的方法，对企业生产经营活动过程及其结果进行的价值判断。这种概念表明企业绩效评价就是对企业的经营绩效进行评价，既包括过程评价又包括结果评价。由于企业所处的社会环境是瞬息万变的，经营结果的评价存在时滞性，无法正确体现企业的绩效情况。而且绩效是一个多维度的概念，企业经营结果不能全面地反映企业的绩效。因此，企业绩效评价应该是运用一定的指标，采用科学的方法，对企业经营管理的能力、方式、过程和结果作出科学的综合判断。

二、企业绩效评价的基本特征

企业绩效评价的基本特征是以企业法人作为具体的评价对象，评价内容重点在盈利能力、资产质量、债务风险和经营增长等方面，以能准确反映上述内容的各项定量和定性指标作为主要评价依据，并将各项指标与同行业和同规模以上的平均水平作对比，以期求得某一企业公正、客观的评价结果。企业绩效评价虽然是政府考核企业经营业绩的一种手段，但政府部门今后的主要职责应侧重于制定评价规则、发布评价标准、执行委托任务、监督评价质量等，具体的评价事务应交由中介机构组织来完成。中介机构参与企业绩效评价工作，可以使监管部门把主要精力放在评价结果的应用和监管决策上，而且因为社会中介机构有丰富的专业经验，可以提高评价工作的效率、质量和公正性。在国外，聘请民间审计执行对企业经营绩效的评价，也是一种普遍的做法。社会中介机构年度报表审计和管理咨询业务也是依据企业财务会计信息进行的，所以中介机构可以将企业绩效评价工作与会计报表审计、管理咨询等业务结合起来，进一步开拓自己的业务，更好地服务社会。

三、企业绩效评价的基本要素

企业是一个复杂的系统，是人、资本、土地、技术等各要素的有机组合，它不断与外界发生物质、能量和信息的转换。因此，企业绩效评价是一个复杂的系统工程，必须综合各方面的因素进行评价。企业绩效评价体系是指由一系列与绩效评价相关的评价制度、评价指标体系、评价方法、评价标准以及评价机构等形成的有机整体。企业绩效评价体系由绩效评价制度体系、绩效评价组织体系和绩效评价指标体系三个子体系组成。企业绩效评价体系的科学性、实用性和可操作性是实现对企业绩效进行客观、公正评价的前提。企业绩效评价体系的设计遵循了“内容全面、方法科学、制度规范、客观公正、操作简便、适应性广”的基本原则。评价体系本身还需要随经济环境的不断变化而不断发展完善。企业绩效评价的内容依企业的经营类型而定，不同经营类型的企业，其绩效评价的内容也有所不同。企业绩效评价体系属于企业管理控制系统的一部分。它与各种行为控制系统、人事控制系统共同构成企业管理控制体系。企业管理控制体系是企业战略目标实现的重要保障。由于每个企业战略目标有其特殊性，所以，有效的绩效评价体系在各企业中表现各不相同。但是，作为企业实现战略目标的通用工具，各企业有效的绩效评价体系具有同质性。企业绩效评价体系作为企业管理控制系统中一个相对独立的子系统，一般由以下几个基本要素构成：

（一）评价目标

目标是一切行动的指南，任何企业绩效评价体系的建立必须服从和服务于企业目标。绩效评价体系要处理好评价系统目标和企业目标之间的依存关系。企业目标的实现需要各方面的共同努力：组建有效的组织结构、建立管理控制系统、制定科学的预算、设计绩效评价体系和激励系统，等等。

（二）评价主体

评价主体决定着企业绩效评价的目的、内容和方法，并对评价指标体系的设计产生最深刻的影响。一般是指与评价对象的利益密切相关、关心评价对象绩效状况的利益相关人。目前在绩效评价主体上有两大代表性观点：一是“单一主体观”，二是“多元主体观”。①“单一主体观”认为企业是出资人的企业，评价主体就是出资人，目的在于实现出资人收益的最大化。企业绩效评价的任务就是保证出资人收益的最大化。②“多元主体观”认为企业绩效评价的主体是企业相关利益方，包括出资人、管理者、职员、债权人及政府。在传统的公司制企业里，出资人为绩效评价的主体。在“新经济”时期，企业绩效评价的主体趋向多元化——企业的兴衰不仅与出资人利益息息相关，而且直接影响到经营者、职员、债权人、政府等的利益。“多元主体观”全面地反映了企业绩效评价的相关利益者，企业绩效评价的内容应该能够满足不同评价主体对企业的现状和趋势的信息要求。

（三）评价客体

评价客体是指实施评价行为的对象。任何客体都是相对于确定的主体而言的，它由主体的需要而决定。生物医药企业绩效评价的客体由利益相关方的需要所决定，如以企业法人的经营行为为评价对象，评价内容通常包括反映企业经营状况的盈利能力、偿债能力、发展潜力等。

（四）评价指标

评价指标是指根据评价目标和评价主体的需要而设计的、以指标形式体现的能反映评价对象特征的因素。指标是实施企业绩效评价的基础和客观依据，可以用定性指标反映，也可以用定量指标反映。如果没有反映企业绩效方面的指标，评价就不可能进行，绩效评价系统的设计就是要将反映企业绩效的因素准确地体现在各具体指标上。绩效评价体系关心的是评价对象与企业目标的相关方面，即所谓的关键的成功因素。关键成功因素既有财务方面的，如投资收益率、营业利润率、每股收益等；也有非财务方面的，如与客户的关系、售后服务水平、产品质量、创新能力等。因此，作为用来衡量绩效的指标也分为财务指标和非财务指标。如何将关键成功因素准确地体现在各具体指标上，是绩效评价体系设计的重要问题。

（五）评价标准

评价标准是指判断评价对象绩效优劣的基准。企业绩效评价标准是对企业绩效进行价值判断的标尺。评价标准是在一定前提条件下产生的。随着社会的不断进步、经济的不断发展以及外部条件的变化，评价的目的、范围和出发点也会发生变化，因此评价标准也是发展变化的。但是它也具有相对稳定性，因为在特定的时间和范围内，评价标准必须是一定的。选择什么标准作为评价的标杆取决于评价的目的。在企业绩效评价体系中常用的三类标准分别为年度预算标准、历史标准及行业标准。为了全面发挥绩效评价体系的功能，同一个系统中应同时使用这三类不同的标准。在具体选用标准时，应与评价对象密切联系。通常采用的绩效评价标准主要有：

（1）历史标准。历史标准是一个纵向的标准，即企业参照之前某一时期或最佳时期的历史数据，以此为标准衡量现在的状况。这个标准避免了企业与企业不同而造成的可比性差等情况的出现，是企业自身的纵向比较。由于企业自身规模变化不大，并排除了不同时期存在的特殊影响因素，所以通过比较可以分析出企业发生的变化和现阶段的绩效情况。

（2）行业标准。行业标准是绩效评价中最为常用的标准，它是在相同时期内整个行业的数据经统计方法处理计算得到的行业平均水平。企业与此标准相比较，可以认清自己在行业中的位置，找出差距或优势，采取更加适合、可行的经营管理战略。

（3）目标标准。目标标准是企业根据自身的背景和预算等所能估计到的最佳状态作为标准，常用于内部考核，是一个理想的标准。通过和目标标准作比较，可以分析出企业对目标的实现情况和经营效果，有利于企业进一步改进经营管理方法。

（4）标杆标准。标杆标准属于绩效评价中较新的标准，是以行业中的龙头企业作为标杆，把本企业的产品和服务等方面予以量化，用量化后的数据和标杆企业的数据作比较，分析绩效之间存在的差距，改进企业管理策略来缩小差距，并且，反复循环进行上述过程。

企业进行绩效评价时，先要明确评价者的目的，再根据目的选择适合的评价标准。为了使评价更全面，评价结果更具有参考价值，企业可以选用多种标准。此外，本节认为生物医药企业绩效评价的标准应当综合考虑财务标准和非财务标准，这样评价效果才会比较好，可充分利用财务标准和非财务标准各自的特点，扬长避短。财务标准易于操作，可以量化，但其单纯的数量特性决定了其不可能准确地反映企业全貌；而非财务标准的加入有效地弥补了这一缺陷，但随意性大、不易量化的特点也增加了其使用困难，使其不能直接作为标准。

（六）评价方法

评价方法是获取企业绩效评价信息的手段。没有科学、合理的评价方法，评价指标和评价标准就成了孤立的评价要素，失去了其本身存在的意义。因此，采用一定的评价方法才能实施对评价指标和评价标准的运用，才能取得公正的评价结果。

（七）评价报告

绩效评价分析报告是绩效评价体系的输出信息，也是绩效评价体系的结论性文件。绩效评价人员以绩效评价对象为单位，通过会计信息系统及其他信息系统，获取与评价对象有关的信息，经过加工整理后得出绩效评价对象的评价指标数值或状况，将该评价对象的评价指数数值状况与预先确定的评价标准进行对比，通过差异分析，找出产生差异的原因、责任及影响，得出评价对象绩效优劣的结论，形成绩效评价报告。

第三节　生物医药企业绩效评价的理论基础

随着市场经济程度的不断加深，现代企业管理制度需要不断改进，以便更加有效地规范、指引企业的管理行为，这直接决定着企业在市场中的核心竞争力，甚至影响到企业的生存和长远发展，企业绩效评价就是在这种背景下应运而生的。理论源于实践，又能指导实践，因此，想要构建并完善出一套适合企业的绩效评价体系，就要遵从一定的基本理论和方法。我国的企业绩效评价起步较晚，对企业绩效的研究还不够深入。企业绩效的主体以各级政府部门为主，绩效评价的对象多为国有大中型企业，绩效评价以财务评价为主，方法比较单一，理论性和科学性还有待进一步提高，与国外的企业绩效评价水平有一定差距。但目前企业绩效评价已越来越受到政府和理论界的重视，我国企业绩效评价正朝着更科学、更可行、更全面的方向发展。本节通过交易成本理论、产权理论、委托代理理论、企业家理论、超产权理论、企业能力理论和利益相关者理论的阐述，对生物医药企业绩效评价的理论进行了深入的探讨。

一、交易成本理论

交易成本是指通过市场机制组织交易所支付的成本，包括搜寻交易信息、谈判及履行合约所需的监督而支付的成本。交易成本理论主要有两大组成部分：一是间接定价理论；二是资产专用性理论。1937 年科斯在《经济学》杂志上发表的《企业的性质》一文中认为市场和企业是资源配置的两种可替代的手段。二者之间的选择依赖于市场定价的成本与企业内官僚组织的成本之间的大小关系。当企业内部的成本低于市场定价的成本时企业便选择扩张，形成规模经济效益，提高企业经营绩效。威廉姆森（1964）认为企业是用以节约交易费用的一种交易模式。他认为某项交易活动涉及的交易成本的大小与资产专用性、不确定性和交易频率等交易维度有关，而企业组织、市场以及存在于这两种组织之间的各种契约安排是组织交易的三种制度形式，交易维度的不同将影响交易成本的大小，进而影响组织形式的选择。因此，特定的交易形式必须与特定的规制结构相匹配，从而节约交易成本，提高组织绩效。

二、产权理论

产权理论来源于科斯的交易成本理论。科斯的交易成本理论认为如果交易成本为零，那么企业配置资源的成本无论如何都将大于市场交易成本，因而无论产权的界定如何，市场机制都会使资源配置达到最优；如果交易成本大于零，那么产权界定的不同将影响资源配置的效率。产权理论有两个基本理论：资本拥有理论和私有化理论。资本拥有理论认为资产的私人占有具有排他性，这保证了拥有者的资产以及使用该资产带来的收益不被他人侵占，从而能够激励企业的拥有者产生关注资产的动力。私有化理论认为国有企业要承担社会福利、就业等社会义务，不唯一追求利润以及企业绩效无法准确评价等通常导致国有企业存在三个主要弊端：目标多元化、对经理人激励不足以及财务软约束。该理论认为国有企业私有化能够发挥以下三方面的作用：①把企业彻底从政府的手底下剥离出来，并赋予企业利润最大化的目标，促使企业追求利润最大化。②改变及强化企业的利润激励机制。通过企业利润最大化的目标，准确评价企业绩效，制定完善的经理人激励制度。③引入财务硬约束，使企业承担所有的商业风险，这将强化企业所有者对企业资产、管理等的关注。

三、委托代理理论

组织中委托代理关系的存在，导致代理费用的产生。在存在委托代理关系的组织中，委托代理理论认为，委托人与代理人追求目标的背离以及由于代理人努力程度的不可观察性与不可证实性引发的代理成本是企业效率高低的决定因素。因此，设计有效产权结构和激励报酬机制，降低代理成本，可以提高组织效率。阿尔钦和德姆塞茨在1972年的《生产、信息费用与经济组织》一文中从管理费用的角度提出了团队生产的概念。他们认为企业就是为了克服企业内部各种要素所有者之间在团队生产过程中相互推诿和“搭便车”动机而建立的制度安排；如果生产者的努力与他们的报酬挂钩，那么各生产要素所有者之间的合作，便可以产生更高的生产率，促进经济组织的发展和产生。为此，阿尔钦和德姆塞茨提出：使某些人专门从事监督其他要素所有者工作绩效的工作，并赋予监督者剩余索取权，这样，在制度上就形成了一种产权结构和一种可以监控的结构，从而提高了企业经营绩效。

另外，詹森（Jensen）和麦克林（Meckling）在1976年发表的《企业理论：经理行为、代理成本和所有权结构》中提出了企业的所有权结构理论。他们认为在委托人授予代理人某些决策权，要求代理人提供有利于委托人利益的服务时，由于双方都追求效用最大化，代理人有时会以自己的利益为行动准则，并不会总是根据委托人的利益采取行动。詹森和麦克林认为代理成本的产生是因为管理人员不是企业的完全所有者，这导致他们工作积极性不高，热衷于追求额外消费。为了解决这个问题，他们提出了两点：①委托人可以通过激励和监督使代理人为他们的利益而服务；②委托人可以要求代理人进行一定的资源担保，保证不损害委托人的利益，如果损害发生，则给予补偿。但是，这两种情况都会有正的代理成本发生。因此，让管理者成为完全的剩余利益拥有者，可以消除或者起码可以减少代理成本，从而提高企业经营绩效。

四、企业家理论

关于企业家的理论有很多，主要有马歇尔的企业家理论、熊彼特的企业家理论、奈特的企业家理论、彭罗斯的企业家理论、卡森的企业家理论和莱宾斯坦的企业家理论。这些理论从不同的角度阐述了企业家对企业经营与发展的重要作用，同时也反映出企业家对企业绩效的作用。

（1）马歇尔的企业家理论。英国剑桥学派的创始人马歇尔（Marshall Alfred）认为，企业家是以自己的创造力、洞察力和统率力，发现和消除市场的不均衡性，创造交易机会和效用，给生产过程指出方向，使生产要素组织化的人。

（2）熊彼特的企业家理论。美国经济学家熊彼特（J. A. Schumpeter）认为，企业家是不断在经济结构内部进行“革命突变”，对旧的生产方式进行“创造性破坏”，实现生产要素重新组合的人，是推动国民经济向前发展的主体。

（3）奈特的企业家理论。奈特（Frank Knight）根据不确定性和企业家精神来论述企业家理论。他认为：企业家的重要作用就是面对不确定性作出决策。企业家应具有洞察他人的能力、使他人信任自己的能力和处理不确定性事件的能力。企业家要发挥处理不确定性事件的能力，就必须拥有一定的资本以作保障，这种资本的取得，一方面取决于企业家处理不确定性事件的能力，另一方面取决于企业家的信誉品格。企业家的收益是工资性收益，而非利润性收益。

（4）彭罗斯的企业家理论。彭罗斯（E. Penrose）从组织角度考察企业家的作用，他认为：企业家是适应市场环境的对外机能与有效地组织企业内部资源的对内机能的结合点。正是企业家承担了推动市场与企业组织两者联动机构的作用。企业家应具有预见未来变化和发展潜在生产机会的能力。企业中未被利用的能力以及潜在能力构成了企业扩展的动因，企业家利用这些能力，促进企业的扩展。企业家应主动地承担风险，而不是被动地承担风险。

（5）卡森的企业家理论。卡森（D. Kreps）以有限理性、内生偏好和信息的主观性三个基本假设为基础，建立了企业家理论。他认为：①企业家是专门就稀缺资源的有效协调、合理使用作出判断决策的人。②企业家具有创新和套利、制造市场两种功能。③企业家的判断性决策是对客观信息作出的反应，深受企业家的价值观念、文化背景的影响。

（6）莱宾斯坦的企业家理论。莱宾斯坦（Leibenstein）于1966年提出“X—低效率”理论，认为在避免遭受竞争压力的情况下，不但会产生市场配置的低效率，而且还会产生另外一种类型的低效率，即企业明显存在着超额的单位生产成本。莱宾斯坦认为企业家的作用在于充分利用现有的投入资源，克服“X—低效率”。

五、超产权理论

超产权理论把竞争作为激励的一个基本因素，其逻辑依据是20世纪90年代发展起来的竞争理论，具体内容有：竞争激励论、竞争发展论和竞争激发论。

（1）竞争激励论。该理论指的是竞争能产生一种非合同式的“隐含激励”，这种隐含激励来自三个方面的动力：①信息比较动力。竞争可以让企业经营者的能力与努力程度的信息更加充分地公开，从而做到更有效地监督与激励经营者；②生存动力。完善的竞争产生两种结局：“生”与“死”。经营者为了生存，在竞争面前只能发奋努力，提高效益；③信誉动力。竞争为企业经营者的能力提供了信誉认可，为了在竞争中体现自己的能力，经营者的理性选择是多努力、多投入。

（2）竞争发展论。该理论主要有两个论点：一是生存竞争筛选论，即竞争把高效率的企业筛选出来，让其发展；同时又把低效率的企业筛选出去，让其关闭；二是企业发展论，即竞争加强了效益对企业发展的影响，这使得高效益企业不断开拓市场，扩大规模。

（3）竞争激发论。该理论认为，决定企业竞争的基本因素有三个：①企业的目标利益是否具有对抗性，比如企业是否都追求利润最大化，对抗性是保证激发竞争的必要条件；②短期违约利益与长期合作利益比较，前者大于后者有利于竞争；③企业之间非对称性。竞争力高的企业愿意竞争，竞争力低的企业则愿意合作。

超产权论认为利润激励只有在市场竞争的前提下才能发挥其刺激经营者增加努力与投入的作用。只有竞争，才能促使企业经营者为提高其产品在市场上的竞争力而积极努力工作，进而提高企业经营绩效。

六、企业能力理论

企业能力理论是20世纪90年代开始发展起来的一种新兴理论。主要有：彭罗斯的资源能力理论、钱德勒的组织能力理论、普拉哈拉德的核心能力理论以及斯托克的流程管理能力理论。

（1）彭罗斯的资源能力理论。彭罗斯认为企业拥有的资源状况是决定企业能力的基础。他特别强调团队作业的经验积累，认为它是企业内部合作和协调的基础，可看作是企业的组织资本。因此，随着时间推移而形成的管理团队是企业最有价值的资源之一，这些资源决定了企业的管理能力。企业管理能力是限制企业成长率的基本因素。

（2）钱德勒的组织能力理论。美国管理学家小艾尔弗雷德·D. 钱德勒（Alfred D. Chandler, JR.）通过对近代欧美企业管理史的实证研究发现，企业发展的动力是组织能力。钱德勒认为组织能力是企业在其历史的发展过程中，充分利用规模经济和范围经济获得的生产能力、营销能力和管理技能，是企业内部组织起来的物质设施和人的能力的集合。组织能力是企业长期发展、维持优势的关键。

（3）普拉哈拉德的核心能力理论。20 世纪 90 年代，普拉哈拉德（C. K. Prahalad）和哈默（G. Hamel）提出了核心能力（Core Competence）理论。他们认为核心能力是“组织中积累性学识，特别是关于如何协调不同生产技能和有机结合各种技术流派的学识”；一个企业之所以具备强势竞争力或竞争优势，是因为其具有核心能力。

（4）斯托克的流程管理能力理论。波士顿咨询公司的斯托克·伊文斯和舒尔曼认为，成功的企业极为注意行为方式，即生产能力的组织活动和业务流程，并把改善这些活动和流程作为首要的战略目标。因此，企业成功的关键不仅在于各部门的核心能力，而且在于管理这些流程，使之成为竞争力。

七、利益相关者理论

“利益相关者”这一词最早被提出可以追溯到 1927 年，通用电气公司的一位经理在就职演说中首次提出公司应该为利益相关者服务的思想（刘俊海，1999）。Freeman 在 1984 年给出了利益相关者的经典定义，即“利益相关者是指那些能影响企业目标的实现或被企业目标的实现所影响的个人或群体”，并从所有权、经济依赖性和社会利益三个不同角度对企业利益相关者进行分类，即所谓的多维细分法：所有持有公司股票者是对企业拥有所有权的利益相关者，对企业有经济依赖性的利益相关者包括经理人员、员工、债权人、供应商、消费者、竞争者、地方社区等，与公司在社会利益上有关系的则是政府、媒体等。卡拉克森（1994）进一步强化了利益相关者与企业的联系，强调专用性投资，认为“利益相关者以及在企业中投入了一些实物资本、人力资本、财务资本或一些有价值的东西，并由此而承担了某些形式的风险；或者说，他们因企业活动而承受风险”，这样就排除了一些集体或个人如媒体把利益相关者界定得更加具体和集中化。

利益相关者理论认为，企业应是利益相关者的企业，包括股东在内的所有利益相关者都对企业的生存和发展注入了一定的专用性投资，同时也分担了企业的一定经营风险，或为企业的经营活动付出了代价，因而都应该拥有企业的所有权（Freeman，1984；Blaire，1995，1998）。基于公司的出资不仅来自于股东，而且来自于公司的雇员、供应商、债权人和客户，后者提供的是一种特殊的人力投资。因此，利益相关者理论学者指出，公司本质上是一种受多种市场影响的企业实体，而不应该是由股东主导的企业组织制度，股东并不是公司唯一的所有者（Donaldson & Preston，1995）。其否定了“股东利益至上”的观点。公司的股东并没有承担理论上的全部风险，而其他利益相关者有的分担了企业的经营风险，有的为企业的经营活动付出了代价，有的负责对企业进行监督和制约，企业的经营决策必须要考虑他们的利益或接受他们的约束。其他利益相关者包括企业的债权人、雇员、消费者、供应商等交易伙伴，也包括政府部门、本地社区、媒体、环保主义等压力集团，甚至包括自然环境、人类后代等受到企业经营活动直接或间接影响的客体。

八、系统理论

系统理论的指导思想就是把研究对象看作一个有机的整体，以整体观念为核心，分析该对象的结构和功能，并且重点研究系统、要素及环境之间的关系和发展规律。依据此理论，企业可以看作是人们通过组织形成了一种既相互联系又共同作用的诸多要素构成的开放系统，其经营成果不是孤立存在的，而是同时受企业外部环境和内部因素的影响，不仅与外部环境存在着动态的联系，而且根据内外部反馈的信息不断进行自我调节，从而适应企业外部环境和自身发展的需要，最终使作为系统整体的企业得到发展。系统管理具有以人为中心、以责任为中心、以系统整体为中心、以目标为中心“四个中心”的特点，四个中心前面是后面的基础，层层递进。第一个中心是最基本的中心，表示报酬的支付以每个工作人员的实际工作业绩为标准；第二个中心表示所分配任务的完成情况应依据每个管理人员的投入和产出情况而定；第三个中心强调实现整个系统的最优化；第四个中心是最重要的中心，是系统管理的终极目标，强调系统在实现目标过程中产生的客观效果。系统理论体现在企业绩效评价，主要表现为：

（1）系统理论可以促使绩效评价体系更加完善。企业绩效评价体系的构建需要系统理论作为理论支撑，同时系统理论也对绩效评价系统的地位和作用作出准确定位。如果说企业管理系统是一个大的系统，那么绩效评价体系就是其中的一个子系统，所以作为子系统的绩效评价的目的，应始终与整个系统保持一致。企业管理系统又可以分为两部分，在计划系统中，就是根据企业的经营规划和组织结构确定评价标准，进而设计出符合计划的绩效评价指标体系；在控制系统中，要依据绩效评价的结果来计划实现的程度，然后根据情况对计划作出及时的修正。

（2）系统理论可以促进各部门之间的协调。企业的各个部门都要进行绩效评价，得出的结果既相互独立，又彼此关联。此外，每个职能部门在进行评价时所依据的指标和信息也不同。因此，就需要以系统理论为统率，综合考虑各个部门、各个指标之间的关系，并争取尽可能多地从各部门内部采集绩效评价所需的信息。

（3）绩效评价系统由各种要素构成，而这些要素之间是有机联系的。评价主体、客体、目标、标准、指标和方法，是一个评价系统的必备要素，这些要素之间既相互联系又相互影响，这也是将绩效评价系统称为一个有机构成的原因。

（4）兼顾了企业内、外部因素，综合评价企业绩效。财务和外部环境等一系列因素共同决定着一个企业经营的好坏，因此，要想在设计绩效评价指标时能够将客观、正确的评价目标落到实处，就必须采纳系统理论的观点统筹兼顾企业内、外部的各类因素。

九、权变理论

权变理论就是在综合环境变量，并参照相应的管理理念和技术的基础上，随时对适用的方法和理论作出调整，因为没有一种管理模式是“最好”的，只有“最适合”的。环境可分为由顾客、雇员和竞争者等组成的内部环境以及由社会、经济和政策等组成的外部环境。权变理论有两大特点：其一，是强调依据具体条件，采取适合的经济结构和管理机制，并不断调整；其二，是把企业看作社会系统中的一个子系统，企业参与各方面的活动要适应外部环境，也就是说必须要满足社会的需要。权变理论适用于企业绩效评价中的作用表现为：权变理论督促着企业对自身的绩效评价体系不断更新，以适应经济的发展、完善并保持评价体系的有效性。在企业管理中，企业要依据面临的内、外部环境及其发展变化随机应变，因为现实生活中不存在一成不变的、普遍适用且“最好”的管理方法和理论。任何一个企业都依赖于它所在的特定环境，在建立绩效评价体系的过程中，必须要考虑这些因素。对于所有企业而言，没有哪个绩效评价体系是“最优且普遍适用”的。因此，在构建和使用绩效评价体系的过程中，都必须采取发展的眼光，在分析企业所处的内外环境并综合企业自身特点时，随时对其进行调整。

第四节 生物医药企业绩效评价的衡量方法

企业绩效评价方法随着信息技术、应用软件、现代数学、统计学和运筹学等相关学科的快速发展和实际应用，发生了较大的变化，对历史数据进行趋势化的回归和判断分析成为绩效研究的主流，衍生出多种现代企业绩效评价方法。下面主要介绍国内外常用的几种企业绩效评价方法，为设计生物医药企业绩效评价的衡量方法寻找思路。

一、经济附加值

经济附加值（Economic Value Added，EVA）评价体系于1982年由美国思腾思特公司（Stern Stewart & Co.）提出，其越来越受到企业界的关注和青睐。思腾思特公司认为：企业在评价其经营状况时通常采用的会计利润指标忽视了股东资本投入的机会成本，难以正确地反映企业的真实经营状况。企业赢利只有在高于其资本成本（含股权成本和债务成本）时才能为股东创造价值，因此，它是一种基于税后营业收入、产生这些收入所需要的资本投资和资本投资成本（或资本加权平均成本 WACC）的管理绩效财务评定方法。实际上 EVA 体现的正是著名经济学家马歇尔早在100 多年前提出的“经济效益”概念，只不过 EVA 更具有可操作性。EVA 的贡献在于它为经济学和管理学之间架起了一座桥梁。其理论的发展完善大致经历了以下两个阶段：

（1）基本经济附加值。EVA 是 EVA 绩效评价体系的核心指标，它的定义是：公司经过调整的营业净利润减去其现有资产经济价值的机会成本后的余额。公式如下：

$$EVA_t = P_t - K_w A_{t-1}$$

其中：K_w 为企业的加权平均资本成本，A_{t-1} 为公司期初的经济价值，P_t是经过调整后的净利润。为了创造一种能使管理者像所有者一样行动的绩效计量方式，为了防止管理的短期行为和玩数字游戏，思腾思特公司调整了 GAAP 的 160 多个方面（对于特定的公司，只需要调整 10 个左右）。

（2）修正的经济附加值。由于调整之后，正的 EVA 不一定表示卓越的管理绩效，负的 EVA 也不一定表明价值已经遭到减损，而且即使在调整之后，各种系统偏差仍然存在。于是 REVA——修正的经济附加值便应运而生，它以资产的市场价值为基础来衡量企业绩效，公式为：

$$REVA_t = NOPAT_t - K_w \times MV_{t-1}$$

其中，$REVA_t$为 t 年末公司经调整后的营业净利润，MV_{t-1}为 $t-1$年末的公司资产的市场价值，等于公司所有者权益的市场价值加上经过调整的公司负债的价值（$t-1$ 年末的公司总负债减去无利息的流动负债）。或者通过以下公式来计算：

EVA = 税后营业利润 - 资本成本 = 资本 ×（税后净利润率 $NOPAT$ - 资本加权平均成本）

税后营业利润 = 税后净利润 + 利息费用 + 少数股东权益 + 本年商誉摊销 + 递延税项贷方余额的增加 + 其他准备金余额的增加 + 资本化的研发费用 - 资本化研发费用的当年摊销

资本成本 = 资本总额 × 资本加权平均成本

资本总额 = 股东权益 + 少数股东权益 + 递延税项贷方余额 + 累计商誉摊销 + 各项准备金 + 资本化的研发费用 + 公司负债总额

REVA 指标认为，公司用于创造利润的资本价值总额既不是公司资产的账面价值，也不是其经济价值，而是其市场价值。在任何一个给定的时期内，如果一个公司真正为其投资者创造了利润，那么该公司的期末利润必须超过以期初资本的市场价值计算的资本成本，而不是仅仅超过以期初资产的经济价值为基础计算的资本成本。EVA 指标克服了传统利润指标忽略企业资产价值会随时间的变化而发生变化，以及所有者权益的机会成本等问题。

二、国有资本金绩效评价体系

我国现行企业绩效评价指标体系是2002年2月22日财政部等五部委根据《国有资本金绩效评价规则》对《国有资本金绩效评价操作细则》修订后确立的。它是以资本营运效益为核心，采用多层次指标体系和多因素逐项修正的方法，运用系统论、运筹学和数理统计的基本原理，实行定量分析与定性分析相结合。由于我国国家部门与国有企业之间的关系密切，国家规范的绩效评价体系在一定程度上左右着企业的改革方向，对企业经营者决策具有明显的导向作用。因此，从1993年财政部出台的《企业财务通则》所设计的财务绩效评价指标，到1995年财政部制定的《企业经济效益评价指标体系》，再到1999年由财政部等四部委联合颁布实施的《国有资本金绩效评价指标体系》，我国国有企业绩效评价随着管理体制的变化而演进，开始摆脱计划经济体制的影响，对片面追求发展速度、强调单一利润的错误方向加以纠正，注重经济效益和长远发展，并逐步趋于完善。

1999年6月1日财政部、原国家经贸委、人事部、原国家计委联合印发了《国有资本金绩效评价指标体系》及《国有资本金绩效评价操作细则》，对国有企业绩效评价进行了重新规范，这标志着企业评价制度在我国初步建立。该评价体系主要从四个方面对企业进行综合评价：一是从企业盈利及资本营运状况对企业进行基本经营能力的综合分析；二是对影响企业资产运营的各项指标进行企业经营水平的综合分析；三是对企业偿债能力的各项指标进行企业信用状况的综合分析；四是对影响企业后续发展的各项指标进行企业发展潜力的综合分析。操作细则重点评价了企业资本效益状况、资产经营状况、偿债能力状况和发展能力状况等内容，通过8项基本指标、16项修正指标和8项评议指标三个层次对企业绩效进行深入分析，以全面反映企业的生产经营状况和经营者的绩效，初步形成了财务指标与非财务指标相结合的绩效评价指标体系（见表6－1及表6－2）。

2002年修订后的评价内容与修订前的大致相同。修订后指标体系对第二层次的修正指标进行了一定的增减，而且还对评议指标以及各指标权重进行了修正。提高了对企业偿债能力和发展创新能力的评价，使该评价体系更为客观公正，更具可操作性。

表6－1 企业绩效评价指标体系构成与指标权数表

<table>
<tr><th>评价内容
(100)</th><th>基本指标
(权数100)</th><th>修正指标
(权数100)</th><th>评议指标
(权数100)</th></tr>
<tr><td>资本效益状况
(38)</td><td>净资产收益率(25)
总资产收益率(13)</td><td>资本保值增值率（12）
主营业务利润率（8）
盈余现金保障倍数（8）
成本费用利润率（10）</td><td rowspan="4">经营者基本素质（18）
产品市场占有率（16）
（服务满意度）
基础管理水平（12）
发展创新能力（14）
经营发展战略（12）
员工素质（10）
技术装备更新水平（10）
（服务硬环境）
综合社会贡献（8）</td></tr>
<tr><td>资产经营状况
(18)</td><td>总资产周转率（9）
流动资产周转率（9）</td><td>存货周转率（5）
应收账款周转率（5）
不良资产比率（8）</td></tr>
<tr><td>偿债能力状况
(20)</td><td>资产负债率（12）
已获利息倍数（8）</td><td>现金流动负债比率（10）
速动比率（10）</td></tr>
<tr><td>发展能力状况
(24)</td><td>销售（营业）
增长率（12）
资本积累率（12）</td><td>三年资本平均增长率（9）
三年销售平均增长率（8）
技术投入比率（7）</td></tr>
<tr><td>100%</td><td colspan="2">80%</td><td>20%</td></tr>
</table>

表 6－2　上市公司绩效评价指标体系与指标权数表

评价内容（权数 100）	基本指标（权数 100）	修正指标（权数 100）
一、资本效益状况（35）	净资产收益率（20） 总资产收益率（15）	营业利润率（7） 盈余现金保障倍数（8） 股本收益率（8） 资产规模系数（12）
二、资产经营状况（15）	总资产周转率（8） 流动资产周转率（7）	应收账款周转率（次）（9） 存货周转率（次）（6）
三、偿债能力状况（15）	资产负债率（8） 获利倍数（7）	速动比率（5） 现金流动负债比率（5） 带息负债比率（5）
四、发展能力状况（20）	营业收入增长率（10） 资本扩张率（10）	累计保留盈余率（3） 三年营业收入增长率（3） 总资产增长率（4） 营业利润增长率（4） 资产规模系数（6）
五、市场表现状况（15）	市场投资回报率（10） 股价波动率（5）	

我国的《国有资本金绩效评价规则》和《国有资本金绩效评价操作细则》，是一套较以往相对完善的国有资本金绩效评价系统：①首次把企业的整体素质、内部控制、公众形象、未来潜力四个方面的非财务指标纳入绩效评价系统，反映了企业的生产经营状况和远景规划，具有一定的创新价值，在我国企业绩效评价的实践中起到了积极的作用。②将工商类竞争性企业绩效评价指

标体系分为三个层次。③对指标采取了综合评分的方法。该体系的推出和实施标志着新型企业绩效评价体系和制度在中国的初步建立。尽管国有资本金绩效评价指标体系是在传统绩效评价指标体系不适应现代企业绩效评价的历史条件下产生的一套较科学的评价指标体系，但它仍存在以下局限性：①没有将企业对雇员、顾客以外的利益相关者纳入绩效考评。②评议指标都是非计量指标，主观随意性较强。③设计的评议指标有些过于综合，覆盖面较大。④该体系是以投资收益率为核心、以工商类竞争性企业为评价对象设计的，使用范围受到限制。⑤评议指标设计的指导思想偏重于政府的管理要求，忽视企业战略经营管理的要求，而且邀请的专家对企业的具体情况不一定了解，给出的建议未必切合实际。⑥该体系主要运用历史数据对企业进行静态分析。目前我国市场竞争日益激烈，产业政策不断调整，企业发展不确定性因素增大，而静态分析不能准确反映企业动态，不能充分关注企业或有事项及期后事项对企业的影响。因此，还应该关注非财务指标。⑦权重配置不合理。该评价体系的指标权重采用的是固定权重。对于不同的利益主体，其关注企业财务状况的着眼点是不同的，因此固定权重无法满足绩效评价中各利益主体的实际需要。另外，不同行业或不同经营环境，企业的盈利水平及合理的盈利率、偿债指标等都是不同的，固定权重未能考虑企业行业及经营环境的区别。⑧评价指标体系缺乏时效性，对企业工作的现实指导意义不明显。现行企业绩效评价体系的一个核心内容是以企业的实际指标数值与标准值进行比较计算得出评价结果。但是，由于指标标准值的确定具有滞后性，通常是在获取全部企业数据的基础上，采用统计手段确定出平均值作为标准值，因此，严重影响了评价体系的时效性。

三、平衡计分卡

平衡计分卡（Balanced Score Card，BSC）是由美国哈佛商学院著名管理大师罗伯特·卡普兰和复兴全球企业创始人兼总裁大卫·诺顿在对 12 家在绩效评价方面处于领先地位的大型企业进行了为期一年的研究基础上提出的一种以信息为基础的管理系统。平衡计分卡主要用于分析哪些是完成企业使命的关键性成功因素以及评价它们的项目，并不断检查、审核这一过程，以把握企业绩效评价真实、客观的方法。它以信息系统为基础，通过对企业绩效驱动因素的系统性考虑，从多个角度平衡评价企业绩效。同时，它还将企业战略目标与企业绩效驱动因素相结合，动态实施企业战略。自平衡计分卡方法提出之后，其对企业全方位的考核方法及关注企业长远发展的观念受到了各界的充分重视，许多企业都尝试着引入平衡计分卡作为企业管理的工具，这使平衡计分卡的应用广度每年以成倍的速度扩大。平衡计分卡被称作 20 世纪 90 年代最重要的管理会计创新，是针对杜邦体系的缺陷而设计的一种替代指标体系。平衡计分卡包括 4 个方面的内容（见图 6－1）：

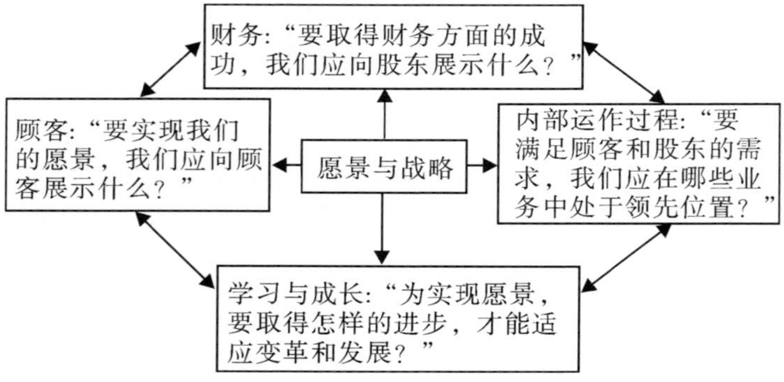

图 6－1　平衡计分卡的四个维度

（1）财务维度。财务绩效量度可以显示出企业策略的实施与执行，对于改善本期净利是否有所贡献。财务目标通常与获利能力有关，如产生现金流量等，而衡量标准往往是营业收入、资本运用收益率，或经济附加值。企业在不同的生命周期，有不同的财务目标，然而企业的生命周期与衡量策略的财务议题可相互结合。同时将企业的生命周期分为三个阶段：成长期、维持期和收割期，而此三个时期的企业策略，都受到三个财务性议题的驱使，分别为收益成长与组合、降低成本/改进生产力、资产利用/投资策略。处于不同生命周期的企业可依照公司的策略，分析出各财务性议题适合的绩效衡量指针。

（2）顾客维度。顾客是企业获利的主要来源，因此，满足顾客的需求便成为企业追求的目标。在这个维度中，管理阶层确立他们希望事业单位竞逐的顾客和市场区隔，并随时监督事业单位在这些目标区隔中的表现。同时也协助企业明确地传达自己的价值主张来吸引和保留目标顾客，且价值主张是核心顾客成果量度的动因。而核心顾客的量度包括顾客满意度、顾客延续率、新顾客争取率及顾客获利率等。

（3）内部运作过程维度。内部动作过程维度目的在于满足股东及达成顾客维度目标，因此在制订这个维度的目标与量度时，应先作企业价值链分析，将旧有的营运流程改善以达到满足财务及顾客需求的目标，建立一个能解决目前及未来需求的完整内部过程价值链，一个企业共通的内部价值链模式，包含三个主要的企业流程：创新、营运及售后服务，由了解顾客需求以创新并用以设计新的营运流程，而再经由售后服务流程到经由内部价值链来满足顾客和股东的目的。

（4）学习与成长维度。这个维度主要着重于员工绩效的衡量，员工成长相当于企业的无形资产，有助于企业的进步。而这个维度主要的目标是为其他三个构面的目标提供基础架构，并且是驱动前三个维度获得卓越成果的动力。为了创造长期的成长与进步，确立企业的基础架构，企业的学习与成长来自三个方面：人、系统、组织程序。在其他三个维度中，往往会显示人、系统、程序的实际能力以及其与目标间的落差，企业可借学习与成长维度达到缩小落差的目的，其衡量指针包括员工的满意度、延续率、培训、技术等。

这四个层面各有侧重却又相互联系。企业可根据自身的实际情况和所要采取的战略，为各评价层面设计适当的评价指标，并赋予不同的权重，由此形成一套完整的绩效评价指标体系，用以沟通企业目标、战略及企业经营活动，实现企业财务目标与非财务目标、短期目标与长期目标、内部目标与外部目标、领先目标与滞后指标、局部目标与整体目标间的平衡。

四、熵值综合评价法

熵（Entropy）原本是个热力学概念，由申农（Shannon）引入信息论，现已广泛应用于工程技术、社会经济等领域。根据信息论的基本原理，信息是系统有序程序的一个度量，而熵是系统无序程序的一个度量，二者的绝对值相等，但符号相反。熵值法是用于多对象多指标体系的综合评价方法，是根据各项观测值所提供的信息量的大小来确定指标权重，能够深刻地反映指标信息熵值的效用价值。

（一）基本原理

在信息论中，熵是对不确定性的一种度量。信息量越大，不确定性就越小，熵也就越小；信息量越小，不确定性越大，熵也越大。根据熵的特性，可以通过计算熵值来判断一个事件的随机性及无序程度，也可以用熵值来判断某个指标的离散程度，指标的离散程度越大，该指标对综合评价的影响越大。

（二）熵值法步骤

（1）选取 n 个样本，m 个指标，则 x_{ij} 为第 i 个样本的第 j 个指标的数值。（$i=1, 2, \cdots, n$；$j=1, 2, \cdots, m$）

（2）指标的标准化处理：异质指标同质化。由于各项指标的计量单位并不统一，因此在用它们计算综合指标前，先要对它们进行标准化处理，即把指标的绝对值转化为相对值，并令 $x_{ij}=|x_{ij}|$，从而解决各项不同质指标值的同质化问题。而且，由于正向指标和负向指标数值代表的含义不同（正向指标数值越高越好，负向指标数值越低越好），因此，对于高低指标用不同的算法进行数据标准化处理。其具体方法如下：

正向指标：

$$x_{ij}^{'}=\left[\frac{x_{ij}-\min(x_{1j}, x_{2j}, \cdots, x_{nj})}{\max(x_{1j}, x_{2j}, \cdots, x_{nj})-\min(x_{1j}, x_{2j}, \cdots, x_{nj})}\right]\times 100$$

负向指标：

$$x_{ij}^{'}=\left[\frac{\max(x_{1j}, x_{2j}, \cdots, x_{nj})-x_{ij}}{\max(x_{1j}, x_{2j}, \cdots, x_{nj})-\min(x_{1j}, x_{2j}, \cdots, x_{nj})}\right]\times 100$$

则 $x_{ij}^{'}$ 为第 i 个样本的第 j 个指标的数值。（$i=1, 2, \cdots, n$；$j=1, 2, \cdots, m$）。为了方便起见，仍记数据 $x_{ij}^{'}=x_{ij}$。

（3）计算第 j 项指标下第 i 个样本占该指标的比重：

$$p_{ij}=\frac{x_{ij}}{\sum_{i=1}^{n}x_{ij}}, \ (i=1, 2, \cdots, n; j=1, 2, \cdots, m)$$

（4）计算第 j 项指标的熵值。

$$e_j=-k\sum_{i=1}^{n}p_{ij}\ln(p_{ij})$$

其中，$k>0$，$k=1/\ln(n)$，$e_j\geqslant 0$

（5）计算第 j 项指标的差异系数。对第 j 项指标，指标值的差异越大，对方案评价的作用就越大，熵值就越小，定义差异系数：

$$g_j = \frac{1 - e_j}{m - E_g}$$

式中，$E_g = \sum_{j=1}^{m} e_j$，$0 \leqslant g_j \leqslant 1$，$\sum_{j=1}^{m} g_j = 1$

（6）求权值：

$$w_j = \frac{g_j}{\sum_{j=1}^{m} g_j} \qquad (1 \leqslant j \leqslant m)$$

（7）计算各样本的综合得分：

$$s_i = \sum_{j=1}^{m} w_j \cdot p_{ij} \qquad (i = 1,\ 2,\ \cdots,\ n)$$

五、因子分析法

因子分析法（Factor Analysis）是由心理学家 Charles Spearman 首先提出的。目前，该方法在自然科学领域中的应用越来越广泛，它的基本思想是通过对原始指标相关矩阵内部结构的研究，找出能控制所有指标的少数几个不可观测的公因子（彼此之间不相关），每个指标可以近似表示成公因子的线性组合，以较少的公因子来代替多个指标从而达到简化分析的目的。同时通过对不同因子进一步旋转，可以对指标进行较为科学和清晰的分类。根据变量间的相关性大小，把变量分组，使得同组内变量之间的相关性较高，但不同组内变量之间的相关性较低。每组变量代表一个基本结构，这个基本结构称为公共因子。根据统计分析理论，相关的一组指标中，每个指标的变动都是公共因子和特殊因子共同作用的结果，因子分析法的目的就是要找出其中的公共因子，以便对被评价对象的变动情况作出科学的解释。因子分析的模型如下：

$$\begin{cases}x_1 = a_{11}f_1 + a_{12}f_2 + \cdots + a_{1m}f_m + \varepsilon_1 \\ x_2 = a_{21}f_1 + a_{22}f_2 + \cdots + a_{2m}f_m + \varepsilon_2 \\ \vdots \\ x_m = a_{m1}f_1 + a_{m2}f_2 + \cdots + a_{mm}f_m + \varepsilon_m\end{cases}$$

其中，x_1，x_2，$\cdots$，x_m为实测变量；f_1，f_2，$\cdots$，f_m为公共因子；ε_1，ε_2，$\cdots$，ε_m为特殊因子。因子分析法的具体步骤如下：

（1）确定变量进行因子分析的适用程度。因子分析是从众多的原始变量中综合出少数具有代表性的因子，其前提条件是原有变量之间具有较强的相关性，否则无法找出其中的公共因子。因此可采用巴特利球形检验和 KMO 检验来确定变量的相关程度。

（2）计算特征值，提取主因子。特征值是指每个变量在某一公共因子上的因子负荷的平方总和。计算相关矩阵的特征值 λ_1，若 $\lambda_1 \geqslant \lambda_2 \geqslant \cdots \geqslant \lambda_m$，则根据方差累计贡献率提取公共因子，其个数为 P。

（3）因子旋转。为了更好地解释因子，必须对负荷矩阵进行旋转，旋转的目的在于改变每个变量在各因子的负荷量的大小。一般可以使用正交旋转中的方差极大正交旋转法。

（4）计算因子得分并分析评价。主因子变量确定后，可计算各因子在每个样本上的具体数值，这些数值就是因子的得分，形成的新变量称为因子变量，它和原变量的得分相对应。然后，利用因子变量对样本进行分类和评价，进而达到降维和简化的目的。

然而，采用该方法所得的分析结果受原始指标间相关程度均衡性的影响，且因为因子得分是估计值，其综合评价值不如主成分分析所得的综合评价值准确。

第七章　生物医药企业绩效评价的体系设计

第一节　生物医药企业绩效评价的指导思想

一、传统企业绩效评价体系的缺陷

企业绩效评价是企业经营管理的一项重要内容，它是经济体系中的核心问题，起着一种导向性的作用，这种导向性作用的良好发挥，不仅有利于对企业经营绩效进行客观、正确的评价，而且有利于企业的发展，否则会误导企业。财务评价指标本身所存在的局限性也是绩效评价体系创新的一个原因。这些局限性主要包括：财务指标过于注重历史而且是向后看（Backward - looking），缺少对未来业绩的预测能力，有可能对短期业绩和不正确的行为进行奖励，无法及时抓住企业的关键机遇，不能发现价值创造的动因，对无形资产例如人力资本的考虑不足，等等。许多公司试图通过引入非财务评价指标创造更宽泛的指标体系，希望不但能抓住公司的价值，而且还能抓住价值创造的因素。在竞争激烈的环境中，许多公司都在进行管理创新。这些管理创新需要有关企业方方面面的信息，不但包括财务、经营成果方面的信息，还包括非财务与经营过程的相关信息。传统绩效评价体系已经无法满足这一信息需要。例如，许多公司正在采用全面质量管理（TQM）计划，而许多管理会计研究者称有效的 TQM 需要及时、详细的过程信息以辨明缺陷的所在，这些信息无法从概括性的会计数据中得到。总体而言，传统绩效评价系统的缺陷主要体现如下：

（一）杜邦财务分析体系

杜邦财务分析体系是一种因素分析法，一经问世便风行世界，为通用、松下等众多大型企业竞相采用，并在以后几十年中成为普遍使用的企业绩效评价系统。但杜邦分析体系就财务论财务，对企业绩效评价和考核没有深入到经营管理的过程中去，不能全面、动态地反映过程中的问题，也不能与企业的战略目标及战略管理手段实现有机融合。另外，由于所产生时代的局限性，使杜邦体系只重视内部经营管理而忽视了对外部市场的分析考核。具体如下：

（1）杜邦财务分析体系没有包含资产成本这一重要因素。没有包含资产成本这一重要因素而导致杜邦分析体系存在不可忽视的缺陷。企业通过从股东处筹集的资本必须承担相应的资产成本，即企业可以从现有资产获得的、符合投资人期望的最小收益率。倘若企业在经营过程中仅仅以净利润作为衡量股东财富的标准，而忽视资产成本的存在，就会导致企业为追求短期利润而盲目投资，给企业的长期发展带来不利影响。

（2）权益净利率指标单一。单纯地用权益净利率这一指标来反映企业经营者的运营能力，往往会导致经营者为追求企业的高利润、社会的高评价，而作出错误的投资决策，使企业在权益净利率增长的情况下实际利益却受到损害。当企业的经营财务状况处于低谷时，经营者往往会选择一个能够提高权益净利率，但会给企业带来亏损的项目，借此来达到提高企业业绩的目的，然而这种错误的决策却给企业带来表面“盈利”而实际“亏损”的不利局面。再者作为杜邦分析法核心指标的权益净利率，与现金流量指标相比，不够真实，容易受公司操纵。现金流量表是根据收付实现制编制的，可以减少人为操纵的空间，因此通过对现金流量的分析能评价企业的收益质量及获取现金的能力，预测企业未来的现金流量，准确地判断企业的偿债能力。

（3）计算总资产利润率的“总资产”与“净利润”不匹配。总资产是全部资产提供者享有的权利，而净利润是专门属于股东的，两者不匹配。由于总资产净利率与“投入与产出”不匹配，该指标不能反映实际的回报率。为了改善该比率，要重新调整其分子和分母。

（4）无法有效地满足企业加强内部管理的需要。一方面，杜邦分析法主要是利用股东权益收益率、资产净利率、权益乘数等主要财务指标间的关系综合分析企业财务状况。这些资料主要来源于企业过去的财务报表，实际上是利用过去的财务资料对企业过去的财务状况进行分析。另一方面，该方法所用的资料主要源于财务报表，未能充分利用成本分析数据、风险分析数据等管理会计的资料，不利于企业加强内部控制。

（5）未能反映企业的经营风险及财务风险。在激烈的市场竞争中企业经营风险是不可避免的，且经营风险会导致财务风险。如产品销售不畅或产品售价降低会给企业的收益造成不确定性；利率调高，会增加财务费用，增加筹资成本，从而影响企业的利润，引发财务风险。在当前市场竞争中越来越激烈的情况下，风险分析更加需要引起重视。

（6）不能反映上市公司的经济技术指标。如股东权益股份，每股净资产、合并利润表中的“少数股东本期收益”项目等。现有的杜邦财务分析体系中，以净资产收益率为核心指标存在一些问题，它不完全符合上市公司股东财富最大化的要求。股东财富最大化是对企业未来价值的认可，考虑了时间价值和风险因素，而净资产收益率是权责发生制下对财务报表的反映，不能完全衡量股东价值。

（7）现有杜邦财务分析体系所采用的数据都来自资产负债表、利润表和利润分配表，没有反映企业的现金流量。利润指标在财务分析体系中起到了承上启下的连接作用，但是利润指标提供的财务信息远弱于现金流量。因为在实际中，现金流量对于一个企业经营活动是否顺畅至关重要，现金流量信息是财务分析者对企业的财务状况作出准确判断的重要依据。财务分析者通过对现金流量的分析，可以得到企业现金流量的来源、结构、数量等重要信息，从而可以对企业经营资产的真实效率和创造现金的能力作出正确判断，因而也可以由此认识企业的偿债能力以及推断企业未来财务的发展趋势。

（二）平衡计分卡

平衡计分卡被称作20世纪90年代最重要的管理会计创新，是针对杜邦体系的缺陷而设计的一种替代指标体系。它包括表明过去行动结果的财务指标，同时用顾客满意度、企业内部运行、组织的创新和学习等方面的业务指标反映未来财务业绩的动因，以补充财务指标，同时从多个方面对企业的业绩进行测评。平衡计分卡首先是战略管理系统，其次才是绩效评价系统，绩效评价是建立在战略管理与日常管理基础之上的，因此如果企业的管理水平尚未达到这一要求，就不能使用这一方法。此外其评价体系没有对股东、雇员和顾客以外的利益相关者予以足够的重视。平衡计分卡自产生以来，在一些公司应用中取得了良好的效果，被给予了较高的评价，但从总体来看，实行平衡计分卡的公司数量还不是很多，并且时间也不是很长，这种绩效评价系统还处于实验阶段，还需要在更广泛的和更长时间的实践中加以补充和完善。

（1）平衡计分卡没有明确表示不同方向的多个业绩评价指标

应该如何进行权衡。平衡计分卡中的多个指标代表了多个不同方向，而同时令多个方向的目标最大化是不可能的。Wruck，Jensen和Barry（1991）曾举过一个例子，一个小的非营利性公司试图同时使12个不同方向的目标最大化时而濒临倒闭。Cools和Van-Praag（2000）对多目标对公司不利的假设进行了检验，通过检验80家荷兰公司由1993—1997年的数据得出“本书的结果表明了确立单一的创造价值的目标的重要性”。Jensen（2001）也论述了这一问题，指出多目标等于无目标。Larcker和Meyer（1997）在对平衡计分卡的应用结果的实证检验中，指出未来需要研究的是“精确定义‘平衡’是什么”。平衡计分卡要求经理人员在同一时期使多个方向的目标最大化，而没有明确这些指标之间的权衡是如何进行的，这会使经理人员在决策时感到困惑，同时也带来了问题。虽然“平衡”的要求可能让一个管理者努力在多个方面做得更好，但是提高一个指标的行为可能导致其他业绩评价指标的短期下降。为了克服这个问题，罗伯特·卡普兰和大卫·诺顿（1996）指出：可以使用一种制度，令经理人员即使在某些评价方面做得好但其他方面做得不好时也无法得到奖金。然而，这种做法带来的一个潜在问题是可能使经理人员避开一些投资，这些投资从短期看可能会使某些方面的业绩下降，但是从长期看是有利于公司发展的。因此，这种决策是不利于公司长远发展的。

（2）平衡计分卡中的多个系列的评价指标削弱了绩效评价体系在企业中的作用。在平衡计分卡中，多个财务和非财务指标的运用使绩效评价指标体系中包括很多个系列的指标，有关“信息过载”（information overload）问题的研究指出大量的指标一旦超过经理人员决策时的处理能力，反而会降低企业业绩。多个系列的评价指标也分散了经理人员的精力，减少了绩效评价指标体系的有效性。一项由可选择的薪酬战略研究协会所做的研究表明，当一个激励计划采用3～5个评价指标时，使企业业绩受益最大，当采用更多的指标后，会令企业业绩下降（McAdams 和 Hawk，1994）。Perrin（1996）对平衡计分卡的运用所做的一个调查发现，40%的回应者认为大量的指标削弱了评价体系的作用。可见，平衡计分卡由于包括多个方面的绩效评价指标，在克服了传统绩效评价体系缺点的同时，也带来了新的问题。

（3）平衡计分卡没有明确企业绩效是如何被评价的。卡普兰和诺顿的平衡计分卡没有提供“计分卡”应该提供的分值。他们的系统与其说是一个计分卡，不如说是能告诉经理人员有关企业的价值增长的驱动因素的工具箱。平衡计分卡可以帮助经理人员理解什么是其企业价值创造的因素，这些价值创造因素即企业的业绩驱动因素可以影响企业的业绩，但是它们本身不是决定企业业绩的标准。

（4）平衡计分卡中的业绩评价指标很难既适合评价公司业绩又适合评价管理层业绩。平衡计分卡的有关文献指出应该使业绩评价指标适合每一个企业单位，这表明适合公司层面的业绩评价指标可能不适用于更低的雇员层面。Perrin（1996）的调查发现超过1/3的回应者指出很难把平衡计分卡的目标分解到更低的组织层面。Schiff 和 Hoffmann（1996）的实验提供了一些证据，表明企业是使用不同指标来评价组织绩效和管理者业绩的。当采用一个既包括财务指标又包括“软性”的非财务指标的计分卡时，参与者在评价企业单位的业绩时主要强调财务指标，而在评价管理者业绩时强调非财务指标。因此，平衡计分卡是否可以把企业绩效评价与经理人员薪酬激励制度联系在一起是一个尚待研究的问题。如果无法相联系，那么平衡计分卡在企业中的作用会大打折扣。

（三）国有资本金绩效评价体系

我国《国有资本金绩效评价规则》和《国有资本金绩效评价操作细则》是一套较以往相对完善的企业绩效评价指标体系。它首次把企业的整体素质、内部控制、公众形象和未来潜力四个方面的非财务指标纳入绩效评价系统，并将工商类竞争性企业绩效评价指标体系分为三个层次，还对指标采取了综合评分的方法。该体系的推出和实施，标志着新型企业绩效评价体系和评价制度在中国的初步建立。但该体系也没有将企业对雇员、顾客以外的利益相关者纳入绩效考评。2002 年 2 月国家五部委对《企业绩效评价操作细则》做了修订和完善。尽管如此，我国上市公司绩效评价体系仍然有一定的局限性。主要是因为随着卖方市场向买方市场的转变和市场竞争的加剧，企业管理的重心逐步由成本管理向客户管理转变，单纯地以财务指标作为绩效评价指标的缺点暴露无遗。具体而言，我国现行的企业绩效评价指标有以下几个方面的局限：

（1）单纯地以财务指标作为绩效评价的依据，难以全面反映企业的经营绩效。以财务指标为中心的绩效评价体系，容易导致企业经营活动的短期行为，为了追求短期利润的最大化，企业常常推迟资本投资，从而造成发展后劲不足；缺乏战略性考虑，无法提供产品质量、顾客响应度等方面的信息；鼓励局部优化，而不是全局最优化；无法提供有关“顾客需求什么”、“竞争对手是如何运作的”等方面的信息，为企业决策提供的支持十分有限；只能提供历史绩效信息，无法预测未来的绩效发展状况，应用的范围受到限制。鉴于财务指标自身存在的缺陷，越来越多的学者倾向于引入非财务指标。相对于财务指标，非财务指标具有评价更加及时、准确；与企业的目标和战略相一致，可以有效地推动企业的持续改进；具有良好的柔性，能够适应市场和企业周围环境的变化等优点。

（2）未考虑资本成本因素，从而导致经营利润的计算不正确。使用会计数据评价企业绩效，很可能会忽略机会成本和货币的时间价值。现有经济指标在计算总资产收益率（ROA）、净资产收益率（ROE）、投资收益率（ROI）和每股收益（EPS）时所用的净收益均未考虑资本成本的因素。因此，有些企业从财务报表和一些评价指标上看似乎是盈利的，但如果将资本成本因素考虑进去，这些貌似盈利的企业则实际上发生了实质性的亏损。

（3）对现金流量指标的关注不够。传统企业绩效评价指标关注的焦点是资产负债表、损益表的有关项目，对现金流量表中的有关指标，如净现金流量、经营活动净现金流量等指标却关注甚少，对投资项目的现金净流量指标基本忽视。然而，现金流动的信息更能体现出财务报告的目标，一般来说，与特定企业关系最直接的财务信息的可能使用者，最为关心的是企业创造有利的现金流动的能力。因此，企业绩效评价指标应是现金流量表、损益表与资产负债表有关项目以及企业投资项目长期现金流量的综合。

（4）缺乏人力资本方面的评价指标。人力资源会计作为一项专门会计来核算人力资源起步比较晚。但随着科技水平的提高，人在经济活动中的作用日益重要。人力资源的价值计量在企业价值评估中应占据重要的地位。因此，企业绩效评价指标体系缺乏人力资本绩效的评价指标，不能不说是一种缺陷。

（四）经济附加值（EVA）

EVA 克服了传统指标的上述缺陷，比较准确地反映了企业在一定时期内为股东创造的价值，整个 EVA 系统的目的就是以价值驱动力和资本成本为中心，确定发放激励薪酬的基础并达成企业内部以及与投资者的良好沟通；应用 EVA 不但符合企业的长期发展利益，而且也符合知识经济时代的要求。作为一种全新的企业价值管理的方式，EVA 的应用还存在一定的困难，经济附加值的应用还存在以下不足：

（1）经济附加值计算上的局限性。经济附加值是一个绝对值，基于不同资产规模所形成的经济附加值是不具备可比性的，因而经济附加值无法感应出企业资本规模的差异。与此同时，经济附加值主要适用于发展相对成熟且稳定的企业，当企业的产品还只是处于初创期或者成长期的时候，大量资金成本被沉淀于企业固定资产及各种营销活动当中，会使计算所得的经济附加值偏低；相反，如果企业的产品处于成熟期或者是衰落期，其市场占有率与利润会逐步减小，以往所沉淀的资本也将逐步收回，这种条件下所计算出的经济附加值必然会偏高，这使得经济附加值在计算上出现较大的误差，不能对企业的经营业绩进行最客观、最准确的评价。

（2）经济附加值与企业管理融合上的局限性。首先，经济附加值是依赖于企业收入实现及费用确认的一种财务处理方式，而这种方式在某种程度上也存在着可操纵的空间，仅仅依靠经济附加值来进行企业经营管理业绩的考核评价，也可能产生一定的偏差；其次，经济附加值过分地重视现实效果，所以不可避免地会产生企业管理者不愿对创新性产品及过程技术进行投资的不良倾向，毕竟在可预见的期限之内，这些投资成本依然是要被部分确认为费用的；再次，经济附加值评价的主要目的是对企业的真实盈利状况进行确认，这就很容易忽视企业未来的成长性，但是，在企业的经营发展当中，成长价值往往是企业的投资价值所在。从这三点来看，经济附加值在企业中的应用还处于相对孤立的状态，无法与企业的经营管理行为有机地结合在一起，在这样的现状之下，不管是对企业的管理行为而言，还是对于经济附加值功用的发挥都会产生一定的影响，使两者在实际执行中存在一定的局限性。

（3）经济附加值管理体系构建方面的局限性。经济附加值由理论转换成为一项有效的管理工具，可以说是企业管理的一种提升，但是要使经济附加值恰当地融入到企业的整个管理、激励以及企业文化整个系统当中，还是一项相对艰巨的任务。以上也已经提到过，经济附加值当前在央企当中的应用还处于相对孤立的状态，仅仅只是发挥其自身的作用，并没有与企业内部的其他管理机制、企业文化以及企业的经营现状相结合，经济附加值这一价值管理体系在评价指标、管理体系、激励制度以及理念体系四个方面的构建也并不完善，4Ms 的概念也并没有被完全应用。这样一来，经济附加值就无法充分发挥其应有的积极意义，自然也不能辅助企业实现经营效益的最大化。

二、生物医药企业绩效评价的指导思想

如前所述，传统的企业绩效评价系统也对生物医药企业产生了很大冲击。结合我国生物医药企业的特点，其绩效评价缺陷表现在：①由于生物医药企业面临着不断变化的技术和市场环境，基于财务报表的静态的传统绩效评价在时间上的滞后，根本不能为生物医药企业管理者提供及时、有效的和关于未来的信息指导；②影响生物医药企业长期发展目标的市场要素及知识和智力资本要素难以进入财务报表并进行绩效评价；③仅依赖财务评价，会使企业管理者过分重视取得和维持短期的财务成果，在短期绩效方面投资过多，而在长期价值创造方面投资过少，从而影响企业的持续发展；④传统绩效评价或是单方面的，或是局部的，而且结果与执行动因间联系不强，难以起到使企业内各部门有效协作的作用。生物医药企业强调横向、动态协作，传统的绩效评价难以满足这一点。正是在这样的背景下，通过比较各种企业绩效评价方法的优劣，本章试图探索一套能够对生物医药企业进行科学、合理评价的绩效评价体系。

然而，我国的企业绩效评价模式在评价的广度和深度上都存在着局限，不能满足现行管理的需要。因此，可以借鉴在绩效评价体系中引入非财务指标的设计思路，针对我国企业的具体情况，建立一个多层面的综合评价体系，扩展业绩评价的视角和层

次，实现企业业绩的短期评价与长期评价的结合，揭示企业业绩的动因，以利于实现企业目标。同理，为了正确地评价生物医药企业的绩效、满足生物医药产业健康发展的需要，本章以系统管理理论与权变管理理论作为指标体系构建的指导思想。与此同时，还应该遵循科学、合理、动态、全面、模型化、可操作性等相关原则。

系统管理理论是指应用系统理论的范畴、原理，全面分析和研究企业及其他组织的管理活动和管理过程，并运用系统管理方法管理企业的理论。系统管理理论的思想方法是，企业是人们创造出来的一个由相互联系、共同作用的各个要素（子系统）组成的开放系统，即企业是一个人造的开放系统。它同外部环境之间存在着动态的相互作用关系，并具有内部和外部的信息反馈网络，能够不断地自行调节，以适应环境和企业本身的需要，从而达到实现个人和组织目标，求得不断发展的目的。根据系统管理理论，在“新经济”条件下，企业的经营取决于内外部一系列因素的作用。因此，绩效评价指标体系设置既要考虑企业组织内部各项影响企业经营成功的重要因素，又要考虑外部环境对企业经营具有重要影响的因素。只有这样，才能使建立的绩效评价指标体系具有系统性、全面性，评价的结论才具有客观性、正确性。

另外，根据权变管理理论，在企业管理中要根据企业所面临的内外环境及其变化随机应变，具体问题具体分析。实践中不存在一成不变的、普遍适用的“最好”的管理理论与方法。绩效评价指标体系也应根据不同企业所具有的不同经营特点、管理特征和经营目标，本着发展的眼光去设计，使之既能够全面反映企业绩效又能够动态更新。因此，本章在设计绩效评价指标体系时应该注意如下问题：

（1）在指标体系中，应该包括非财务指标，并注意财务指标与非财务指标的相互协调。指标体系应同时兼顾公司经营过程和结果，应包括反映企业人力资源素质变化及人员周转的指标，应与企业竞争策略相结合，应做到短期效益与长期效益相结合，尤其应注重设计反映长期效益的指标。

（2）尽管非财务指标很重要，但是它并不能取代财务指标，而应当被视为财务指标的有益补充。针对非财务指标主观性和易于操纵的特点，公司应当考虑加强这些非财务指标的可执行性。

（3）在制定绩效评价系统时，可供选择的指标很多，但是并非选取的指标越多越好，过多的指标的存在势必产生信息过载，使每个指标的重要性丧失。当然，必须指出的是指标选取范围过小也同样存在风险，会产生系统机能失调。

（4）根据权变理论，当企业的竞争策略、经营环境改变时，指标体系也应随之改变，即应随时调整评价指标体系以增强其适用性。

第二节 生物医药企业绩效评价的设计原则

一、我国企业绩效评价体系的模式

当前我国企业采用的绩效评价体系可以分为财务评价模式、价值评价模式和平衡评价模式。

1. 财务评价模式

财务评价模式以企业经营成果的评价为导向，它所使用的绩效评价指标主要是从会计报表中直接获取数据或根据其中的数据计算的有关财务比率。其财务指标主要有：利润指标、投资收益率、销售收入、现金流量、营运能力、盈利能力、偿债能力等。采用财务指标模式评价，可以反映企业经营状况和管理层的经营成效。执行统一的规范获取数据，最大限度地减少数据的人为调整，但单纯的财务指标不能反映一些十分重要但无法用会计数字表示的企业经营活动情况。过度注重财务指标，容易导致企业当局的机会主义和短期行为。

2. 价值评价模式

股东财富最大化是价值评价模式的核心内容，是它的导向。价值评价模式站在股东的角度来评价企业的业绩，能够有效地将企业战略与日常业务决策联系在一起，最终为股东创造财富。尽管价值评价模式试图建立一种优于财务评价模式的绩效评价体系。但是它的评价指标主要还是通过对财务数据的调整计算出来的货币量指标。由于经济附加值指标评价的单一性，价值评价模式无法控制企业的日常业务流程。由于经济附加值指标的可调整性，无法解释企业内的成长性机会，即经济附加值在计算中对会计信息进行了调整，这些调整可能去掉了企业经营者用来向市场传递企业未来发展机会的信息。

3. 平衡评价模式

平衡评价模式以战略目标为导向，统筹企业营销、生产、研发、财务、人力资源等部门之间的协调统一，通过指标间的平衡关系以及战略指标和关键指标的选取，来体现出企业不同利益相关者的期望，从而实现企业价值最大化的目标。在平衡模式中，比较有代表性的，并引起广泛关注的是平衡计分卡。平衡记分卡反映了财务与非财务衡量方法之间的平衡、长期目标与短期目标之间的平衡、外部和内部之间的平衡、结果和过程的平衡、管理业绩和经营业绩的平衡等多个方面，所以能反映组织综合经营状况，利于企业长期发展。明细的战略是制约许多企业成功实施平衡计分的关键因素。

二、我国企业绩效评价体系的现状

与此同时，我国现行的企业绩效评价体系存在如下的问题：

（一）评价指标设置不够详尽完备

1. 缺少反映无形资产和知识资产的指标

在新经济时代，专利和非专利技术等无形资产成为企业形成核心竞争力的关键因素，评价企业是否有不同于其他企业的独特的竞争优势，其拥有的自创专利及非专利技术项数是一个重要的衡量标准。知识和智力是企业发展潜能的源泉和动力，而无形资产又源于知识和智力。如微软公司的账面资产价值与公司市值之间的巨大差额，这不能不说是知识与智力资本相互作用的结果。所以缺乏反映无形资产和知识资产的评价指标体系不能不说是企业绩效评价指标体系的一大缺陷。

2. 指标权重失衡

绩效评价体系仍沿用了传统的固定权重的方法。对于不同的利益主体，各个指标的相对重要程度是不同的，所以进行指标权重设计时应充分考虑企业绩效评价主体的具体要求，采用固定权重根本无法满足利益主体的实际需要。另外在设计固定权重时，也未考虑企业的行业差别，现在的绩效评价体系被普遍、相同地应用于不同行业的不同企业中，而不同行业、不同组织特征不同，对绩效评价体系也存在着不同的需求。鉴于我国企业绩效评价计分方法以功效系数法为主，综合分析判断法为辅，如果指标权重不合理，将会影响对一个企业的评价结果。从整体上看，财务指标权重过高（占整体指标的 80%），而非财务指标仅占整个指标体系的 20%。财务指标只是定量地对企业的经营业绩作出评价，不能了解产生该结果的原因，非财务指标是定性指标，其所含信息量的宽度和广度要远远大于定量指标，不但可弥补定量指标的不足，还可以纠正过于强调定量指标对企业长远利益所带来的负面影响，使企业绩效评价更具综合性和导向性。而定性指标权重过低会稀释其作用的体现，所以整体指标比例需作进一步调整。在评议指标中，企业基本素质指标权重过高，体现企业基本素质的指标占整个评议指标的40%，这项指标权重过高会影响对企业整体水平的正确判断。设置评议指标的意图在于督促和评价企业的发展能力，而体现企业发展能力的指标却仅占整个评议指标的26%，显然是本末倒置的，所以指标权重有待进一步调整。

（二）评价指标之间缺乏应有的独立性

企业绩效评价指标体系的主要计分方法是功效系数法，辅助方法是综合分析判断法。运用这两种方法时要求各个评价指标之间必须相互独立。然而，评价指标体系中所运用的财务指标相关性较强，缺乏指标间应有的独立性。我国资本绩效评价指标体系采用了杜邦分析法，这就出现了一个问题，财务分析是否等同于评价指标分析。事实上财务分析主要是评价企业如何有这样的经营业绩，要求指标之间相互独立。因此，指标体系的设置与评价方法的采用不够配套，缺乏科学性。

1. 体系中部分指标不可比

现行的绩效评价体系既包括资产运营、盈利、偿债、发展能力指标，也包括企业内部经营管理程序、社会经济价值和发展潜力的各种非财务指标，打破了单纯使用财务指标的局限性，由于财务指标的不同质和不同标准，在使用时往往会出现不可比问题。目前体系中财务指标占很大比重，财务指标与非财务指标的因果关系没有充分体现出来。

2. 缺乏反映企业社会责任情况的指标

社会责任是企业在处理与社会的关系时应承担的责任和义务。任何一个企业的经营业绩都不能用单纯的经济指标来衡量，是否完成其应承担的社会责任同样显得非常重要。虽然现行的指标体系对企业应承担的社会责任有所体现，但指标反映的内容不全面、不准确，在整个体系中所占比例也较小。企业要想长远发展，在竞争激烈的市场中立于不败之地，不但要较好地完成经济指标，还要完成社会责任和使命，才能真正赢得胜利。

（三）指标体系的可理解性和可操作性较差

企业绩效评价指标体系旨在对企业经营效益和经营业绩进行客观公正的判断，以便为有关监管部门提供考核企业经营者的依据，确定企业收入分配政策，为财务监管工作服务，其设置不但应让高层管理人员易于控制，而且还应易于中层管理者及具体执行人员的理解和实施。而现有企业绩效评价指标体系的综合性和全面性不够强，仅局限于企业高层管理人员能直接操作。也只有他们理解自己的行为方向和决策导向，而中层人员及职员则难以理解其行为对指标的影响。因此，这就导致了在具体实施过程中不同的部门、不同的人员各行其是，不能协调一致，难以达到实现企业共同目标的目的。

（四）评价结果不够准确

现行绩效评价体系过于依赖会计核算资料。过于依赖会计核算资料的结果，是增加了绩效评价体系评价结果公正、全面的风险性，使得会计资料一旦出现偏差，即使不是人为有意地做假账，也影响了评价结果的权威性。由于受到会计理论的限制，现行的会计核算本身也具有不确定性，也影响到绩效评价体系。对相同的评价内容，不同的评价者会选择不同的评价指标，这就带来一定的不确定性。在绩效评价过程中由于各种不利因素的存在，使绩效评价结果的准确性受到影响。如不可控因素对企业绩效评价结果的影响，不可控因素又分为系统风险和非系统风险，在评价过程中为了削减其影响，人为对其进行调整，以便达到应有的效果，这就使得评价结果的准确性受损。又如修正指标中的不良资产比率是逆向指标，其比值越小越好，最好是没有不良资产，但是，一般情况下企业都存在一定数量的不良资产，有时企业为了提高资产管理和使用的质量，粉饰资产的运营状况，会在一定程度上减少不良资产的存在，使该指标不能正确地反映企业资产的质量。鉴于此，在进行计算之前，应对其进行适当调整，使评价结果的准确性进一步提高。

（五）对处于临界值的财务指标的处理也不尽理想

企业绩效评价计分方法主要是针对正常经营状况下的企业。但是在评价过程中，也会遇到一些存在各种特殊情况的企业，无法按正常情况进行分数计算。为了解决这些特殊情况，新的绩效评价指标体系采用了人为规定的方法，硬性给一些特殊指标赋值，这样做会使这些指标失去原有的意义，导致评价结果出现偏差。如财务指标定量评价计分的有关规定指出，当企业的净资产为零或负值时，不再计算净资产收益率和资产积累率，这两项指标的评价得分为零。此时，资本保值增值率和三年资本平均增长率指标已无法反映出所有者权益在期初和期末的变化情况，但由于人为对这些指标的修正系数做出了特殊规定，使这些指标在已经没有意义的情况下仍参与计算，这样最终会影响评价得分。

三、生物医药企业绩效评价的设计原则

绩效评价系统的设计原则指导着本章设计系统。国外学者Globerson（1985）和Maskell（1989）对原则的设计提出了自己的观点。Globerson认为：①绩效标准必须从公司的战略目标中选择；②绩效标准应该在从事相同业务的组织间进行可能的比较；③每个绩效标准的目标必须是清晰的；④数据收集和绩效标准的计算方法必须给予明确的定义；⑤绩效标准相对指标优于绝对指标；⑥绩效标准应该在评估组织的控制之下；⑦绩效标准的选择应该通过与相关人员（顾客、雇员和管理者）的讨论得出；⑧客观绩效标准优于主观绩效标准。Maskell提供了绩效评价系统设计的七条原则：①评价方法应和公司的生产战略直接相关；②采用非财务绩效评价；③必须认识到绩效评价随评价对象的不同而不同，一个评价不会适用于所有的部门和场所；④绩效评价随环境的改变而改变；⑤绩效评价应简单并易操作；⑥绩效评价应保持

快速的反馈；⑦评价系统的设计应激发不断的改善而非简单的监督。

然而，传统的企业绩效评价体系只包括财务方面的业绩，偏重于对过去经营成果的衡量，易导致企业急功近利而忽视长期价值的创造，重结果而轻过程，重局部业绩，轻整体效益，难以适应信息时代的管理要求。所以构建现代企业绩效评价体系，应汲取当代发达国家的成功经验，结合我国国情和企业管理实际，形成具有中国特色的企业绩效评价体系。其基本内容应包括以下四方面：

（1）社会性评价及其内容。经济的表面繁荣和增长存在许多隐患，如环境恶化、资源短缺或耗竭等。在评价企业业绩时，首先应对其社会贡献大小作出评价，如环境保护状况、公益建设、行业或区域影响力等。

（2）收益成长性评价及其内容。收益成长性评价指对企业盈利能力和长远发展能力进行的综合评价，主要包括：资本效益状况、资产经营状况、偿债能力状况、发展能力状况等。另外，产品市场占有率、领导班子基本素质、员工素质状况等因素也是必须考虑的内容。

（3）研究开发力评价及其内容。研究开发力评价指企业在生产和改进现有产品时，开发和创造适应市场需要的新产品的能力。对企业业绩进行评价，更不能忽视其无形业绩，应对其科技投入、创新能力等内容进行评价。

（4）组织、制度性评价及其内容。我国有相当一部分中小企业为家族式企业，其组织结构不合理，规章制度不明确，要在激烈的竞争中求生存，必须改善其组织结构，制定有效的规章制度，使其真正成为现代型的企业。

根据对生物医药企业的认识和分析，对其绩效评价系统的设计原则应该包括：①科学完整原则，评价方法是定性和定量、主观和客观方法相结合，要起到对现有企业绩效进行评价，同时激励员工不断地提高绩效的作用；②服务目标原则，绩效评价功能的设定应与公司的战略目标相一致，要体现企业管理层的意志；③简明实用原则，指标的选择不宜过多，应依据评价的目标来决定，评价方法简单不复杂，对象的选择要根据企业的实际情况来确定；④绩效评价指标的选择要根据财务和非财务指标、定性和定量指标、有形和无形指标相结合，并适当提高非财务指标的权重。

具体地说，如果要构建一套有效的生物医药企业绩效评价体系，首先要在兼顾生物医药企业高投入、高收益等特点与绩效内涵的前提下设计有效的绩效评价指标，进而建立一套有效的指标体系。要达到上述目标，设计评价指标时需遵循以下原则：

（1）可行性与实用性原则。设计绩效评价指标的过程，既要从评价目的出发，也要兼顾到客观条件。生物医药企业高投入等特点，往往反映在非财务指标当中，有些甚至很难量化，而指标评价体系是建立在数据基础上的，所以要本着必须根据可行性和实用性的要求，从口径一致，且确保完整、正确的资料中获取评价指标的数据。

（2）全面性与系统性原则。生物医药企业作为企业，其营利的本质属性与传统企业相同，这就要求评价指标的设计能够全面、系统地反映生物医药企业的特点，从而建立一套既相互联系又充分关注生物医药企业特点的指标体系，这样才能使指标的设计更加准确真实地反映出生物医药企业的现状。

（3）可比性与通用性原则。在设计评价指标时，由于反映生物医药企业特点的指标往往具有很强的独特性，所以要充分考虑到指标的口径、方法是否具有动态的可比性，并且也要兼顾空间范围内的可比性。因此，可比性与通用性原则体现在指标的设计过程中，要求指标在统一的核算范围内且在相同的基准点上可以进行量化和比较。既要保证同类指标的可比性，又要确保同一指标具有历史可比性，也就是说设计的指标应该在横向纵向上都有可比性。

（4）科学合理原则。绩效指标的设计必须从高新企业自身特点出发，在沿用传统绩效指标的同时，兼顾或者说侧重高新企业自身特点，并根据这些特点科学地制定相应的特有指标。指标的具体数量根据实际情况而定，这样能充分保证指标设计的代表性及完整的体系性。此外，研究开发的过程、企业的创新能力等方面很难量化，这就需要运用科学合理的方法对这些方面作出客观的评价，这样才能更加科学地反映生物医药企业的情况。

（5）主成分性与独立性原则。根据系统理论，在选择绩效评价指标时，应从众多的备选指标中按照重要程度和贡献率大小提取出相对精炼且最主要的变量。另外，生物医药企业在绩效评价指标设计过程中常常出现信息重叠现象，因此，在设计指标时，尽可能选择各自独立的指标或者科学地对指标重叠的现象进行处理，这样可以提高评价的科学性。

第三节　生物医药企业绩效评价的指标选择

一、我国企业绩效评价体系发展概述

（一）企业绩效评价体系的改进与完善

2002 年 3 月，财政部、国家经贸委、中央企业工委、劳动保障部和国家计委对《国有资本金绩效评价操作细则》进行了修订，重新颁布了《企业绩效评价操作细则（修订）》。修订后的“操作细则”使得企业绩效评价体系更趋完善，评价方法更具公正性、合理性和可操作性。现有国有资本金绩效评价（简称企业绩效评价）是指运用科学、规范的评价方法，对企业一定的经营

期间的资产运营、财务效益等经营成果，进行定性及定量的对比分析，作出真实、客观、公正的综合评判。其基本指导思想是：探索在市场经济条件下政府间接管理企业的有效方法，建立科学规范的企业绩效评价制度，加强政府、社会和舆论监督，促进企业激励与约束机制的形成，推动我国评价体系方法与国际接轨。它主要是以政府为主体的评价行为，由政府有关部门直接组织实施，评价对象主要是对在国民经济中有重要影响的国有企业、国有控股企业以及列入试点的企业集团。企业绩效评价工作遵循“科学性、规范性、公正性和真实性”的原则，按照“内容全面、突出重点、客观公正、操作简便、适应性广”的基本思路制定绩效评价指标体系，评价的基础数据主要来源于被评价企业的评价年度会计决算及财务报告资料。

（二）企业绩效评价体系的内容和指标

企业绩效评价体系分为工商企业绩效评价体系和金融企业绩效评价体系两大类，其中工商企业绩效评价体系又分为竞争性企业绩效评价体系和非竞争性企业绩效评价体系。现以工商类竞争性企业绩效评价体系为例介绍该体系的主要内容。工商类竞争性企业绩效评价体系包括资本效益状况、资产经营状况、偿债能力状况和发展能力状况四个方面。评价指标由基本指标和修正指标、评议指标三个层次构成。基本指标反映绩效评价的基本情况，依据基本指标可形成初步的评价结论；修正指标是根据企业的实际情况对基本指标评价结果的逐一修正，并据此形成企业绩效评价的基本定量分析结论。评议指标是对影响企业经营绩效的非定量因素进行判断，并形成对企业绩效评价的定性分析结论。

另外，由于每项指标在企业绩效评价中的重要性和影响性程度不同，因而需要对不同的评价指标赋予不同的权数。该绩效评价体系按照多层次评价指标体系的特点，采用德尔菲法（专家意见法）和相关性权重法分层次确定每个指标的权数。评价指标体系的总权数设定为100（其中定量指标为80，定性指标为20），同时为便于各层次指标的评价计分，可先将三个层次的指标权重均先设定为100，再通过一定的方法还原为百分制。企业绩效评价指标体系构成及权数参考第六章表6－1。

二、我国企业绩效评价的指标选择

《企业绩效评价操作细则（修订)》（以下简称02体系）是对《国有资本金绩效评价操作细则》（以下简称99体系）的重新修订，两者的不同主要体现在指标的设置和指标权重的分配上。相对于国外发达国家的企业绩效评价的发展，我国在这方面还处于起步阶段，虽然02体系与99体系相比，在许多方面有了较大的改进，但在实践中仍存在一些问题，具体表现在以下几个方面：

（一）绩效评价指标设置

在绩效评价指标设置方面，主要从财务指标和非财务指标两个角度加以分析。

1. 财务指标方面

（1）在指标的设置上，02体系仍以会计收益为依据对各项指标进行计算。实践证明，这种计算方法存在许多缺陷：一方面，容易诱导经营者为在任期内拥有良好的业绩而人为粉饰财务报表，实现账面上的盈利，甚至采取一些不利于企业长远发展但在短期内能够使会计绩效指标带来较快增长的行为；另一方面，会计利润只确认和计量债务资本成本，并将其在计算利润之前扣除，将权益资本成本作为收益分配来处理。经济利润则不同，它是评价业绩的最佳标准，只有企业创造的利润大于其权益资本和债务资本的成本时，它才真正创造了价值。众所周知，资本的使用不是免费的，企业占用的资本会产生机会成本，按照风险与收益对等的原则，权益资本成本甚至还应高于债务资本成本。因此仅以会计利润为基础计算评价指标，而不考虑权益资本成本的补偿，不能反映企业真实的经营绩效。

（2）在基础数据的来源上，02 体系中基础数据主要来源于企业公布的财务资料，而这些资料均是以权责发生制为原则记录的，这就使得绩效评价结果不能反映企业有关现金流量方面的信息，从而产生了一种“怪”现象：有的企业利润情况不错，却没有现金的流入，原因之一就是利润是靠大量应收账款实现的。所以，涉及企业经营绩效评价指标体系时应适量引入现金流量指标，而 02 体系中仅有两项现金流量指标即盈余现金保障倍数和现金流动负债比率，这是不足以全面反映企业的收益质量的。

2. 非财务指标方面

（1）在指标设置上，02 体系包含了 8 项非财务指标，在整个评价指标体系中仅占 20% 的比重，数量较少，且与财务指标的互补性较差，远远不能满足企业长远发展的要求。另外，随着知识经济时代的到来，这些比较难以量化的非财务指标往往成为企业成败的关键因素，而以 20% 的僵化固定比重来评价非财务指标显然对经营者在培植企业核心竞争力方面是极其不利的。

（2）定性分析指标评价的基础数据主要采用德尔菲法（专家评分法）获得，易受专家个人偏好等人为因素的影响，评价结果在一定程度上带有主观随意性，从而使评价目标发生偏离。

（二）绩效评价方法确定

在绩效评价方法确定方面，各财务指标的权重都是根据主观或经验判定事先设定好的，难免会给评价结果带来主观性，导致对某一因素进行过高或过低的估计，使评价结果不能完全反映公司的真实情况。另外，根据受托责任理论，企业绩效评价主体应包括：国家管理机构、资产所有者、重大利益相关方及企业本身。对于不同的利益主体，各指标的相对重要程度不同，而 02 体系在指标权重的设定上仍采用固定权重值，一方面，限制了整个体系的灵活性；另一方面，无法满足企业绩效评价工作中各利益主体的实际需要。

三、我国企业绩效评价指标的调整

开展绩效评价工作的最终目的，一方面是资产所有者或管理当局对于企业一定经营期间的经营效益和经营者绩效作出客观、准确和公正的综合评判，是对历史事实的一种总结；另一方面则是通过总结历史，对企业提出指导性改进意见，促进企业改革与创新。现行评价体系的滞后性在很大程度上限制了企业未来发展的实现。

1. 对资本效益状况评价修正指标的调整

（1）取消资本保值增值率指标。该指标是根据“资本保全”原则设计的，用以反映企业资本保全和增值状况。然而，该指标明显地带有国家管理国有企业的特征，而且资本保值增值率受分红、增减资等经营者无法控制的因素，以及合并与重组等因素的影响，因此在计算时需要剔除这些因素（指标计算时需要扣除客观因素），否则用来考核经营者就不公平。但是在剔除这些因素后，该指标与基本指标即净资产收益率有着非常高的关联度：都能反映净利润与所有者权益之间的关系，两者的重复度较高，不能很好地进行修正。

（2）取消主营业务利润率、成本费用利润率指标。由于不同企业的盈利模式不同，有的企业采用薄利多销、通过扩大销售规模的方式来获取利润，而有的企业通过提供优质服务、提高销售附加值的手段来获取利润，这两类企业的主营业务利润率、成本费用利润率指标就会有很大的不同。对于处于同一行业、规模相同的企业，本书不能断定哪一种盈利模式更佳，即使是同一企业，追求利润率与追求利润的方向也经常不一致。对于利润率与利润，一个重要的特点就是利润率达到最高时利润额并不一定达到最大值，有时提高利润率的行为可能使企业的长期经营目标受到影响，降低企业价值；反之，有时降低利润率却可能增加整个企业的价值。因此，用这两个指标对基本值，可能会“越修越歪”，应予以取消（但如果企业采标进行修正取成本领先战略，则可以保留这两个指标）。

（3）增加总资产营业利润率指标。基本指标中的净资产收益率、总资产收益率指标的分子都是净利润，而净利润可能包含诸多非持续性因素，如投资收益、补贴收入和营业外收支、所得税和少数股东损益（合并报表）等。其中，投资收益、补贴收入、营业外收支有较大的不确定性、持续性较差，不能真实、客观地反映经营者的业绩，应当予以剔除；所得税由于受税收优惠政策的影响，也不能反映经营者的业绩，也应当予以剔除；少数股东损益受股权结构的影响，也不能反映经营者的业绩，同样应当予以剔除。而营业利润则是企业持续盈利能力的体现，能剔除以上种种影响因素，但基本指标计算时使用的是净利润和息税前利润总额，并未完全考虑上述影响因素。因此，增加总资产营业利润率指标可以对基本指标进行更好的修正。

2. 对资产经营状况评价修正指标的调整

（1）取消不良资产比率指标。事实上，随着新会计准则的实施，企业的各种不良资产可以通过提取各种减值准备和坏账准备予以抵消，不会影响基本指标，况且不良资产的界定本身就存在分歧，而且容易被经营者操纵。但即使是提取各种减值准备和坏账准备，也会被操纵，因此应取消该指标。

（2）增加营业现金回笼率指标。因评价资产经营状况的基本指标如总资产周转率、流动资产周转率的分子都是销售收入，因此必须考虑销售收入的质量。营业现金回笼率指标是销售商品、提供劳务收到的现金与销售收入的比率，用以反映销售收入的质量，用此指标可以对基本指标进行更好的修正，比如经营者为获得该项评价的得分以提高利润，通过大量提供商业信用而获得销售收入快速增长的操纵行为，采用此指标可以对此行为进行有效遏制。

3. 对偿债能力状况评价指标计分方法的调整

权衡理论认为，企业有其最佳资本结构点。在该点之前负债带来的收益大于负债成本，增加负债可以提高企业价值；在该点之后，随着负债比率的逐步扩大，财务拮据成本和代理成本越来越大，负债带来的收益小于负债成本，企业价值降低。也就是说，负债比率在此点时，企业价值最大。由此本书可以得出结论，企业的负债比率不是越低越好，也不是越高越好，而是合适最好，因此企业的偿债能力并非越强越好，而是适度为好。然而，根据《企业绩效评价操作细则》的评分办法和财政部统计评价司制定的《企业绩效评价标准值》，可以看出负债比率越低越好，其他的偿债能力指标也是如此。当然，单纯从企业的偿债能力方面来评价，这种方法并没有错，但如果将这个评价结果用来评价企业绩效，显然会导致经营者的努力方向与企业价值最大化的目标相背离。但由于资金结构的权衡理论无法准确计量出财务拮据成本和代理成本，因而无法找到两者之间确切的函数关系，即无法准确地找到最佳资本结构。而且，不同企业在资本结构、筹资渠道与能力、信誉与财务形象、获得政府或股东的支持力度等方面存在较大差异，从而也导致不同企业最佳的负债比率不同。

至此，本书似乎处于两难境地：既无法找到单个企业的最佳负债比率，用一个统一的标准去衡量又不能反映各个企业的实际情况，但企业偿债能力关系到企业的财务安全和企业价值，又不能不考核。那么，只能放弃最优方案而选择次优方案，即选择一个相对合理的标准去评价。本章认为，以行业平均比率作为这个合理的标准是比较合适的，即假设行业平均的负债比率是该行业的最佳比率，选择同行业、同规模企业的平均值作为最佳标准来衡量评价，计分时对应的标准系数为1。企业的负债比率超过最佳负债比率后，随着负债的增加，企业价值的下降速度会逐渐加快，而负债比率在达到最佳负债比率之前，企业价值的增长为平滑的直线，并且不会低于无负债时的企业价值。因此，本书给优秀值、良好值赋予的标准系数为0.4和0.7，给较低值和较差值赋予的标准系数为0.7和0.2，其他的计分方法相同。对偿债能力指标的其他指标如已获利息倍数、速动比率和现金流动负债比率均作同样的调整。

4. 对发展能力状况评价指标的调整

在评价发展能力方面，该体系的评价指标包括销售（营业）增长率、资本累积率两个基本指标和三年资本平均增长率、三年销售平均增长率和技术投入比率三个修正指标。事实上，企业的发展能力包括很多方面，除上述财务指标外，顾客、内部运作过程和学习与成长等方面的指标对企业的发展都会产生非常大的影响，包括顾客满意度、产品和服务的质量、雇员参与和满意方面的指标（如员工满意度和员工培训等）、创新能力、新产品开发能力、市场份额、生产能力方面的指标、供应链价值指标等。显然，这些内容用该体系提供的基本指标和修正指标是无法全面、客观且科学地评价的。为弥补这些不足，在评议指标中加入了产品市场占有率（服务满意度）、基础管理水平、发展创新能力等指标，但这样做不能客观反映企业发展能力的真实情况，从而会产生误导。鉴于此，应做以下调整：

（1）增加企业业务实力指标。由于反映企业发展能力的内容非常繁杂，将这么多内容全部纳入考核指标体系会造成信息过载，所以用业务实力这个综合性较强的指标来进行评价。这个指标的评分可以借用通用电气公司多因素业务经营组合模型中的业务实力评价模型来完成。评分方法采用评议法，根据企业与主要竞争对手的比较情况进行评分，定值以 1 ~5 内的整数表示（5 表示最高），最终的得分经过权数换算作为基本指标的得分。

（2）取消基本指标中的资本累积率指标和修正指标中的三年资本平均增长率指标。由于这两个指标都不是经营者所能直接控制的，而且由于存在资金结构的最佳比例，资本累积并不能反映企业价值，从而用这两个指标评价企业和经营者的业绩显然不科学，因此应取消这两个指标。

（3）增加新产品在销售中的比重和赊销比例这两个修正。原修正指标中有技术投入比率指标反映投入而不反映产出，不能反映研究开发的效果，因此应增加新产品在销售中的比重这个能反映研发实绩的指标。同时，由于销售的增长可能源于信用政策的放宽，在销售增长的同时带来了信用风险的增加，因此增加赊销比例指标对其进行修正。

（4）调整三年销售平均增长率指标的计算方法。原指标体系中该指标的计算公式为：三年销售平均增长率 = ［（当年主营业务收入总额/三年前主营业务收入总额）×1/3 -1］×100%

该公式的分子与分母均是某一年度的收入，在主营业务收入增减平稳的情况下，计算结果能反映三年的平均情况，但是当收入增减不平稳甚至波动较大时，计算的结果就不能反映三年的增长趋势。能较好地反映增长趋势的计算方法是采用直线回归方程，但由于计算复杂故不宜采用，因此用比较接近的方法：将三年间每年的销售增长率进行平均化。

5. 对评议指标的调整

经过以上调整，将原评价指标中的产品市场占有率等内容调整到属于发展能力指标的业务能力指标中。还有部分指标不能反映企业特别是经营者的业绩，也需要进行调整。调整的内容如下：

（1）取消经营者基本素质指标。由于所有者拥有对企业经营者的选择权，从而应该在选择经营者的过程中而不是选择之后对经营者的素质进行评价；同时，对企业绩效评价结果特别是经营者的绩效评价结果，也是对经营者基本素质一定程度的反映，再在评价指标中加入经营者基本素质的内容，变成了类似计算机程序中的“自己调用自己”，混淆了评价过程与结果的关系。因此，应取消该指标。

（2）取消产品市场占有率指标。该指标的内容已经包含在业务能力指标中，为避免重复应予以取消。

（3）将员工素质指标调整为员工满意度指标。人才是企业最重要的资源之一，企业能否适时、适量而有效地获取企业所需要的人力资源并有效地加以利用，是企业能否生存和长期持续稳定发展的关键因素之一，因此在企业绩效评价指标中必须有人力资源管理方面的内容。但人力资源与其他的资源不同，其具有以下特性：一是人力资源是创造企业价值最活跃、最重要的资源；二是人力资源的获得与保有需要企业付出非常大的代价。因此，对人力资源管理的考核包括两方面的内容：一是企业员工的数量、素质和结构是否符合企业生存发展的需求；二是企业的人力资源是否得到充分的开发、利用与激励。而员工素质指标只能考察员工的基本文化与技能水平等，无法反映员工素质、数量与结构是否与企业的需要相适应及其是否得到充分的开发、利用与激励。另外，不同企业价值创造的过程不同，企业对价值链各环节的关注程度不同，那么与此相联系的员工数量、素质和结构要求就不同。比如耐克公司将生产环节全部交给外包企业，自己不生产一双鞋，其结构呈现明显的“哑铃型”，其员工主要是设计、销售和管理人员而没有生产工人，这样的人员素质、结构必然与存在生产环节的企业差异较大。

（4）将综合社会贡献指标调整为经营的合法与合乎社会道德指标。企业经营的目的是获取利润而不是为社会作贡献（社会公益事业组织除外），企业对社会的贡献是企业在获取利润过程中由于遵守法规和社会道德而衍生出来的，比如，按时足额纳税是遵守税收法规、聘用员工提供就业岗位必须符合劳动用工方面的法规、坚守商业诚信符合社会道德及有关消费者权益方面的法规等。企业经营的合法与合乎社会道德是企业生存发展的基础，对企业绩效的评价应该更加关注此基础（合法与合乎社会道德）而不是由此衍生的结果（综合社会贡献），因此须进行调整。然而，由于存在信息的不对称，评价者可能无法获得企业经营的合法与合乎社会道德方面的完整信息，而且对评价者本身的素质要求也比较高，这就要求评价者在评价之前应该通过多种带来一定难度的途径尽可能多地获取这方面的信息，比如，企业的纳税信用等级、产品的质量标准、环保情况、劳动法规的遵守情况、生产经营情况等。

（5）增加风险防范能力指标。由于企业所处的环境和自身存在着一些不确定因素，导致企业在经营过程中总会面临各种形式的经营风险。正因为如此，企业对经营风险的防范措施和机制逐渐成为衡量企业经营业绩的一个重要评价内容。部分国家如德国、澳大利亚等已经通过法律形式明确了企业在风险防范方面的责任。然而，在实际经营中，不同企业可能会面临不同的风险，即使是同一事件对不同企业造成的影响也存在很大差别。由于可能存在一些对企业业绩造成较大影响的其他因素，比如企业集团出于纳税筹划等原因对企业利润进行调控与重新分配、企业与股东之间的利益输送、政府支持、企业集团内部采购等因素，因此在计算评价指标时应尽可能剔除这些因素的影响，对无法剔除的因素予以适当关注，以使评价结果更加客观。以上对指标的调整只是一般性的调整，由于绩效评价需要与企业战略相协调，这种协调表现为选择更具有针对性的评价指标和对指标权重进行调整。

四、生物医药企业绩效评价的指标选择

（一）传统的财务评价指标

1. 盈利能力

企业经营的最终目标是获得经营利润，同样是企业生存与发展的前提，它关系到投资者的利益和债权人、企业经营者的切身利益。由于利润的大小不仅与生产经营的业绩有关，也和生产经营规模大小、经济资源的占用量有关，所以，利润的高低不可以直接衡量盈利能力。盈利能力的大小与资产获利能力和企业产品的综合盈利能力有关，其大小可以用投入产出的比值来衡量，具体包括：

总资产收益率＝税息前利润/资产平均总额×100%

销售利润率＝利润总额/产品销售净额（销售收入）×100%

2. 偿债能力

耿莉萍（2008）认为偿债能力是指企业偿付各种到期债务的能力。只有具备良好的偿债能力，企业才有条件和基础实现快速平稳发展。一般用流动比率和资产负债率两项指标来分别衡量企业的短期偿债能力和长期偿债能力。流动比率主要反映每一元流动负债有多少流动资产作为偿付担保，这一比率越高，债权人的安全程度越高，企业的经营风险就越小。但对于企业来说，流动比率过高会使企业的大量流动资金白白丧失了再投资的价值。一般认为，生产企业的最低流动比率为 2 左右。因为流动资产中变现能力最差的存货约占 1/2，余下的流动资产至少要等于流动负债。长期债务是企业的主要债务。资产负债率反映总资产中有多大比例是通过借款筹来的，体现了企业的长期偿债能力。在投资收益率大于借款利率时，借款越多获利越多，同时财务风险也越大。而举债比率过小，则不利于企业扩大生产规模。按通行标准，资产负债率一般为 40%～60%，过高或过低都对企业发展不

利。偿债能力具体包括：

流动比率＝流动资产/流动负债×100%

资产负债率＝负债/总资产×100%

（二）经营效率

衡量一个企业资产运营的好坏要看企业资产运用的经营结果是否得到充分的体现。由于企业经营所得从不同的角度来看有不同的意义，因此，反映企业资产运营的指标也就不同，通常可用应收账款周转率和产销平衡率两项指标来进行分析。应收账款周转越快，经营所需的流动资金则越少，可以节约大量的流动资金。这一指标能很好地反映企业的资金管理水平。产销平衡率指标反映企业生产成果为社会所承认的程度，能客观地反映企业生产经营的效率。若产销平衡率过低，则说明产品销路较差。经营效率具体包括：

应收账款周转率＝销售收入/平均应收账款×100%

产销平衡率＝产品销售产值/工业总产值×100%

（三）发展潜力

财富最大化是企业的目标之一，在市场环境中，销售收入是企业所占的市场份额，是企业的总量成果，企业的所有者权益不断增长显示了企业规模的扩大，销售额的增长也预示了企业良好的发展前景。故选择以下两项指标来分析发展潜力：

销售增长率＝本期销售收入/上期销售收入×100%

资本保值增值率＝期末所有者权益/期初所有者权益×100%

传统评价指标主要是定量指标，对经营绩效的评价存在一定的缺陷。首先，从定量评价看：①各指标权重是人为事先设定的，评价结果具有一定的主观性；②未考虑企业为达到这些指标所必须具备的相关条件。其次，从企业整体看：①盲目追求高定量指标，过分重视短期财务结果，有可能损害企业长远利益；②忽视企业可持续发展能力和生态环境的改善。另外，传统的定量指标还可能影响企业会计信息的真实性。如果在企业经营、公司上市中完全看定量指标，企业很可能会弄虚作假，如银广夏特大造假案、三九医药会计信息造假案等。

因此，生物医药企业绩效评价指标体系不仅包括定量指标，还应包括定性指标，对其进行验证和补充。生物医药企业绩效评价指标由反映企业资本效益状况和资产经营状况、偿债能力状况和发展能力状况四方面内容的基本指标、修正指标和评议指标三个层次的指标构成。

（1）基本指标。基本指标是评价企业绩效的核心指标，由反映四部分评价内容的指标构成，用以形成企业绩效评价的初步结论。其包括反映资本效益状况、资产经营状况、偿债能力状况和发展能力状况的指标。

（2）修正指标。修正指标用以对基本指标形成的资本效益状况、资产经营状况、偿债能力状况、发展能力状况的初步评价结果进行修正，以产生较为全面、准确的企业绩效基本评价结果。

（3）评议指标。评议指标是用于对基本指标和修正指标评价形成的评价结果进行定性分析验证，以进一步修正定量评价结果，使企业绩效评价结论更加全面、准确。评议指标主要由经营者基本素质、产品市场占有率（服务满意度）、基础管理水平、发展创新能力、经营发展战略、员工素质、技术装备更新水平（服务硬环境）和综合社会贡献等构成。

第四节　生物医药企业绩效评价的体系构建

目前我国采用的企业绩效评价方法除国有资本金绩效评价体系外，一些企业还积极采用了由美国学者和实业界提出的“杜邦财务分析体系”、“平衡计分卡”和“经济附加值”（EVA）等评价方法。这几种绩效评价方法虽各有长处，但每一种方法在企业绩效评价中都还存在着一些缺陷。结合我国企业目前的状况及特点，应采用多因素全面评价原则和定量分析与定性评议相结合的原则，建立多维的基于绩效预算管理的动态的企业绩效评价体系。同时，技术创新是生物医药企业区别于一般企业的最大特征，它促使 R&D 活动成为企业创造价值、持续增长的源泉。大量的生物医药企业经营实践表明，生物医药企业的成长发展潜力取决于企业的技术创新能力。因此，对于生物医药企业来说，技术创新能力的高低显得格外重要。现行绩效评价系统已然不适用于对生物医药企业的评价。因此，建立一套适用于生物医药企业的绩效评价体系已是当务之急。只有这样才能促进我国生物医药企业健康、茁壮地成长。

一、构建企业绩效评价体系的相关要求

（一）绩效评价应该与企业的战略规划有机结合

把绩效评价体系与企业的发展战略有机地结合起来，可以促使企业按照长远的规划发展。在企业绩效评价体系中，应该更强调长远利益的实现，甚至为长远利益而暂时放弃眼前利益。绩效评价指标应来源于企业的战略目标和竞争需要，把注意力集中到企业的战略远景上。

（二）财务指标与非财务指标相结合构建绩效评价体系

企业绩效评价体系应该纠正传统的以财务指标为主的绩效评价体系的不足，但完全放弃财务指标评价，过分注重非财务指标的绩效，企业很可能因为财务上缺乏弹性而导致财务失败。事实上，财务绩效与非财务绩效都是企业总体绩效不可或缺的组成部分：财务绩效通过会计信息系统的表象、结果和有形资产的积累来体现；非财务绩效则通过经营管理系统获得的内涵、过程和无形资产的积累来体现。因此，理想的企业绩效评价体系应是财务与非财务评价指标有机结合的体系。

（三）重视创新发展指标

创新是生物医药企业发展壮大的灵魂，只有通过持续不断地开发新产品，为顾客提供更多具有使用价值的创新产品并提高经营效率，企业才能打入市场，增加收入和盈利，从而增加股东收益。因此，生物医药企业绩效评价体系中应该包括度量企业迅速开发及引入新产品的能力和顾客满意度等方面的指标，用来揭示企业未来的发展潜力。

二、建立企业绩效评价体系注意的问题

（一）可控因素与不可控因素

在衡量企业绩效时，对于无法控制因素所产生的影响均应尽量排除，否则会有失公平。例如，重大意外灾害、原料价格变动、利率调整、汇率变动、执行政策改变等，都应尽量排除在外。此外，对可控制或不可控制的因素，也应明确划分。总之，绩效评价应以可控制因素和可控范围为评价标准。

（二）量化指标与非量化指标问题

量化就是将所要考评的事物或作业予以数量化，通常可用货币金额、产销数量、完成比率等来表示。但并非所有绩效项目均能容易地予以数量化。譬如员工素质、企业形象及履行社会责任等方面的评估，就很难以数字来加以表达。对于非量化指标，企业应该根据其性质或特点充分考虑，从而使评价指标具有客观性。

（三）财务指标与非财务性指标

传统企业经营绩效衡量，多注重可用货币单位计量的财务性指标，大多直接引用会计报表上的数据资料，或转换成相关比率来衡量。然而有些非财务性指标是绩效衡量所必需的，如产品质量、技术进步、创新能力、与客户关系、市场竞争力等，它们对企业长期营运也极为重要。因此，绩效评价应特别重视非财务指

标的运用，以保证绩效评价的全面性。

（四）单一性与多重性

衡量企业绩效时，为实现公平合理，不宜过多采用单一的衡量指标来评定其绩效，应该从企业整体目标及战略规划等多方面综合考虑才能使绩效评价更具客观性。

（五）长期性与短期性

任何单项衡量标准，有可能不是过于强调职能部门的长期绩效，就是过于强调短期绩效。因此，无法实现绩效评价的真正目的。为避免职能部门过度追求短期效益，有损企业的长期发展潜能，绩效评价指标宜长短期并重，以不断提升企业整体的可持续发展能力。

三、生物医药企业绩效评价体系的设计

如前所述，生物医药企业绩效评价指标体系的设立既要考虑企业的盈利能力，同时更要考虑生物医药企业的成长性和发展潜力，因此应体现五个结合：财务指标与非财务指标的结合，定量指标与定性指标的结合，过去绩效评价与未来绩效评价预测的结合，内部层面与外部层面的结合和不断发展与相对稳定的结合。具体来说，生物医药企业绩效评价指标体系应包括六个方面：财务层面评价指标、成长性评价指标、内部利益相关者评价指标、外部利益相关者评价指标、企业可持续发展能力指标和技术创新层面评价指标。

（一）财务层面评价指标

在生物医药企业中，仍然可以沿用现行绩效评价系统关于企业盈利能力、偿债能力、经营能力和发展能力等方面的一系列财务指标，因为生物医药企业仍是一个以盈利为目的的组织，其只有盈利才可能生存下去。由于生物医药企业与传统企业在许多方面存在较大的差异，所以本书在衡量生物医药企业的经营绩效

时，会针对生物医药企业的特点有所取舍、侧重和补充。

1. 现金周转率对于生物医药企业来说更加重要

企业经营能力评价指标可以用于衡量企业资产投入所取得的效果。但生物医药企业应收账款周转率显得更加重要。因为生物医药企业由于自有资金和财力基础十分薄弱，在生物医药产品研究的关键时刻，大部分的资金都是来自于银行和风险投资，这种资金和财力基础并不可靠，因为一旦外部融资出现困难，研究开发所需的资金就难以得到保障，生物医药产品的研究开发也将因此而搁浅。而一般生物医药企业多集中于技术密集型产品的开发与生产，一般不需要大量的原料，并且受技术先进性决定，所产产品应该是最热销的产品，也无须大量存货，所以，应把注意力放在资金周转能力的评价指标上。

2. 关注企业的主营业务收入能力

主营业务是公司的核心业务，是公司的重点发展方向和利润的主要来源。主营业务利润不包括其他业务利润、长期投资收益、营业外收支等，是公司全部利润中最重要的部分，是影响公司整体经营成果的主要因素。由于生物医药公司在证券市场上备受投资人的关注，因此一些公司仅仅借助高科技股的招牌来圈钱或改变形象。所以本书在进行生物医药股评价时，一定要区别伪生物医药股，其中主营业务相关指标就是一个判断的很好的风向标。

3. 注意可能偏高的企业负债比率

一般企业负债比率不宜过高，但属于资本密集型的生物医药企业，由于前期投入的资本巨大，并且多用于购置技术含量比较高的设备，前期的资产负债率和资本负债率通常比较高；而同样的原因使其固定资产比率也较高，流动资产比率较低，短期债务风险很大。生物医药企业非常容易因短期债务不能偿还而导致债权人采取法律行动，给企业的营运带来危机，甚至导致破产，成长性更无从谈起。现实中，大量生物医药企业在短期内破产，大致就是这个原因。所以，要特别重视生物医药企业成长初期的短期偿债能力评价指标。

4. 关注生物医药企业是否具有较高的获利能力

企业的成长目的最终要落实到企业经济实力的增强上，企业获利能力评价指标可以体现企业财富的增长，除“市盈率”指标外，一般是越高越好，说明企业的获利能力比较强，生物医药企业面临巨大的行业风险，要求这些指标保持比较高的比率，特别是成长性比较高的企业，这些指标会更高。世界著名的生物医药投资专家、全美首席生物医药分析师迈克·默菲在《高科技选股策略》一书中提出了两个重要的获利能力评价指标，即高科技企业的“税前销售利润至少占销售额的15%或更高”和“股东权益收益率（净资产收益率）至少为15%或更高”并给出了指标下限，对我国生物医药企业有一定参考意义。

（二）成长性评价指标

生物医药企业的“高”之一就体现在高成长性上。投资者评价生物医药企业并不看重它当前的盈利性和股利支付水平，而是希望公司将主要收益用于扩大再生产以便获取更大的收益，即投资者更看重公司盈利能力的可持续性和盈利能力的增长潜力。成长性指标可以分为三层：企业成长潜力指标、企业成长投入指标和企业成长成果指标。

评价成长潜力能力的指标是一项动态评价指标，是企业短期目标与长期目标的结合。本书介绍两个主要针对生物医药企业成长性判断的财务评价指标：“成长流量”和“成长流量比”，成长流量 = 每股收益 + 每股研发费用；成长流量比 = 股价 ÷ 成长流量。传统上市公司以“市盈率”来衡量股价高低，生物医药企业则应该用动态的“成长流量比”来取代静态的“市盈率”。因为每股收益代表过去已经获得的利润，而每股研发费用代表未来可能实现的利润，在进行投资决策时应把这部分收益计算在内。反映企业成长投入的指标可以考虑研究与开发人员工资增量与全体员工工资增量之比；研究开发费用增量与销售收入增量之比。一般认为，企业成长能力的形成主要依赖于企业不断增长的销售收入，以及企业降低开支而节约的资金和企业创造的利润。因此企业成长成果指标可考虑主营业务利润增长率等，该指标体现了企业主营业务利润对总利润贡献的发展趋势以及对全部利润收益的影响程度。

（三）内部利益相关者评价指标

内部利益相关者主要是指员工，因为技术是人的创造性劳动的结晶，公司雇员的创造力、解决问题的能力、领导能力、企业管理技能等构成了企业的人才资产。人力资本是指企业组织中单个成员所拥有的知识和技能，它存在于个体之中，是一种隐性的知识，是个人所受教育、所具有的经验、对工作和生活的态度以及遗传等因素的综合体。

（四）外部利益相关者评价指标

企业可以定义为一个主要相关利益者群体系统，任何主要的相关利益者群体如顾客和供应商，对企业不满并部分或全部离开企业，都将使企业遭受严重损失，还有可能危及企业的持续经营。所以说，企业与外部利益相关者的关系，将影响到企业能否很好地生存发展。企业的外部利益相关者主要包括：顾客、供应商和金融机构。顾客是企业的上帝，不论企业在其他方面多么优秀，最终的利润都是通过向顾客提供产品和服务而实现。如果企业的产品和服务不能令顾客满意，则企业将不能实现其价值。因此，强大而忠实的顾客群体，对企业发展具有至关重要的作用。供应商是相对于顾客的一个利益相关者，是为企业经营提供原料、设备及其他资源的企业。企业要保证正常的生产，就必须有一批可靠的供应商为其提供必需的物资供应。好的供应商是高质量的保证，卓越的供应商是组织的一项重要资产，企业与供应商保持长久良好的合作关系，将为组织带来丰厚的回报。银行、投资公司等金融机构是企业最重要的融资渠道，与其保持良好的关系，可以提高企业的融资能力，降低融资成本和风险。

（五）企业可持续发展能力指标

经济的表面繁荣和高速增长存在许多隐患，如环境恶化、资源短缺等，高速经济增长的负面效应甚至可能造成实际上的经济倒退，实现可持续发展是人类唯一正确的选择和必由之路。该指标可以从三个方面考虑：

（1）减少能源消耗类指标。评价指标为原料的可回收率（可回收原料成本占产品原料总成本的比率）、产品原料密度（用原料总成本与生产产品的总产值之比表示）。

（2）控制污染类指标。评价指标为污染成本率（每年因污染所支付的成本占产品总成本的比率）、产品的排放物效率（每单位排放物所创造的利润率）。

（3）环境改善投入类指标。评价指标为环保投入资金率（企业环保资金投入占企业总投入的比例）、环保支出率（每年环境保护支出总额占企业总成本的比例）。

（六）技术创新层面评价指标

根据对影响生物医药企业技术创新能力因素的分析，综合地反映企业技术创新能力的各项指标，从技术创新投入能力、技术创新研发能力、技术创新产出能力和技术创新组织管理能力等四方面来构建生物医药企业技术创新能力评价指标体系。

在技术创新投入能力方面的指标有：技术开发费用占销售收入比重，反映财力投入；工程技术人员占职工人数比重，反映人力资源投入；产、学、研相结合创新基地个数，反映研究和开发状况；设备装备水平 = 微电子控制的生产设备净值/主要设备净值。有专家认为，生物医药企业要保持高的成长性，既要达到

"销售收入每年至少成长15%或更高"，也要使"研发费用至少占到营业收入的7%以上"，只有这样，生物医药企业才可以有效地抵御行业风险，获得成长。国外生物医药企业每年都投入大量的人力、物力进行科研开发，我国的生物医药企业表现为许多企业创新乏力，发展后劲不足，企业寿命较短。因此，在对生物医药企业进行评价时，就一定要关注其R&D费用的增长率。

在技术创新研发能力方面的指标有：千人开发新产品数，反映开发能力的有效性；新产品技术领先度，即该项竞争能力所含技术领先当前平均技术的程度，可选用目前国家通行的对科班成果鉴定采用的规范性评语来分级，这个指标反映了开发技术水平；另一个数量方面的指标是技术创新速度，创新速度越快，其他企业跟上的时间就越长。

在技术创新产出能力方面的指标主要有：新产品销售收入占总销售额比重，反映了创新收益；新产品利税率，反映了创新带来的商业利益；新产品销售率，反映了新产品受欢迎的程度。

技术创新组织管理能力的指标有：在促进企业技术创新的众多因素中，最高管理层（即经营者）对技术创新强有力的支持是其重要的一环，所以用最高管理层的态度反映管理当局对技术创新的支持力度；企业制定的激励机制，反映了员工创新的主动性和创造性；用技术创新的风险评估能力反映了企业控制、有效减少技术创新风险的能力；企业各部门之间的协调能力，反映了企业各部门对研发部门的支持力度。由于非财务指标具有前瞻性、战略性及整体性等特点，因此，设立非财务指标对于正确地评价企业绩效是很有必要的。但是非财务指标也存在一些弊端，如：难以量化，指标间关系错综复杂等。因此，在对企业进行绩效评价时，必须将财务指标与非财务指标相结合。

第八章　生物医药企业绩效评价的调查分析

第一节　生物医药企业绩效评价的客观需求

近十多年来，我国陆续出台并实施了一些绩效评价体系，但绩效指标的设计均以财务指标为侧重点，对非财务指标基本没有涉及。为推动我国绩效评价体系与国际接轨，探索在市场经济条件下政府间接管理企业的有效方法，促进企业激励机制和约束机制的健全和发展，1999 年 6 月，财政部等四部委颁发了《国有资本金绩效评价规则》和《国有资本金绩效评价操作细则》，对国有企业绩效的考核采用了新的评价指标和标准，其中既包括财务性定量分析指标，又包括部分非财务性定性指标。该体系具有几个方面的特点：①将投入产出分析作为评价的核心内容；②按照多目标规划原理开展多因素综合评价分析；③将定量分析与定性分析方法相结合；④采用较为客观的统一标准对企业经营成果进行对比分析；⑤采用了分层剖析和递进修正方法；⑥充分运用了现代化信息处理手段。尽管评价指标的设计还存在这样或那样的问题，但它首次把企业的整体素质、内部控制、公众形象和未来潜力 4 个方面的非财务指标纳入绩效评价系统，并将工商类竞争性企业绩效评价指标体系分为 3 个层次，即基本指标、修正指标和评议指标，还对指标采取了综合评分的方法。这些对督促企业同时关注长短期发展能力、提高管理水平和改善人力资源状况具有十分重要的意义。本书有理由相信，经过实践的检验，该指标体系将日趋完善。

如前文讨论了有关企业绩效评价方面的理论与实践，但理论方面的探讨是基于对西方发达国家私有制企业的研究而形成的，其指标多为针对单个企业适用。我国财政部制定的评价指标体系又主要适用于国有大中型工业企业，而此次广州市生物医药企业绩效评价指标体系项目具有其自身的特点和要求：①评价的对象为广州市将近300家的企业，强调体现产业管理的宏观性、动态性和广泛性，有些方面的指标比如学习能力和顾客满意度等数据不可能而且也没有必要一一得到；②广州市生物医药企业在规模上存在很大差异，从事的行业也千差万别，不可能用整齐划一的标准去衡量和考察，主要强调用普遍适用性指标进行考核和评价。③广州市固然存在一些设备先进、管理科学且现代化经营水平较高的企业，但还有不少企业的规模较小，技术设备落后，资金缺乏，管理水平有限，很多还属于小型私人企业，无法照搬对大规模现代化企业和国有大中型企业的评估经验和指标。

基于上述前提，本章在设计指标体系和调查表的时候，参考了目前理论界一些先进的思想和我国财政部颁布的体系标准，结合广州市生物医药实际情况，整理和提炼出现在这套内容较为全面、指标较为科学，兼具适用性和广泛性，基本能满足广州市政府“三性”要求的绩效评价指标体系和调查表。以上是国内外有关企业绩效评价理论与实践的发展现状和最新进展，对企业管理具有普遍指导意义，但缺乏与具体问题、具体环境的结合及相应的分析与改进。广州市生物医药企业绩效评价指标体系项目是针对广州市生物医药企业的实际状况和问题进行的，在参考先进评价理论知识的基础上，还考虑了政府部门产业管理的宏观性、动态性和广泛性要求，同时结合广州市以生物医药企业为主的特点，有计划、有针对性地设计一些更加具体和实用的指标来对广州市生物医药企业的实际生产绩效进行科学分析和评价。

第二节 生物医药企业绩效评价的目标要求

随着中国加入 WTO，政府与企业关系的进一步调整，生物医药企业需要根据产业发展规律，通过政府对企业绩效进行跟踪和监测，督促企业提高绩效，引导和保证企业健康、快速地发展，并在一定程度上促进企业对当地的经济发展作出较大的贡献。本章就生物医药企业绩效评价提出了一些主要目标：

1. 建立生物医药企业绩效评价指标体系

到目前为止，除了一般绩效评价（针对企业员工绩效评价）、企业财务诊断、企业战略诊断、企业营销策略诊断、企业竞争力评价等外，尚没有针对广州市生物医药企业进行企业绩效评价的指标体系。广州市生物医药企业领导具有远见，站在时代的前沿，站在管理的前沿，希望通过建立企业绩效评价体系来推动广州市生物医药企业健康、快速、稳定地发展，推动生物医药企业为广州市经济作出更大的贡献。因此，本项目的任务之首是建立一套适合于广州市生物医药企业实际情况的绩效评价指标体系。该体系作为衡量广州市生物医药企业运行的表现状况的检测工具，要做到对广州市所有企业都是公平、公正和合理的。这套指标体系，既要结合当前理论和实践研究的先进成果，又要结合目标企业的实际情况加以调整和创新；既要能真实地反映出广州市各种企业的基本情况，还要具有较强的可操作性和可比性。

2. 设计企业绩效考察表/调查表

在建立企业绩效指标体系后，根据该体系设计一套科学、合理，又能涵盖全部指标的企业绩效调查表，利用调查表的填写，收集企业绩效数据，了解企业对指标体系中各项指标的认同程度，从而由企业自己来决定各项指标在总分中所占的权重。专家组根据数据的关系结构，设计3个层次的调查表，既变树状指标体系的立体结构为平面结构，又体现出指标体系整体的结构框架，从科学性的角度解决指标体系的权重问题，使得广州市生物医药企业既为指标体系确定权重，又直接和间接给本企业打分，以保证权重的公平性。此外，该调查表还起着沟通企业和政府的作用，充分体现了宏观与微观、静态与动态、目前与长远的关系。

3. 编汇企业绩效评价 Excel 模本

为了给广州市今后的绩效评价带来方便，本项目专家组特为本评价提供了一个以 Office 为基础的评价模本。该模本对调查表数据进行加工处理和分析，由计算机自动计算各企业各项指标得分、最后总分和名次排序，统计企业绩效的总体情况，自动生成一、二级指标和部分三级指标统计图表，使管理者掌握广州市生物医药企业绩效的宏观表现，为制度激励与约束机制提供参考。

4. 撰写广州市生物医药企业绩效评价报告

在对企业数据进行统计分析的基础上，对广州市生物医药企业的总体情况进行分析，并针对性地提出改进意见和建议，撰写广州市生物医药企业绩效评价报告，供广州市管理企业参考。

与此同时，本章还就广州市生物医药企业绩效评价提出如下要求：

（1）检测企业当前绩效。企业处于竞争的前线，企业自身的素质如何是竞争能否取胜的根本保证。绩效评价是检测企业当前绩效的有效方法。通过连续的绩效评价，可以检测企业发展的状况，把握广州市生物医药企业当前的总体情况，为利用国家宏观经济条件提供决策依据。

（2）掌握企业发展信息。通过绩效评价可以掌握企业大量的静态指标和动态指标，经过分析可以得到广州市生物医药企业发展的基本信息，如所处的发展阶段、发展中存在的问题以及竞争力不强的基本原因。

（3）指导企业发展。绩效评价结果将包括参评企业总体排名、企业绩效分类以及不同类型企业的绩效表现。评价报告将对不同类型企业提出提高绩效的基本措施，并建议广州市对企业进行监督、管理与激励的措施，以指导企业朝健康、具有竞争力的方向发展。

（4）提高企业素质。通过企业绩效评价并发布评价结果，使企业知彼知己、扬长补短，广州市和企业一道采取更有效的方法与措施来提高竞争力。

（5）优化企业资源配置。广州市在不断地招商过程中，根据现有企业及不同类型企业的绩效，调整招商引资的方向，按照高标准瞄准招商目标招商，使广州市生物医药企业结构向高层次、合理的结构方向发展。

第三节 生物医药企业绩效评价的指标考察

一、生物医药企业绩效评价体系的指标考察

本章设计的企业绩效评价指标体系一共分为两大部分：非财务指标和财务指标，考虑到广州市大部分企业为生物医药企业，传统的财务指标无法很好地体现和评价其绩效，故增大了非财务指标在总分中所占的比重，二者的权重分配分别为60%和40%。目前设计的企业绩效评价指标体系共两大类三个层次，由11项一级指标和总共116项三级指标构成，具体见表8－1的企业绩效评价指标体系表。

表 8－1　生物医药企业绩效评价指标体系表

指标大类	一级指标	平均得分	二级指标	平均结果
非财务指标（60%）	1. 企业运行与管理（19%）		治理结构	
			人事与分配制度	
			内部控制制度	
			生产与财务制度	
	2. 主要领导能力与素质（19%）		综合素质	
			管理观念	
			管理能力	
	3. 企业基础设施建设（4%）		企业基础设施建设	
	4. 产品与市场开拓（21%）		产品（或服务）	
			市场营销能力	
	5. 研发与创新（19%）		研发力量	
			研发成果	
			创新能力	
	6. 人力资源（15%）		人力资源	
	7. 公共关系（3%）		公共关系	

(续上表)

指标大类	一级指标	平均得分	二级指标	平均结果
财务指标(40%)	8. 资本效益(38%)		净资产收益率	
			总资产收益率	
			销售利润率	
			成本费用利润率	
			雇员人均创利(万元/人)	
	9. 资产经营(18%)		总资产周转率	
			流动资产周转率	
			存货周转率	
			应收账款周转率	
	10. 偿债能力(20%)		资产负债率	
			已获利息倍数	
			产权比率	
			速动比率	
	11. 发展能力(24%)		销售增长率	
			利润增长率	
			资本积累率	

二、生物医药企业绩效评价指标的权重确定

对一、二级指标的权重，主要采取统计频率来确定，个别指标将利用修正和某些特别规定确定。采用统计频率为各项指标赋

权，这样做是建立在以下三点假设基础之上的：①各企业会根据自己的理解作出理性判断；②各企业的判断标准存在一定差异；③大样本统计下所有指标均有入选的机会。让企业自己为考核指标赋权，这样做的目的是为减少由于专家个人主观因素造成的对个别指标权重分配过度，而对其他指标过于轻视的情况的发生。对企业的调查，应该给企业最大程度的发言权，在专家设计考核指标的基础上，各指标权重由企业自己判断决定，每一个企业所做出的选择都会通过最终指标权重的分配调整而对各自的统计结果造成影响。

在企业自行为考核指标确定权重的情况下，还应该考虑到个别指标被遗漏的可能（虽然这种情况发生的概率极小，但不能排除），如某项指标从未被任何企业作为重要因素入选，从而造成在最终统计结果中该项指标权重为零的情况发生，失去了设置该项指标的意义。为避免这种情形的发生，在本书的指标权重的确定过程中，还加入了修正系数，如果上述情形不存在，则修正系数不发挥作用；一旦出现某项指标被遗漏的现象，本书则采取人为为该项指标赋权的做法，强行减小其他指标所占权重，为该项指标分配合理的数值。考核指标体系中非财务指标的各三级指标，按照所属二级指标的权重平均分配。个别缺乏统一的标准，或对考核企业绩效没有绝对参考意义却纳入了调查表的指标（如经理人员年薪制、员工持股制度等），本书在作分析评价时仅仅将其作为参考数据加以考虑，这些指标的得分并不影响企业的总成绩。四大类财务指标及其权重分配是根据财政部统计评价司统一制定的企业绩效评价标准的指标和权重，结合生物医药企业特征，并考虑到广州生物医药企业实际情况经调整而设计和制定的，本书选择了其中的 8 项基本指标和部分修正指标，补充了能够反映生物医药企业特色的“雇员人均创利”等指标，并对各项指标的权重进行了再分配。

第四节 生物医药企业绩效评价的调查结果

一、生物医药企业绩效评价调查的准备

为高质圆满地完成此项调查研究，我们制订了详细的调研工作计划。通过到广州市发改委、市科技局和市统计局调研，从宏观层面了解广州生物医药发展现状、规划以及政策，到中科院广州生物医药与健康研究院、中山大学达安基因股份有限公司、广东天普生化医药股份有限公司、广州中药集团公司、广州市倍绣生物技术有限公司、威尔曼制药集团、广州市汉方现代中药及天然药物研究开发有限公司、广州市拜迪生物医药有限公司等重点生物医药研发机构及企业进行实地调研，并印发调研提纲，加深对广州生物医药产业发展直观感性的认识，以及企业对政府在支持生物医药产业发展的期望。此外，本书还查阅了大量资料，借鉴国内外政府扶持生物医药产业的有益经验，提出了将生物医药产业培育成广州新兴支柱产业的若干措施。

调查表经过精心设计修改，在上述两大类 3 层次共 116 项指标的基础上，以选择打分的形式给出，调查表一共设计了 24 道大题，除前三题属于企业基本情况和数据的统计外，从 Q4 起即为上述树状指标体系的平面展开。其中 Q4、Q5、Q10、Q15、Q18 等题目用于统计核算各类一、二级非财务指标的权重。非财务指标直接由企业自行打分（均采用五分制形式），财务指标由企业提供基础数据，输入微机后由设计好的程序带入公式自动求出数值，并根据每个企业的指标在所有企业同类指标中所处的位置自动计算出其相应的分数。

二、生物医药企业绩效评价调查的实施

绩效评价任务在广州市科信局协调下进行了座谈，考察了3家企业。与会代表普遍认为，调查表设计涵盖内容全面，反映了市场经济及高新技术产业发展的需要，引进了许多新的观念，绩效评价对广州市招商引资、指导企业和产业发展具有积极的意义。同时代表们唯一担心的是，对企业领导的调查可能缺乏客观性。在后来的设计中也充分考虑了该问题，特别设计了一个参数修改表，降低了调查表某些项目的主观性，从结果来看，调整已经接近客观。调查表由广州市产业局发放和回收，尽管回收比例欠理想，但主要企业都提交了已填写的调查表。

三、生物医药企业绩效评价调查表的回收与数据处理

调查过程共发放调查表106份，回收有效调查表58份，对回收的调查表中的数据进行录入分析。数据分析主要由Excel制作并生成，分为"企业基本情况"、"调查数据"、"权重计算"、"修正系数"、"三级指标统计结果"、"一、二级指标统计结果"、"等级分类"和"统计图表"等表单。企业各级指标的得分和最后的总得分在Excel模板中都有清晰的体现。Excel模板的设计总思路为：

$$\text{非财务指标总得分（60\%）} = \sum_{i=1}^{i=7} \times \text{对应权重}$$

$$\text{财务指标总得分（40\%）} = \sum_{i=8}^{i=11} \text{指标得分} \times \text{对应权重}$$

企业总得分（100%）= 非财务指标得分 ×60% + 财务指标得分 ×40%

其中非财务指标的得分均为企业自己为自己打的分（本书假设企业能够较为客观公正地给自己一个合理的分数），财务指标得分原设计采用标杆瞄准（Bench Marking）的方法计算，即以广

州市最佳企业的最佳业绩作为标准上限，同类指标中的最差业绩作为标准下限，其他企业的得分根据其所处的位置计算得到；但在对回收数据进行处理时发现，由于个别企业数据填写存在误填和漏填现象，以致最后每项指标几乎都存在个别奇高的数据（还有些指标计算结果明显不合理，比如资产负债率大于100%，个别指标计算结果为负数等），导致其他绝大多数企业的该项指标得分都处于一个极小的分数段中，且得分均很低（几乎都在0~1分之间）。针对这种情况，本书采取了如下措施：通过对所有广州市生物医药企业数据的观察和分析，确定了各项财务指标得分的上限和下限，高于上限的均计5分，低于下限的均计0分，将各企业得分距离扩大，以便在最后的统计结果中能够有效地分开档次。本次调查分析确定的各项指标的得分上下限见表8-2：

表8-2 生物医药企业绩效评价指标得分分布界定

指标名称	上限（5分）	下限（0分）	说明
净资产收益率	10%	0%	该上下限标准为结合了行业标准和广州市生物医药企业实际情况制定，超过上限的均按5分计。由于此次调查数据收集范围为2012年上半年，故一些财务指标标准上限制定得较低，今后的评价如果采用全年数据，可以根据经验数据和实际情况对个别指标标准上限进行调整；对于标准下限，除资产负债率和速动比率以外，其他均定为0，对实际数据小于0的企业，不论其负值大小，均以0分计。
总资产收益率	5%	0%	
销售利润率	10%	0%	
成本费用利润率	10%	0%	
雇员人均创利	1（万元）	0	
总资产周转率	100%	0%	
流动资产周转率	200%	0%	
存货周转率	600%	0%	
应收账款周转率	600%	0%	
资产负债率	60%~70%	<20%或>90%	
已获利息倍数	25	0	
速动比率	1	60%	
销售增长率	100%	0%	
利润增长率	100%	0%	
资本积累率	30%	0%	

四、生物医药企业绩效评价调查的结果

1. 广州市生物医药企业评价指标体系权重的分配

根据广州市生物医药企业的选择和判断，统计出的各项非财务指标权重为：

（1）七项一级指标中，企业运行与管理制度19%；主要领导能力与素质为19%；企业基础设施建设为4%；产品与市场开拓为21%；研发与创新为19%；人力资源为15%；公共关系为3%。

（2）企业运行与管理中治理结构为20%，人事与分配制度为31%，内部控制制度为26%，生产与财务制度为23%。

（3）主要领导能力与素质中领导综合素质为40%，管理观念为27%，管理能力为33%。

（4）产品与市场开拓中产品为35%，市场营销能力为65%。

（5）研发与创新中研发力量为15%，研发成果为55%，创新能力为30%。

2. 广州市生物医药企业评价等级的分布

通过计算，得出财务指标平均得分及非财务指标平均计算结果如表8－3所示：

表 8-3 非财务指标与财务指标平均值分布状况

指标大类	一级指标	平均得分	二级指标	平均结果
非财务指标（60%）	1. 企业运行与管理（19%）	3.62	治理结构	3.80
			人事与分配制度	3.63
			内部控制制度	3.52
			生产与财务制度	3.99
	2. 主要领导能力与素质（19%）	4.21	综合素质	4.34
			管理观念	4.33
			管理能力	4.08
	3. 企业基础设施建设（4%）	3.53	企业基础设施建设	3.53
	4. 产品与市场开拓（21%）	3.38	产品（或服务）	3.59
			市场营销能力	3.36
	5. 研发与创新（19%）	2.87	研发力量	2.63
			研发成果	2.62
			创新能力	3.78
	6. 人力资源（15%）	3.37	人力资源	3.37
	7. 公共关系（3%）	4.05	公共关系	4.05

（续上表）

指标大类	一级指标	平均得分	二级指标	平均结果
财务指标（40%）	8. 资本效益（38%）	1.37	净资产收益率	16.4%
			总资产收益率	0.5%
			销售利润率	-4.8%
			成本费用利润率	-2.4%
			雇员人均创利（万元/人）	-0.067
			总资产周转率	57.6%
	9. 资产经营（18%）	2.14	流动资产周转率	80.8%
			存货周转率	502.2%
			应收账款周转率	314.5%
	10. 偿债能力（20%）	1.74	资产负债率	82.5%
			已获利息倍数	-1 004.2%
			产权比率	220.7%
			速动比率	317.7%
	11. 发展能力（24%）	1.32	销售增长率	92.6%
			利润增长率	64.8%
			资本积累率	58.4%

另外，在对58家企业的数据进行统计分析时，还得出如下分类结果：

（1）等级分类中以C类居多，占总数的55.8%；B类次之，占32.7%，A类和D类分别占到总数的1.9%和9.6%。这些数据说明广州市生物医药企业的总体情况一般，存在个别经营较好的企业，但大多数企业的经营情况都有待改进。

（2）非财务指标中 B 类比例最大，占 65%；D 类最小，为 4%；A 类和 C 类分别为 19% 和 12%。这说明广州市各企业经营管理的质量和水平总的说来还是较高的。

（3）财务指标中 D 类比例最大，占 46.9%；不存在 A 类企业，B 和 C 类各占 12.5% 和 40.6%，与非财务指标结果形成较大的反差。这样的结果不排除与财务指标标准制定得过高，且个别企业缺乏财务数据有关，但也反映出广州市多数企业实际的财务指标状况并不令人满意。

（4）非财务指标中“主要领导能力与素质”的得分最高，说明广州市生物医药企业负责人的整体素质还是较高的，这通过笔者与一些企业负责人的谈话也能感觉出来，这些企业家热情、自信、有能力且有魄力，他们是广州市的中流砥柱。其次是企业的公共关系，得 A 的比例也很高，占 69.2%，说明广州市生物医药企业在处理外部关系方面的成绩不错，公共关系将不会成为阻碍企业发展的绊脚石。

（5）非财务指标中“研发与创新”在各项指标中得分最低，这表明大多数企业对自己的研发条件和实力均不满意，这或许跟企业拮据的研发费用投入和薄弱的人才资源有关，主要表现在企业有限的研发成果方面。“产品与市场开拓”得分略高于“研发与创新”，由此说明绝大多数企业的产品销售与市场开拓力度都有待进一步提高。尤其是要加强企业互联网建设，运用网络手段提高企业形象和知名度。

（6）财务指标中“资本效益”得分较低，有可比数据的 49 家企业中 E 类的企业多达 27 家，占总数的 60%；“发展能力”有 19 家企业的得分为 D 类，19 家企业为 E 类；“资产经营”与“偿债能力”两项得分情况相近，均以 D 类为主。

3. 广州市生物医药企业财务指标绩效评价

如上所述，广州市生物医药企业的财务状况具体表现如下：

（1）回收的58家企业各项财务指标中，2011年平均净资产收益率为16.4%，总资产收益率却仅有0.5%。如果不是各企业净资产在总资产中的比例极低，就只能说明数据提供存在较大误差。

（2）58家企业上半年的平均销售利润率为-4.8%，成本费用利润率为-2.4%，雇员人均创利-0.07万元，这主要是由于上半年不少企业利润为负值且数额较大造成的，如果是全年的统计数据，应该不会出现这样的结果。从而使得这些指标对广州市产业整体状况分析失去了参考意义，说明广州市生物医药企业经营效益较差。

（3）58家企业上半年的总资产周转率为57.6%，流动资产周转率为80.8%，存货周转率为502.2%，应收账款周转率为314.5%，企业整体的营运能力适中。

（4）企业平均资产负债率为82.5%，负债比率过高，经营良好时问题不大，而一旦出现运转不良的现象，过高的负债率将使企业存在较大的偿债压力，影响企业正常的生产和经营；已获利息倍数为-1 004.2%，主要与总体利润水平为负值有关；产权比率为220.7%，债务基本为权益资产的两倍多；速动比率为317.7%，高于全国平均水平（100%~200%）。总的来说，广州市生物医药企业整体的偿债能力存在较大隐患。

（5）平均销售增长率为92.6%，该指标较高，显示出业绩增长速度较快，说明各企业在上半年都不同程度地加大了营销和销售力度并已取得不错的效果；利润增长率为64.8%，也比较喜人，考虑到增加销售额所必然付出的营销代价，这个指标还是很不错的；资本积累率为58.4%，保持了较高的积累水平，为企业下一步的发展奠定了较好的基础。

4. 生物医药行业绩效评价的比较分析

生物医药行业财务指标绩效计算结果如表8-4、表8-5、表8-6和表8-7所示：

表8-4　生物医药行业财务指标绩效（全行业）

项　目	优秀值	良好值	平均值	较低值	较差值
一、盈利能力状况					
净资产收益率（%）	20.3	14.2	9.1	1.9	-4.2
总资产收益率（%）	14.1	9.8	7.2	1.5	-3.5
主营业务利润率（%）	39.8	26.8	22.4	11.9	5.6
盈余现金保障倍数	8.5	3.1	1.3	-0.1	-1.4
成本费用利润率（%）	21.2	14.7	10.1	2.8	-6.9
资本收益率（%）	24.5	18.6	11.7	4.5	-2.1
二、资产质量状况					
总资产周转率（次）	1.5	1.3	0.9	0.6	0.3
应收账款周转率（次）	13.1	9.2	6.8	5.2	3.0
不良资产比率（新制度）（%）	1.2	2.3	4.3	6.3	11.9
流动资产周转率	2.5	2.1	1.6	1.0	0.6
资产现金回收率（%）	14.8	9.5	5.1	-1.0	-6.1
三、债务风险状况					
资产负债率（%）	35.0	45.5	55.3	67.2	81.3
已获利息倍数	9.7	7.8	6.7	5.3	3.1
速动比率（%）	121.6	102.5	81.9	59.9	43.5
现金流动负债比率（%）	26.9	18.8	9.4	-1.7	-6.7
带息负债比率（%）	21.3	33.6	46.9	58.2	68.5

（续上表）

项　目	优秀值	良好值	平均值	较低值	较差值
或有负债比率（%）	0.2	1.7	5.6	11.8	16.6
四、经营增长状况					
销售（营业）增长率（%）	31.2	23.6	16.0	6.8	-2.3
资本保值增值率（%）	119.0	112.8	107.9	101.3	96.4
销售（营业）利润增长率（%）	29.8	20.2	12.1	3.1	-2.9
总资产增长率（%）	18.7	15.1	7.6	-1.6	-7.6
技术投入比率（%）	5.3	3.2	2.3	1.5	0.8
五．补充资料					
存货周转率（次）	7.9	6.2	4.1	2.8	2.1
资本积累率（%）	16.5	12.5	7.9	-2.4	-10.2
三年资本平均增长率（%）	14.2	10.3	5.6	-4.6	-12.5
三年销售平均增长率（%）	26.0	18.5	10.9	-2.7	-12.1
不良资产比率（旧制度）（%）	0.3	0.9	4.5	10.8	17.1

资料来源：根据相关数据整理。

表8-5 生物医药行业财务指标绩效（大型企业）

项　目	优秀值	良好值	平均值	较低值	较差值
一、盈利能力状况					
净资产收益率（%）	20.3	15.7	10.2	4.7	-6.2
总资产收益率（%）	12.9	10.1	7.1	3.9	-1.4
主营业务利润率（%）	40.6	28.7	24.2	12.4	6.2
盈余现金保障倍数	8.2	3.3	1.3	0.6	-1.9

（续上表）

项　目	优秀值	良好值	平均值	较低值	较差值
成本费用利润率（%）	23.6	16.0	8.9	3.2	-2.3
资本收益率（%）	25.7	20.2	12.8	5.7	0.6
二、资产质量状况					
总资产周转率（次）	1.4	1.2	0.9	0.6	0.3
应收账款周转率（次）	11.4	8.9	6.5	4.5	2.7
不良资产比率（新制度）（%）	0.8	1.8	3.8	7.8	11.8
流动资产周转率	2.5	2.3	1.7	1.4	0.9
资产现金回收率（%）	13.5	8.7	4.6	2.2	-0.1
三、债务风险状况					
资产负债率（%）	36.0	42.3	53.9	65.2	76.7
已获利息倍数	9.9	9.2	8.5	7.4	6.0
速动比率（%）	136.6	107.3	82.5	60.5	47.7
现金流动负债比率（%）	25.7	20.1	9.8	3.7	-3.1
带息负债比率（%）	23.7	38.6	51.3	63.9	71.6
或有负债比率（%）	0.2	1.9	6.2	12.5	17.5
四、经营增长状况					
销售（营业）增长率（%）	37.7	30.1	21.1	8.9	3.1
资本保值增值率（%）	117.5	113.3	107.5	102.9	96.1
销售（营业）利润增长率（%）	31.7	22.8	15.8	5.9	-1.2
总资产增长率（%）	17.7	12.0	7.2	-0.9	-6.3
技术投入比率（%）	5.3	3.2	1.9	1.4	0.8

（续上表）

项　目	优秀值	良好值	平均值	较低值	较差值
五、补充资料					
存货周转率（次）	7.7	6.4	4.5	3.7	2.6
资本积累率（%）	16.3	13.4	7.8	-0.1	-6.5
三年资本平均增长率（%）	14.0	11.2	5.5	-2.3	-8.8
三年销售平均增长率（%）	29.2	21.8	15.9	2.7	-5.1
不良资产比率（旧制度）（%）	0.1	0.4	2.5	5.3	12.5

资料来源：根据相关数据整理。

表 8-6　生物医药行业财务指标绩效（中型企业）

项　目	优秀值	良好值	平均值	较低值	较差值
一、盈利能力状况					
净资产收益率（%）	22.2	17.2	10.8	5.7	-3.5
总资产收益率（%）	15.5	11.7	8.2	4.1	-0.9
主营业务利润率（%）	42.3	30.6	25.7	11.9	6.9
盈余现金保障倍数	8.8	3.8	1.3	0.7	-0.3
成本费用利润率（%）	24.4	17.9	10.6	4.4	-3.7
资本收益率（%）	30.2	22.6	14.1	7.4	2.2
二、资产质量状况					
总资产周转率（次）	1.5	1.2	0.8	0.5	0.3
应收账款周转率（次）	13.8	10.5	7.1	5.7	3.8
不良资产比率（新制度）（%）	1.4	2.4	4.5	8.4	12.8
流动资产周转率	2.7	2.3	1.5	1.2	0.7

（续上表）

项　目	优秀值	良好值	平均值	较低值	较差值
资产现金回收率（%）	16.0	10.4	5.4	2.1	-1.9
三、债务风险状况					
资产负债率（%）	34.6	45.5	57.2	69.5	83.0
已获利息倍数	9.5	8.6	7.8	6.2	3.7
速动比率（%）	134.4	98.9	75.5	54.0	40.3
现金流动负债比率（%）	32.2	22.1	10.2	4.8	-2.4
带息负债比率（%）	16.9	33.2	46.1	56.8	67.4
或有负债比率（%）	0.1	1.8	5.6	10.4	15.8
四、经营增长状况					
销售（营业）增长率（%）	28.5	19.5	12.7	3.6	-4.5
资本保值增值率（%）	120.2	115.8	109.0	103.5	98.5
销售（营业）利润增长率（%）	23.5	16.6	9.7	2.2	-2.2
总资产增长率（%）	22.7	15.4	7.9	-2.8	-8.8
技术投入比率（%）	5.0	3.2	2.6	1.8	0.8
五、补充资料					
存货周转率（次）	8.1	5.9	3.1	1.9	1.3
资本积累率（%）	21.1	15.5	8.8	1.4	-6.9
三年资本平均增长率（%）	18.8	13.3	6.5	-0.8	-9.2
三年销售平均增长率（%）	25.0	16.1	9.2	-1.8	-10.4
不良资产比率（旧制度）（%）	0.1	0.7	3.1	8.8	12.7

资料来源：根据相关数据整理。

表 8－7　生物医药行业财务指标绩效（小型企业）

项　目	优秀值	良好值	平均值	较低值	较差值
一、盈利能力状况					
净资产收益率（%）	17.1	12.2	7.3	－1.5	－8.4
总资产收益率（%）	8.2	4.9	2.0	－0.8	－5.9
主营业务利润率（%）	38.7	28.4	21.4	10.5	5.1
盈余现金保障倍数	6.3	2.4	0.8	－0.9	－2.5
成本费用利润率（%）	18.6	13.6	5.8	－1.5	－8.5
资本收益率（%）	20.4	16.2	8.9	3.1	－4.8
二、资产质量状况					
总资产周转率（次）	1.8	1.4	0.9	0.6	0.3
应收账款周转率（次）	12.2	9.2	6.0	4.2	2.4
不良资产比率（新制度）（%）	0.7	1.7	3.7	6.2	13.3
流动资产周转率	2.6	2.1	1.3	1.0	0.4
资产现金回收率（%）	18.6	12.8	1.9	－1.8	－7.2
三、债务风险状况					
资产负债率（%）	42.9	54.2	64.9	77.2	86.0
已获利息倍数	9.3	7.2	6.4	4.6	1.2
速动比率（%）	117.5	104.2	75.4	62.7	44.8
现金流动负债比率（%）	24.0	15.1	7.3	－2.6	－7.8
带息负债比率（%）	19.0	31.8	47.9	57.5	66.6
或有负债比率（%）	0.1	1.4	4.8	8.9	14.4
四、经营增长状况					
销售（营业）增长率（%）	25.5	17.3	10.7	1.5	－8.7
资本保值增值率（%）	114.2	108.6	105.0	99.3	92.1

（续上表）

项　目	优秀值	良好值	平均值	较低值	较差值
销售（营业）利润增长率（%）	23.4	15.8	8.4	1.8	-6.7
总资产增长率（%）	17.7	8.8	3.4	-3.6	-9.0
技术投入比率（%）	2.7	2.3	2.0	1.6	0.6
五、补充资料					
存货周转率（次）	8.0	5.7	3.4	2.3	1.5
资本积累率（%）	16.4	9.9	3.7	-4.1	-11.3
三年资本平均增长率（%）	14.1	7.7	1.4	-6.3	-13.6
三年销售平均增长率（%）	20.8	12.5	5.9	-5.4	-15.6
不良资产比率（旧制度）（%）	0.5	2.1	7.8	11.6	17.3

资料来源：根据相关数据整理。

如上所述，与生物医药行业财务指标相比，广州市生物医药企业的财务指标显示出的财务状况令人担忧：总资产收益率仅为0.5%，平均销售利润率（-4.8%）、成本费用利润率（-2.4%）、雇员人均创利（-0.067万元/人）、已获利息倍数（-1 004.2%）等指标的平均统计结果均为负数，说明企业整体盈利能力较差，同时资产负债率指标又较高（82.5%），势必导致企业顺利偿还债款的能力遭受质疑，进而影响企业信用，进一步恶化企业融资环境，阻碍企业日后的成长与发展。另外，许多生物医药企业规模较小，没有充足的运作资金，没有良好的资金运作平台，更没有真正懂得资金运作的人才，这些都限制着企业在研发、营销等方面的投入和实力。目前运作资金的不足已经成为限制区内企业发展的最大障碍。一些有着良好市场前景的产品、优秀管理和科技人才的企业苦于缺乏可供运作的资金，而无法实现其宏伟的发展战略和企业目标。

综上所述，广州市生物医药企业拥有一支素质较高的企业家队伍，他们具有强烈的创新意识，具备艰苦创业的优良传统和创业经验，为广州市生物医药企业发展的奠定了基本的管理人才基础。广州市生物医药企业总体运行情况良好，较多的企业已经立足于更大的市场范围，运用现代企业制度来充实企业生命力，这些企业能处理好各方面的关系。在强烈的竞争中，意识到增加竞争力的重要性，这些企业以创新为动力，提高企业产品的竞争力，增强企业的素质。不过，从高标准、高要求来讲，广州市生物医药企业还有较多的不足，这些问题主要包括：企业结构呈现一头大的哑铃型，真正的生物医药企业少，大企业少；中等企业没有成为广州市的主要力量，小企业多，素质偏低。企业财务状况不佳，主要是效益指标不理想，深层原因是企业的制度、企业的组织、企业的资源计划、企业的客户关系等方面的问题，企业结构在运作过程中决定了企业的行为和绩效表现。在市场经济环境中，企业的发展对市场依赖较大，有市场企业就有生命力，特别是生物医药企业，有市场企业就能很快地发展成为大型企业。目前广州市生物医药企业开拓市场的力度不足，对传统营销依赖较大，容易在全国进一步开放的大环境中遭到挫折。资金是企业的主要生产要素之一，广州市生物医药企业的资金缺乏依然是制约企业发展的重要原因，一方面与企业的自有资金、融资环境和融资能力有关，另一方面与企业融资的基础工作有关，投资对接能力不足已经成为制约企业获得资金的重要原因。中层管理人才短缺也成为制约其发展的原因。中层管理人才是企业的中坚力量，而广州市生物医药企业在此方面较为缺乏，这将影响到企业的组织结构、企业市场与技术发展战略，乃至企业的生命力。总而言之，广州市生物医药企业优势与不足都比较明显，也正好是广州市扬长补短之所在。

五、完善生物医药企业绩效评价体系的对策

（一）根据绩效评价主体的具体要求来设计指标

由于财务指标和非财务指标在企业绩效评价中各有优劣，若只注重财务指标，则易造成企业的短期行为，影响企业的长远发展。若过分注重企业的非财务指标，企业很可能因财务上缺乏弹性而导致财务失败。事实上，企业财务性绩效和非财务性绩效都是企业总体绩效评价体系中不可缺少的组成部分。对于不同的评价主体，各个指标的相对重要程度是不一样的，因此，应设计多重权数体系，明确规定其适用对象和范围，以满足绩效评价工作的现实需求。一般而言，企业所有者最关注企业资本金的保值增值，将资本金的安全性放在首位；企业债权方最关注企业的偿债能力，将反映企业偿债能力指标视为最重要的指标；企业自身关注的是企业当前利益和发展能力。根据不同的利益主体的需要建立不同的权重体系，可以采用客观赋权法来确定指标的权重，即根据评价指标的实际观察值所提供的信息量的多少来确定各指标的权重，基于数据分析得出指标之间的内在结构关系，有效地剔除了不相关指标的影响，减少信息冗余，从而保证评价方法的简便性和评价结果的客观性。因此，理想的绩效评价指标是财务指标与非财务指标的有机结合。

（二）建立以出资人为主的多重权重评价体系

企业绩效评价的主体有：政府、主要出资人、债权人、经理人员、小股东以及企业职工等。不同的投资主体有不同的评价目的、不同的评价立场和角度，其关心的评价内容和侧重点也不相同。企业绩效评价作为一个完整的体系，应该是多层次、多元化，既要满足国家管理当局宏观调控的需要，又要有利于债权人对企业的客观评价，还要有利于企业自我评价和考核。而这些相

关利益者关注企业财务状况的着眼点不同，所以企业绩效评价不宜采用固定权重值。如投资人关心的是企业的盈利能力和持续发展能力；债权人关心企业的偿债能力和经营状况；政府关心企业的社会贡献等。我国企业绩效评价的主体应以出资人为主。因为在市场经济条件下，出资者投资创办企业的根本动因是追求利润的最大化，应设计多重权数体系，明确规定其适用对象和范围，以满足绩效评价工作的现实需求。同时，为适应市场经济的需要，财务评价应以企业利益相关者财务理论为基础，站在利益相关者的角度设计展开，对企业的评价应设计一个多角度财务评价体系，以满足不同利益相关者的需要。该套评价体系主要体现了企业所有者的评价要求，而企业财务信息的使用者和分析者所关注的企业财务状况的层面各不相同，在大多数情况下，他们并不关心企业整体的财务状况。因此，过分追求综合评价反而可能会失去信息的利用价值。

（三）建立和完善制度性保证措施

要制定相关政策，保障企业绩效评价的激励约束作用正常发挥。要发挥企业绩效评价激励约束机制的作用，必须将评价结果落到实处。为此，除了不断完善评价系统之外，应建立和健全相应的配套措施和政策，将评价结果作为对企业及管理层评价、选聘、任免和奖惩的一项重要依据。

1. 加强基础资料的核实与确认

首先，保证会计信息资料的真实可靠，防止企业操纵利润以及进行盈余管理。其次，将年报审计与基础资料的核实工作相结合，提高绩效评价效率。基础资料中有许多数据来自企业的基本情况表，这些数据不是审计的内容，但直接影响着企业绩效评价的客观性。为提高绩效评价的效率，可将绩效评价所需的基础资料在进行年报审计时一并进行核实。

2. 高度重视科技人才

高科技人才是科技创新的根本保证，是核心技术的创造者、拥有者和实践者。要坚持在创新实践中识别人才，在创新活动中培育人才，在创新事业中凝聚人才，努力造就一批德才兼备、国际一流的科技创新人才，建设一支高素质的科技创新队伍，特别是要为年轻科技人才脱颖而出、施展才干提供更大的舞台和更多的机会。要在全社会培育创新意识，倡导创新精神，完善创新机制，充分营造鼓励科技人员积极创新、支持科技人员实现创新的社会氛围。广大科技人员要始终把祖国和人民放在心中，坚持从推动国家发展和创造人民幸福生活的需要出发，确定科研方向，开展科研工作，不断在为祖国和人民的奉献中实现自己的理想和价值。

3. 构建起促进企业自主创新的制度环境

积极的制度创新，不但能为科技创新的完成提供方方面面的制度保证和实现途径，也为科技创新事业的健康、公平、有利发展创造了良好的社会环境。因此，要强化知识产权保护，落实按要素分配原则，切实维护首创企业的利益；发展和完善技术市场，推动新技术专利、品牌的转让；推进金融改革，发展风险资本；加强对技术创新的金融支撑等。

第九章　生物医药企业绩效评价的实证分析

第一节　生物医药企业绩效评价的现状

生物医药行业作为21世纪四大高科技产业之一，因其巨大的科研价值、显著的经济和社会效益、高速的成长性以及广阔的发展前景而被誉为“朝阳产业”和“黄金产业”，各国政府、科技界和企业都给予高度的重视和大力支持。我国已明确地将生物制药产业作为21世纪科技发展的重点和战略目标。随着生物医药产业的迅猛发展，我国生物医药上市公司在数量和规模上都在不断上升和扩大，行业内部结构性问题和机制性问题也逐渐凸显出来。生物医药产业要走上良性健康的发展道路，就需要有一套科学全面的经营绩效评价体系。为此，本章尝试为我国生物医药上市企业构建一个全面反映其经营绩效的评价体系，并且利用因子分析法对我国生物医药上市公司的经营绩效进行实证分析，同时根据分析结果提出相应的政策措施，以推动我国生物医药产业持续快速发展。同时，能给生物医药行业的决策者、准备在生物制药领域进行投资的企业家、政府官员以及密切关注生物医药类上市公司的众多投资者提供资讯和参考。本章共分四部分。第一部分主要介绍我国生物医药上市公司概况；第二部分主要介绍国内外企业经营绩效评价的发展概况以及本章将采用的企业经营绩效评价方法；第三部分主要介绍因子分析方法的概念、模型、步骤以及绩效评价指标的确定和本章研究数据的选取；第四部分是本章的重点，主要介绍本章的实证结果以及生物医药上市公司的绩效评价结果。本章的创新之处在于：采用因子分析方法，依据上市公司的财务指标对其经营绩效进行评价，由财务数据本身确定财务指标的权重，克服了已往评价体系中各指标权重确定主观性的缺点，同时也克服了传统评价方法中“权重一旦确定，便很少变动”从而影响在同一样本或时期范畴内公司综合经营绩效评价的可比性的缺陷。

第二节　生物医药上市公司的绩效评价

自 1993 年 6 月 29 日我国第一家上市药企——哈药集团在上海证券交易所上市以来，经过二十多年的发展，截至 2012 年 10 月我国共有上市药企 154 家，医药板块作为朝阳产业广受投资者关注。生物医药上市公司已成为我国生物医药行业中具有一定规模和市场竞争能力的优势群体，成为我国生物医药产业发展的主力。本章将对这 154 家生物医药上市公司进行资本市场利用现状的实证分析，以期对利用资本市场促进我国生物医药产业发展提供有益的借鉴。

（一）我国生物医药上市公司总体发展概况

生物医药是一个投入相当大的产业，前期的研究开发与后期的产业化都需要雄厚的资金作为保障。生物医药业的发展需要资本市场为其注入资金、专业技术和人才等多种现代生产要素。生物医药公司上市是走向资本市场利用的有效途径，上市后的生物医药公司可成为龙头企业，拥有组织制度优势、市场组织优势以及资金、技术和人才等优势。至 2012 年底，我国已有 154 家生物医药概念的股份公司上市发行股票，利用资本市场直接融资，筹集到大量生物医药业发展资金，这说明我国生物医药业目前对资本市场的利用主要是通过股票市场进行的。自 1993 年第一家生物医药类公司上市以来，深、沪 A 股市场生物医药上市公司的数量不断增加，迅速发展到 2012 年的 154 家，流通 A 股从最初的 9 亿元增长至 2 044.28 亿元，增长了 227.14 倍。可见，生物医药业类公司整体筹资能力在不断增强，生物医药业的投入不断加大，有力地推动了我国生物医药业的发展。

（二）我国生物医药上市公司资本经营情况分析

生物医药企业发行上市进入证券市场，打开了通往资本市场融资的道路，为生物医药业的快速发展提供了资金支持。生物医药上市公司积极在资本市场上进行资本运营，为生物医药业的产业化发展创造了良好的融资环境，企业实力不断增强，业绩稳定增长，为各公司上市后实施配股或发行债券创造了良好的条件。适时分析该类上市公司的资本运营情况，结合企业实际、经济发展内在要求以及资本运营的规律，发现行业发展中存在的问题，适时进行资产调整与重组，推进产业结构的优化与升级，对于该类上市公司持续利用资本市场发展生物医药产业具有重要意义。

（1）主营业务收入和净利润分析。2002—2011 年，我国生物医药上市公司的主营业务收入总体呈稳步增长趋势。2002 年平均每个公司主营业务收入为 3.267 亿元，占医药类上市公司平均值的 31.87%；2011 年平均每个公司主营业务收入已达到 4.291 亿元，占医药类上市公司的 26.78%，年平均增长 0.205 亿元，年增长率为 5.89%。其中 36 家公司的年平均主营业务收入在 4 亿元以上，收入增长幅度明显高于行业平均水平 3.842 亿元，年平均增长 7.119 亿元；其余上市公司年平均主营业务收入低于行业平均水平，年平均增长仅 2.102 亿元。由此可以看出，在主营业务收入方面，仅 1/3 左右的上市公司以较大幅度增长，而大多数上市公司的年平均主营业务收入徘徊在2亿元左右。

2002—2011年，生物医药上市公司平均每个公司每年净利润为0.149亿元，占医药行业整体水平的23.97%，变化范围在0.01~0.31亿元之间，年际间有较大的变化幅度。由此可见，生物医药上市公司的净利润年际间存在明显波动，体现出一定的风险性特点，但超过一半的该类企业仍然可以获得较大的净利润。另外，生物医药上市公司的主营业务收入和净利润在2002—2003年、2004—2007年分别是两个逐年增长的过程。但在154家生物医药上市公司中，1/3左右的公司主营业务收入和一半以上的公司净利润都明显高于行业平均水平，这些公司应该属于本行业的优势企业。但其主营业务收入虽逐年增长，净利润却依然存在年度间的大幅增减变化，说明其年际间存在明显的成本增减变化。

（2）净资产收益率分析。净资产收益率反映企业自有资金投资收益水平和资本运营的综合效益，是企业获利能力的核心指标。该指标越高，企业自有资本获取收益的能力越强，运营效益越好，对企业投资人和债权人权益的保证度也越高。2002—2007年，生物医药上市公司的净资产收益率分别为1.41%、9.02%、8.23%、2.41%、-3.74%和3.85%，年度间有明显差异。说明生物医药上市公司之间、年际之间其资本收益和资本运营效益存在差异，这也是其经营风险的体现。

（3）每股收益和每股净资产分析。每股收益反映企业普通股股东持有每一股份所能享受的企业利润和承担的企业亏损，是衡量上市公司获利能力时最常用和综合性较强的财务分析指标。每股收益越高，说明公司的获利能力越强。2002—2011年我国生物医药上市公司的平均每股收益为0.13元，年际间变化范围在-0.06~0.23元/股之间，公司间变化幅度在-0.76~1.01元/股之间；每股净资产是上市公司年末净资产（即股东权益）与年末普通股总数的比值。2002—2011年生物医药上市公司平均每股净资产为 2.16 元，年际间在 1.75～2.57 元/股之间波动，公司之间的差异范围在 −3.24～4.23 元/股之间。

如上所述，生物医药上市公司在 2002—2011 年间利用资本市场进行资本运营，总体呈现出稳定发展的趋势，但是生物医药公司之间和年际间存在明显差异，其中 50% 左右的公司平均每股收益和每股净资产均比较高，显示出稳定的高水平发展优势，其资本经营状况良好。

（三）我国生物医药上市公司的市场潜力分析

生物医药上市公司与其他行业类上市公司比较，其股票具有更大的市场增长潜力。因为投资者投资股市除了希望获得眼前的稳定收入外，更多的是期盼企业具有高成长性和良好的发展前景。因此，具有高技术、高投入、高收益和高风险特征的生物医药类高新技术产业，必将是投资者投逐的热点领域。

（1）生物医药业是典型的高新技术产业。生物技术是当前高新技术研究开发的一个热点，生物医药作为生物技术开发应用的前沿之一，在生物医药研发领域有着广阔的应用前景。因此，高科技与资本对接，为生物医药企业提供了诱人的发展空间。作为典型的高新技术产业之一，生物医药产业既有很高的投资收益和广阔前景，技术创新活动又充满风险性。但是风险往往与机遇并存，这也是风险投资的魅力所在。只不过在进行生物医药技术创新活动时，企业经营管理者应注意采取一切可能的措施来进行风险控制，即尽可能地避免风险。

（2）获利能力与上市公司本身直接相关。从每股收益来看，2002—2011 年有 67% 的生物医药上市公司具有获利能力，50% 的公司具有良好的业绩，年平均每股收益达到 0.45 元，明显高于医药行业的年平均每股收益 0.23 元。其余 1/3 的上市公司年平均每股收益为负值，盈利能力较差。说明年平均每股收益在公司之间存在显著差异，资本运营好的公司可以获得明显高于医药行业平均水平的每股收益，对于投资选择来说这也是风险性的一种体现。

（3）资产负债率较低，净资产收益率较高。2011 年，生物医药上市公司的平均资产负债率为 41.62%，明显低于医药行业平均资产负债率的 60.83%。2002—2011 年医药行业的年平均净资产收益率为 0.64%，而生物医药行业为 3.53%，其中近半数的上市公司更达到了 16.83%。可见生物医药上市公司在医药行业上市公司中的突出地位。

综上所述，30% ~50% 的生物医药上市公司在主营业务收入、净利润、净资产收益率、每股收益和每股净资产等指标方面明显高于该类上市公司的平均水平，属于本行业的优势企业，具有良好的资本运营和获利能力；除此之外，年际间的差异也是影响生物医药上市公司资本市场利用潜力的因素之一。

（四）我国生物医药上市公司的优势分析

2002—2011 年生物医药上市公司的年平均主营业务收入达到 39 572.78 万元，是非生物医药上市公司的 7.04 倍；上市公司的年平均利润为 5 624.29 万元，是非上市公司的 29.73 倍。我国生物医药上市公司的平均主营业务收入和利润都远比非上市公司的高，充分说明生物医药企业利用资本市场的优越性。目前我国生物医药上市公司积极在资本市场上进行资本运营，为生物医药业的产业化发展创造了良好的融资环境，企业实力不断增强，业绩稳定增长，为各公司上市后实施配股或发行债券创造了良好的条件。

另外，在 2002—2011 年，我国生物医药上市公司利用资本市场进行资本运营，总体呈现出稳定发展的趋势，其中 30% ~50% 的生物医药上市公司在主营业务收入、净利润、净资产收益率、每股收益和每股净资产等指标方面明显高于该类上市公司的平均水平，属于本行业的优势企业，具有良好的资本运营和获利能力；除本身因素外，年际间的差异也是影响生物医药上市公司资本市场利用潜力的因素之一。生物医药业是典型的高新技术产业，是投资者追逐的热点领域。年平均每股收益在公司之间存在显著差异，资本运营好的公司可以获得明显高于医药行业平均水平的每股收益。大多数生物医药公司的资产负债率较低，净资产收益率较高。因此，我国的生物医药企业具有良好的市场潜力。我国生物医药上市公司的平均主营业务收入和利润都远比非上市公司高，这充分说明生物医药企业利用资本市场的优越性。

（五）我国生物医药上市公司的经营业绩分析

由中国医药企业管理协会主办，医药经理人杂志社和和君咨询集团承办的“第四届中国最具竞争力医药上市公司 20 强评选暨 2012 年度最具投资价值医药上市公司 10 强评选”揭晓[①]（见表 9 – 1）。在 20 强公司中，医药制造类上市公司主营业务规模超过 20 亿的公司有 14 家，超过 30 亿的有 11 家，超过 40 亿的有 9 家，超过 50 亿的有 7 家。其中，云南白药的主营业务收入超过百亿元，达 113. 12 亿元。国药控股作为医药流通类上市公司的龙头，主营业务收入已经超过千亿元，达到 1 022. 25 亿元。20 强公司的主营业务收入占所有 193 家参评医药上市公司主营业务收入总和的 40. 05%。入选 20 强的公司绝大部分主营业收入增长率均高于同期医药板块平均值，有 18 家公司的主营业务增长超过 20%，13 家公司增长超过 30%，6 家公司增长超过 50%。在 20 强中，九成公司 2011 年净利润增长均超过同期医药板块平均值，3 家公司年净利润的增长超过 50%。以特色原料药出口业务为主

① 该评选自 2012 年 3 月启动，历时 4 个月对 193 家在上海、深圳、香港、新加坡、纽约、纳斯达克上市的年销售在 1 亿元人民币以上的中国医药企业进行了财报分析。以公司过去一年销售收入、利润、总市值、销售增长、利润增长、市值增长、净资产收益率、资产负债率和流动比率九项指标作为基础数据，构成产业维度、管理维度和资本维度，然后通过加权计算得分，占评选总分的 68%。其余占评选总分 32% 的得分则是由管理者维度（管理者素质、管理团队）和资源维度（股东资源、独特性）构成，通过行业专家、资深证券分析师和主流财经媒体记者问卷打分汇总完成。

的华海药业的利润增长达到132%。医药流通企业的利润增长亦非常显著，上海医药2011年净利润增长达到40%，国药控股达到29%。在盈利能力方面，20强公司的平均净资产收益率达到21%，其中有7家超过20%，无任何一家在10%以下。其中威高股份2011年净资产收益率达58%，居本届竞争力20强公司盈利之首。

表9-1 2012年度中国最具竞争力医药上市公司20强

排名	公司名称	股票代码	上市地点	产业得分	管理得分	资本得分	管理者得分	资源得分	总分
1	天士力	600535	上海	9.4	10.56	11.4	7.13	7.05	45.54
2	康美药业	600518	上海	10	11.4	10.2	6.18	6.11	43.89
3	恒瑞医药	600276	上海	7.8	10.56	10.8	7.35	6.84	43.34
4	云南白药	000538	深圳	6.4	10.92	11.7	6.76	7.35	43.13
5	复星医药	600196	上海	9.4	10.08	9.6	7.13	6.25	42.46
6	国药控股	1099	香港	10	9.6	9.3	6.47	7.05	42.43
7	东阿阿胶	000423	深圳	6	11.52	11.7	6.18	6.91	42.31
8	迈瑞医疗	MR	纽约	8.2	9.6	10.8	6.80	6.31	41.71
9	爱尔眼科	300015	创业板	9.6	9.6	9.6	6.40	6.09	41.29
10	威高股份	1066	香港	7.8	10.32	10.5	6.50	5.92	41.04
10	中国生物制药	1177	香港	8.6	8.64	10.2	6.76	6.84	41.04
12	益佰制药	600594	上海	8	9.72	11.1	6.18	5.82	40.82
13	上海医药	601607	上海	9.6	10.8	8.7	5.45	6.25	40.81

（续上表）

排名	公司名称	股票代码	上市地点	产业得分	管理得分	资本得分	管理者得分	资源得分	总分
14	华海药业	600521	上海	9.2	10.08	9.3	6.24	5.76	40.58
15	同仁堂	600085	上海	8.2	9.96	9.6	5.55	7.19	40.50
16	人福医药	600079	上海	9.6	10.08	8.7	6.08	5.84	40.30
17	双鹭药业	002038	中小板	7	10.08	11.1	6.16	5.72	40.06
18	科伦药业	002422	中小板	8.2	11.52	7.5	6.62	5.67	39.51
19	仁和药业	000650	深圳	8.6	9.12	10.5	5.44	5.68	39.34
20	新华医疗	600587	上海	9.2	9	9	5.87	6.04	39.11

资料来源：中国经济网，2012－07－16。

从市场表现来看，医药行业上市公司2011年实现营业收入4 028.64亿元，同比增长20.22%；实现利润总额456.93亿元，同比增长14.28%；归属于母公司净利润为357.12亿元，同比增长12.41%；扣除非经常性损益后净利润为289.21亿元，同比增长0.25%。尽管医药上市公司整体增速仍保持稳定，但利润增长有明显减速迹象。这一方面是受宏观经济环境的影响，更重要的则归因于包括药品降价、药品集中采购等行业政策管制带来的压力。盈利能力受创最终致使医药板块整体下探24.38%，跑输大盘4.9个百分点，相比2010年的上佳表现，医药上市公司在过去一年可谓经历了阶段性“降温”。

纵观竞争力20强医药上市公司，涵盖了医药行业的主要子行业，如化学原料药、化学制剂、中成药、生物制药、医疗器械和医药流通等。由于相当一部分上市公司业务领域涵盖了多个子行业，很难对这些公司划分细分行业。但总体来看，中药类上市公司在2012年20强榜单中的强势地位未变，此外，医疗器械行业和医疗服务业上市公司异军突起。综合考虑目前我国股市特点和上市公司的实际情况，本章认为要从上市公司的盈利能力、偿债能力、资产管理能力、成长能力和股本扩张能力五个方面来反映上市公司的经营业绩。

第一，设立主营业务利润率、总资产收益率、净资产收益率和每股收益这四个指标来反映上市公司的盈利能力。它们都是正指标。主营业务是上市公司的核心业务，是上市公司重点发展方向和利润的主要来源。主营业务利润率越大，则上市公司主营业务的盈利能力就越强。总资产收益率反映的是上市公司资产的整体获利能力。净资产收益率反映的是上市公司股东投资报酬的大小。在我国，净资产收益率连续三年超过 10% 的上市公司才有配股资格。因此，这个指标为广大投资者和管理层所关注。净资产收益率越大，上市公司净资产的获利能力就越强。每股收益反映了普通股的盈利水平，这是广大投资者尤为关心的指标，大多数投资者除了利用这一财务指标评价上市公司的获利能力外，还结合上市公司的每股市价进行横向比较，以确定投资哪家上市公司更为有利。因此，这个指标最能反映上市公司的形象。

第二，设立资产负债率指标来反映上市公司的长期偿债能力，设立流动比率和速动比率两个指标来反映上市公司的短期偿债能力。它们都是适度指标。经营业绩良好的上市公司，债务结构应该比较好，长期和短期偿债能力都比较强。我国目前上市公司负债比率普遍提高，而且债务结构不合理，需要有关部门高度重视。资产负债率指标对经营者、投资者和债权人有不同的意义。因此，资产负债率在上市公司经营业绩评估时是一个适度指标。流动比率和速动比率是分别衡量上市公司在某一时点上偿还即将到期的债务和在某一时点上运用随时可变现资产偿还到期债务的能力。按照国际惯例，流动比率和速动比率分别是 2 和 1 为最佳。这两个指标值太高，则说明上市公司存在流动资产和速动资产有闲置或流动负债利用不足的缺点。因此，流动比率和速动比率也是适度指标。

第三，设立总资产周转率、存货周转率、应收账款周转率和流动资产周转率四个指标来反映上市公司在资产方面的管理能力。它们都是正指标。资产管理能力反映了上市公司在资产方面的管理效率，经营业绩良好的上市公司应该有较好的资产管理能力。总资产周转率反映了资产总额的周转速度，周转速度越快，则说明上市公司的销售能力越强。存货周转率反映了上市公司在存货方面的管理能力。存货周转率越快，说明存货的占用水平越低，流动性越强，存货转化为现金或应收账款的速度越快。应收账款周转率反映了上市公司年度内应收账款转化为现金的平均次数，从一个侧面反映了应收账款流动的速度。应收账款周转率越高，意味着应收账款的收回速度越快。流动资产周转率反映了上市公司在一定时期内主营业务收入净额同平均流动资产总额的比率，流动资产周转率是评价上市公司资产利用率的重要指标之一。一般情况下，该指标越高，表明企业流动资产周转速度越快，利用越好。

第四，设立总资产增长率、主营业务收入增长率和净利润增长率三个指标来反映上市公司的成长性。它们都是正指标。经营业绩良好的上市公司应该表现出较高的成长性。成长性好的上市公司在总资产扩张能力和股本扩张能力、资产重组等方面都比较强。同时随着总资产的扩张，成长性好的上市公司盈利也能够相应地增加。从资产规模的角度来看，上市公司资产总额的多少是衡量上市公司实力的一个重要指标。总资产的增长速度自然在一定程度上能体现出上市公司的成长速度。主营业务收入增长率在上市公司成长中也起到了举足轻重的作用，表明公司重点发展方向的成长性。上市公司的积累发展以及给投资者的回报，主要取决于净利润的增加。所以净利润增长率也是考虑上市公司成长性的一个重要指标。

第五，设立每股公积金和每股未分配利润这两个指标来反映上市公司的股本扩张能力。经营业绩良好的上市公司其股本扩张能力也应较强。目前我国上市公司的规模还很小，其扩张的欲望很强，但经营业绩良好的上市公司在股本扩张后，其业绩至少要能够成倍增长，才能使自己有可持续发展的动力源泉。

综上所述，生物医药上市公司绩效评价指标体系如表 9－2 所示。

表 9－2　生物医药上市公司绩效评价指标体系

指标类型	指标名称	指标计算公式	指标性质
盈利能力	主营业务利润率（X_1）	主营业务利润/主营业务营业收入净额	正性质
	总资产收益率（X_2）	（利息总额＋利息支出）/平均资产总额	正性质
	净资产收益率（X_3）	净利润/平均净资产	正性质
	每股收益（X_4）	净利润/期末总股本	正性质
偿债能力	资产负债率（X_5）	负债总额/资产总额	适度指标
	流动比率（X_6）	流动资产/流动负债	适度指标
	速动比率（X_7）	（流动资产－存货）/流动负债	适度指标
资产管理能力	总资产周转率（X_8）	销售收入净额/平均资产总额	正性质
	存货周转率（X_9）	主营业务成本/存活总额	正性质
	应收账款周转率（X_{10}）	销售收入净额/平均应收账款余额	正性质
	流动资产周转率（X_{11}）	销售收入净额/平均流动资产总额	正性质

（续上表）

指标类型	指标名称	指标计算公式	指标性质
成长能力	总资产增长率（X_{12}）	总资产增长额/上年度资产总数	正性质
	主营业务收入增长率（X_{13}）	主营业务收入增长额/上年度主营业务收入	正性质
	净利润增长率（X_{14}）	净利润增长额/上年度净利润	正性质
股本扩张能力	每股公积金（X_{15}）	资本公积/期末总股本	正性质
	每股未分配利润（X_{16}）	未分配利润/期末总股本	正性质

第三节　基于熵技术法的灰色综合评价

一、样本来源与选择

本章所选取的生物医药上市公司的数据均来自证券之星网（http：//www. stockstar. com/）发布的上市公司年度报表。根据生物医药上市公司的年报数据，分析各家公司的主营业务收入来源，利用判别方法或聚类分析对我国沪、深两市 124 家上市公司进行细分。具体样本见表 9－3。

表 9－3　生物医药上市公司样本

代码	名称	代码	名称	代码	名称	代码	名称
000028	国药一致	002022	科华生物	002688	金河生物	600479	千金药业
000078	海王生物	002030	达安基因	002693	双成药业	600488	天药股份
000153	丰原药业	002038	双鹭药业	600062	华润双鹤	600513	联环药业

（续上表）

代码	名称	代码	名称	代码	名称	代码	名称
000411	英特集团	002099	海翔药业	600079	人福医药	600518	康美药业
000423	东阿阿胶	002107	沃华医药	600080	金花股份	600521	华海药业
000513	丽珠集团	002118	紫鑫药业	600085	同仁堂	600530	交大昂立
000518	四环生物	002166	莱茵生物	600129	太极集团	600535	天士力
000522	白云山 A	002198	嘉应制药	600161	天坛生物	600538	北海国发
000538	云南白药	002219	独一味	600195	中牧股份	600556	*ST 北生
000545	*ST 吉药	002252	上海莱士	600196	复星医药	600557	康缘药业
000566	海南海药	002262	恩华药业	600201	金宇集团	600568	中珠控股
000590	紫光古汉	002275	桂林三金	600211	西藏药业	600572	康恩贝
000597	东北制药	002287	奇正藏药	600216	浙江医药	600594	益佰制药
000605	*ST 四环	002294	信立泰	600222	太龙药业	600613	永生投资
000623	吉林敖东	002332	仙琚制药	600226	升华拜克	600664	哈药股份
000650	仁和药业	002349	精华制药	600252	中恒集团	600666	西南药业
000661	长春高新	002390	信邦制药	600253	天方药业	600671	ST 天目
000739	普洛股份	002393	力生制药	600267	海正药业	600750	江中药业
000756	新华制药	002399	海普瑞	600276	恒瑞医药	600752	*ST 哈慈
000766	通化金马	002412	汉森制药	600285	羚锐制药	600771	ST 东盛
000788	西南合成	002422	科伦药业	600297	美罗药业	600781	上海辅仁
000790	华神集团	002424	贵州百灵	600329	中新药业	600789	鲁抗医药
000919	金陵药业	002432	九安医疗	600332	广州药业	600796	钱江生化
000952	广济药业	002437	誉衡药业	600351	亚宝药业	600812	华北制药
000963	华东医药	002462	嘉事堂	600380	健康元	600829	三精制药
000989	九芝堂	002550	千红制药	600385	*ST 金泰	600842	中西药业
000990	诚志股份	002551	尚荣医疗	600420	现代制药	600849	上药转换

（续上表）

代码	名称	代码	名称	代码	名称	代码	名称
000999	华润三九	002589	瑞康医药	600421	＊ST 国药	600867	通化东宝
002004	华邦制药	002644	佛慈制药	600422	昆明制药	600869	三普药业
002007	华兰生物	002653	海思科	600436	片仔癀	600976	武汉健民
002020	京新药业	002675	东诚生化	600466	迪康药业	600993	马应龙

二、基于熵技术法的灰色综合评价

企业绩效评价（Performance Valuation）是指运用数理统计和运筹学原理，采用特定的指标体系，对照统一的标准，按照一定的程序，通过定量定性的对比分析，对企业一定经营期间的经营效益和经营者业绩作出客观、公正和准确的评价。下面结合熵技术法和灰色综合评价法来对上市公司进行综合评价。选取主营业务利润率、总资产收益率、净资产收益率、每股收益、资产负债率、流动比率、速动比率、总资产周转率、存货周转率、应收账款周转率、流动资产周转率、总资产增长率、主营业务收入增长率、净利润增长率、每股公积金和每股未分配利润作为评价体系的 16 个评价指标，构建以下方法：

（一）构造指标特征值矩阵

设系统有 m 个待优选的对象组成备选对象集，有 n 个评价因素组成系统的评价指标集，每个评价指标对每一备选对象的评判用指标特征值来表示，则系统有 $n\times m$ 阶指标特征值矩阵：$\boldsymbol{X}=(x_{ij})_{n\times m}$，式中 x_{ij}（$i=1,\ 2,\ \cdots,\ n$；$j=1,\ 2,\ \cdots,\ m$）为第 j 个备选对象在第 i 个评价因素下的指标特征值。

（二）规范化矩阵

规格化的目的有 2 个：①使指标无量纲化；②将指标值张弛

成［0，1］之间的数，增加离散性。一般情况下，对象的所有指标可划分为成本型、效益型、适中型等指标，其规范化处理如下：

成本型指标（“越小越优型”）$r_{ij} = (\max x_{ij} - x_{ij})/(\max x_{ij} - \min x_{ij})$

效益型指标（“越大越优型”）$r_{ij} = (x_{ij} - \min x_{ij})/(\max x_{ij} - \min x_{ij})$

适中型指标（“越接近某一标准 u_i 越优”）$r_{ij} = 1 - (|x_{ij} - u_i|)/\max||x_{ij} - u_i||$

于是得规范化矩阵：$\boldsymbol{R} = (r_{ij})_{n\times m}$

（三）确定指标权重

运用熵技术法来确定指标的权数，具体步骤如下：

（1）计算第 j 个备选对象在第 i 个评价因素下的指标值比重 p_{ij}

$$p_{ij} = x_{ij}/\sum_{j=1}^{m} x_{ij} \quad (i = 1,2,\cdots,n;\ j = 1,2,\cdots,m) \tag{9.1}$$

（2）计算第 i 个评价因素下的输出熵 E_i

$$E_i = -(\ln m)^{-1}\sum_{j=1}^{m} p_{ij}\ln p_{ij} \quad (j = 1,2,\cdots,m) \tag{9.2}$$

若 $p_{ij} = 0$，则 $\ln p_{ij} = 0$。

（3）计算第 i 个评价因素下的变异度 d_i

$$d_i = 1 - E_i \quad (j = 1,2,\cdots,m) \tag{9.3}$$

（4）计算第 i 个评价因素下的权重 w_i

$$w_i = \frac{d_i}{\sum_{i=1}^{n} d_i} \tag{9.4}$$

（四）灰关联度分析

首先确定参考数列 $\{fG\}$ 所组成的最优向量为：

$\boldsymbol{G} = (g_1, g_2, \cdots, g_n) = (r_{11} \vee r_{12} \vee \cdots \vee r_{1m}, r_{21} \vee r_{22} \vee \cdots \vee r_{2m}, r_{n1} \vee r_{n2} \vee \cdots \vee r_{nm})$

上面 ∨ 为取大运算符,又记第 j 个待评估对象所组成的向量为:

$\boldsymbol{R}_j = (r_{1j}, r_{2j}, \cdots, r_{mj}), j = 1, 2, \cdots, m$

其次，利用灰关联度公式求 第 j 个待评估对象 R_j 与最优向量 G 的关联系数 $\xi_i(\boldsymbol{R}_j, \boldsymbol{G})$ ：

$$\xi_i(\boldsymbol{R}_j, \boldsymbol{G}) = \frac{\min_i \min_j (r_{ij} - g_i) + 0.5 \max_i \max_j (r_{ij} - g_i)}{(r_{ij} - g_i) + 0.5 \max_i \max_k (r_{ij} - g_i)} \tag{9.5}$$

最后，求第 j 个待评估对象与最优向量 $\boldsymbol{X}_j$ 与最优向量 $\boldsymbol{G}$ 的关联度:

$$\boldsymbol{D}(\boldsymbol{R}_j, \boldsymbol{G}) = \sum_{j=1}^{n} w_i \times \xi_i(\boldsymbol{R}_j, \boldsymbol{G}) \tag{9.6}$$

据此，可根据各待评估对象与最优向量 $\boldsymbol{G}$ 之间的关联度大小来进行排序。

(五) Borda 评分

设投票者数目为 m ，候选人数目为 n ，则有 $n!$ 种可能的偏好序，记为 P 。定义候选人的集合为 $X = (x_1, x_2, \cdots, x_n)$ 。

对任一投票者 k ，其偏好序为 P^k ，评分矢量 $\boldsymbol{W}_s = (n-1, n-2, \cdots, 0)$ ，设

$$r_{ij}^k = \begin{cases} 1 \text{ ,第 } k \text{ 个投票者认为 } x_i > x_j; \\ 0 \text{ ,第 } k \text{ 个投票者不认为 } x_i > x_j; \end{cases}$$

> 为优于关系,则投票者 k 的偏好关系矩阵为

$$\begin{bmatrix} r_{11}^k & r_{12}^k & \cdots & r_{1n}^k \\ r_{21}^k & r_{22}^k & \cdots & r_{2n}^k \\ \vdots & \vdots & \vdots & \vdots \\ r_{n1}^k & r_{n2}^k & \cdots & r_{nn}^k \end{bmatrix}$$

若投票者 k 给候选人 x_i 的评分为

$$r_i^k = \sum_{j=1}^{n} r_{ij}^k \tag{9.7}$$

若投票者 k 认为 x_i 只优于一个候选人，则其评分为 1，认为优于两个候选人，则评分为 2，……，如果认为 x_i 优于所有的候选人，其评分为 $(n-1)$，故 r_i^k 就是投票者 k 对候选人 x_i 的Borda评分。所有投票者投票评分矩阵为

$$\begin{bmatrix} r_1^1 & r_1^2 & \cdots & r_1^m \\ r_2^1 & r_2^2 & \cdots & r_2^m \\ \vdots & \vdots & \vdots & \vdots \\ r_n^1 & r_n^2 & \cdots & r_n^m \end{bmatrix}$$

所有投票者对候选人 x_i 的累积评分为

$$r(x_i) = \sum_{k=1}^{m} r_i^k \tag{9.8}$$

所有候选人的 Borda 评分矢量为 $\boldsymbol{r} = (r(x_1), r(x_2), \cdots, r(x_n))$，其中有最大 $r(x_i)$ 的 x_i 为优胜者。

（六）实证结果及分析

以 2011 年的数据为例，利用基于熵技术法的灰色综合评价方法对本年度上市公司数据进行评价。利用 matlab 编程求解，通过灰色综合评价法得到的结果见表 9－4 所示。

表 9－4　2011 年生物医药上市公司绩效评价结果

代码	名称	评价指数	排名	代码	名称	评价指数	排名
000028	国药一致	0.387 2	115	002688	金河生物	0.400 3	71
000078	海王生物	0.387 4	114	002693	双成药业	0.413	47
000153	丰原药业	0.438 5	8	600062	华润双鹤	0.392 2	104
000411	英特集团	0.401 1	72	600079	人福医药	0.389 2	111
000423	东阿阿胶	0.407 5	59	600080	金花股份	0.394 3	100
000513	丽珠集团	0.473 0	4	600085	同仁堂	0.430 4	14
000518	四环生物	0.399 5	76	600129	太极集团	0.387 8	113

（续上表）

代码	名称	评价指数	排名	代码	名称	评价指数	排名
000522	白云山 A	0. 395 8	94	600161	天坛生物	0. 395 7	95
000538	云南白药	0. 372 0	121	600195	中牧股份	0. 412 6	48
000545	* ST 吉药	0. 403 1	65	600196	复星医药	0. 415 5	45
000566	海南海药	0. 419 8	36	600201	金宇集团	0. 436 8	9
000590	紫光古汉	0. 374 6	119	600211	西藏药业	0. 430 9	13
000597	东北制药	0. 398 3	80	600216	浙江医药	0. 424 4	24
000605	* ST 四环	0. 371 1	124	600222	太龙药业	0. 449	7
000623	吉林敖东	0. 411 3	52	600226	升华拜克	0. 411 1	53
000650	仁和药业	0. 419 5	35	600252	中恒集团	0. 416 3	43
000661	长春高新	0. 396 6	87	600253	天方药业	0. 396 5	89
000739	普洛股份	0. 372 5	120	600267	海正药业	0. 390 8	108
000756	新华制药	0. 394 7	98	600276	恒瑞医药	0. 407 6	58
000766	通化金马	0. 417 3	40	600285	羚锐制药	0. 411 6	51
000788	西南合成	0. 397 5	84	600297	美罗药业	0. 404 7	64
000790	华神集团	0. 548 2	2	600329	中新药业	0. 419 8	34
000919	金陵药业	0. 399 9	74	600332	广州药业	0. 392 1	105
000952	广济药业	0. 422 4	27	600351	亚宝药业	0. 395 2	96
000963	华东医药	0. 411 6	50	600380	健康元	0. 456 8	5
000989	九芝堂	0. 401 9	69	600385	* ST 金泰	0. 405 3	62
000990	诚志股份	0. 400 2	73	600420	现代制药	0. 425 1	22
000999	华润三九	0. 398 4	78	600421	* ST 国药	0. 404 8	63
002004	华邦制药	0. 391 6	106	600422	昆明制药	0. 413 5	46
002007	华兰生物	0. 397	85	600436	片仔癀	0. 416 6	42
002020	京新药业	0. 449 5	6	600466	迪康药业	0. 389 7	110

(续上表)

代码	名称	评价指数	排名	代码	名称	评价指数	排名
002022	科华生物	0.393 8	101	600479	千金药业	0.424 4	25
002030	达安基因	0.398 3	81	600488	天药股份	0.427	19
002038	双鹭药业	0.410 3	54	600513	联环药业	0.435 1	10
002099	海翔药业	0.418 2	37	600518	康美药业	0.434 7	11
002107	沃华医药	0.402 2	66	600521	华海药业	0.418 1	38
002118	紫鑫药业	0.428 1	15	600530	交大昂立	0.422	29
002166	莱茵生物	0.427 6	17	600535	天士力	0.393 2	102
002198	嘉应制药	0.402 2	67	600538	北海国发	0.410 3	55
002219	独一味	0.391 5	107	600556	*ST 北生	0.411 7	49
002252	上海莱士	0.422	28	600557	康缘药业	0.396 1	93
002262	恩华药业	0.399 6	75	600568	中珠控股	0.397	86
002275	桂林三金	0.396 2	91	600572	康恩贝	0.377 2	118
002287	奇正藏药	0.397 8	83	600594	益佰制药	0.427 3	18
002294	信立泰	0.394 5	99	600613	永生投资	0.415 9	44
002332	仙琚制药	0.398 3	82	600664	哈药股份	0.425 9	21
002349	精华制药	0.417 1	41	600666	西南药业	0.676 7	1
002390	信邦制药	0.424 9	23	600671	ST 天目	0.371 8	123
002393	力生制药	0.421 6	30	600750	江中药业	0.394 8	97
002399	海普瑞	0.419 9	33	600752	*ST 哈慈	0.396 2	92
002412	汉森制药	0.402 2	68	600771	ST 东盛	0.386 2	116
002422	科伦药业	0.425 9	20	600781	上海辅仁	0.408 1	57
002424	贵州百灵	0.396 3	90	600789	鲁抗医药	0.433 5	12
002432	九安医疗	0.420 4	32	600796	钱江生化	0.417 8	39
002437	誉衡药业	0.409 3	56	600812	华北制药	0.427 9	16

（续上表）

代码	名称	评价指数	排名	代码	名称	评价指数	排名
002462	嘉事堂	0.398 4	79	600829	三精制药	0.396 6	88
002550	千红制药	0.422 7	26	600842	中西药业	0.401 2	70
002551	尚荣医疗	0.371 9	122	600849	上药转换	0.389 9	109
002589	瑞康医药	0.398 6	77	600867	通化东宝	0.420 6	31
002644	佛慈制药	0.406 6	60	600869	三普药业	0.472 8	3
002653	海思科	0.406 1	61	600976	武汉健民	0.383 7	117
002675	东诚生化	0.389	112	600993	马应龙	0.393 1	103

同理，可得出 2009 年和 2010 年上市公司的绩效评价结果，再利用群决策排序法中的 Borda 函数对各个年份进行总排序，结果见表 9－5。

表 9－5　2009—2011 年生物医药上市公司综合评价

代码	名称	2011 年		2010 年		2009 年		Borda 函数	总排名
		评价指数	排名	评价指数	排名	评价指数	排名		
600666	西南药业	0.676 7	1	0.612 9	2	0.671 4	1	359	1
000790	华神集团	0.548 2	2	0.632	1	0.448 8	5	355	2
600869	三普药业	0.472 8	3	0.481 9	4	0.433 6	6	350	3
000513	丽珠集团	0.473	4	0.478 9	5	0.428 9	7	347	4
600380	健康元	0.456 8	5	0.521	3	0.424 3	9	345	5
002020	京新药业	0.449 5	6	0.464 1	6	0.427 1	8	344	6
600222	太龙药业	0.449	7	0.451 9	7	0.419 8	10	339	7
000153	丰原药业	0.438 5	8	0.449 9	8	0.409 8	14	333	8
600201	金宇集团	0.436 8	9	0.445 5	11	0.410 7	13	328	9
600513	联环药业	0.435 1	10	0.441 3	14	0.415 3	11	326	10
600518	康美药业	0.434 7	11	0.434 6	22	0.408 2	16	311	11

(续上表)

代码	名称	2011年		2010年		2009年		Borda函数	总排名
		评价指数	排名	评价指数	排名	评价指数	排名		
600789	鲁抗医药	0.433 5	12	0.439 6	18	0.403 5	21	311	12
600211	西藏药业	0.430 9	13	0.441 1	15	0.405 5	19	311	13
600085	同仁堂	0.430 4	14	0.440 8	16	0.405 5	20	311	14
002118	紫鑫药业	0.428 1	15	0.434 4	23	0.411 4	12	307	15
600812	华北制药	0.427 9	16	0.437 8	19	0.400 3	29	305	16
002166	莱茵生物	0.427 6	17	0.445 4	12	0.4	31	297	17
600594	益佰制药	0.427 3	18	0.432 2	26	0.402 2	24	293	18
600488	天药股份	0.427	19	0.429	33	0.403 3	22	289	19
002422	科伦药业	0.425 9	20	0.432 4	25	0.397 7	37	286	20
600664	哈药股份	0.425 9	21	0.445	13	0.398 2	34	286	21
600420	现代制药	0.425 1	22	0.430 8	29	0.409 6	15	284	22
002390	信邦制药	0.424 9	23	0.429 7	30	0.401 2	26	282	23
600216	浙江医药	0.424 4	24	0.429 4	31	0.402 3	23	281	24
600479	千金药业	0.424 4	25	0.449 7	9	0.395 2	43	278	25
002550	千红制药	0.422 7	26	0.433 7	24	0.401	27	276	26
000952	广济药业	0.422 4	27	0.429 2	32	0.397 6	38	276	27
002252	上海莱士	0.422	28	0.427 6	35	0.400 4	28	276	28
600530	交大昂立	0.422	29	0.44	17	0.394 3	48	276	29
002393	力生制药	0.421 6	30	0.431 1	28	0.398 9	32	274	30
600867	通化东宝	0.420 6	31	0.435	20	0.396 7	40	271	31
002432	九安医疗	0.420 4	32	0.411 4	65	0.407 1	18	271	32
002399	海普瑞	0.419 9	33	0.426 8	37	0.400 3	30	269	33

（续上表）

代码	名称	2011 年		2010 年		2009 年		Borda 函数	总排名
		评价指数	排名	评价指数	排名	评价指数	排名		
600329	中新药业	0.419 8	34	0.428 3	34	0.397 8	35	268	34
000650	仁和药业	0.419 5	35	0.434 7	21	0.395 4	41	267	35
000566	海南海药	0.419 8	36	0.419 5	48	0.407 9	17	267	36
002099	海翔药业	0.418 2	37	0.447 1	10	0.393 9	49	264	37
600521	华海药业	0.418 1	38	0.424 7	39	0.4019	25	261	38
600796	钱江生化	0.417 8	39	0.427 5	36	0.397 8	36	254	39
000766	通化金马	0.417 3	40	0.422	45	0.397 6	39	238	40
002349	精华制药	0.417 1	41	0.425	38	0.395	44	238	41
600436	片仔癀	0.416 6	42	0.410 9	66	0.458 8	4	238	42
600252	中恒集团	0.416 3	43	0.424 1	43	0.395 4	42	236	43
600613	永生投资	0.415 9	44	0.431 5	27	0.391 2	56	229	44
600196	复星医药	0.415 5	45	0.415 7	53	0.398 4	33	227	45
600422	昆明制药	0.413 5	46	0.424 3	42	0.393 2	50	226	46
002693	双成药业	0.413	47	0.423 8	44	0.394 5	47	226	47
600195	中牧股份	0.412 6	48	0.424 5	41	0.391 6	53	225	48
600556	*ST 北生	0.411 7	49	0.418 3	49	0.394 5	46	221	49
000963	华东医药	0.411 6	50	0.409 6	70	0.668 1	2	217	50
600285	羚锐制药	0.411 6	51	0.424 6	40	0.391 3	55	216	51
000623	吉林敖东	0.411 3	52	0.417 7	50	0.391 9	51	214	52
600226	升华拜克	0.411 1	53	0.419 8	47	0.391 5	54	209	53
002038	双鹭药业	0.410 3	54	0.417 3	51	0.391 8	52	204	54
600538	北海国发	0.410 3	55	0.420 1	46	0.386 4	62	201	55

（续上表）

代码	名称	2011 年		2010 年		2009 年		Borda函数	总排名
		评价指数	排名	评价指数	排名	评价指数	排名		
002437	誉衡药业	0.409 3	56	0.415 4	54	0.39	57	195	56
600781	上海辅仁	0.408 1	57	0.407 1	75	0.394 9	45	194	57
600276	恒瑞医药	0.407 6	58	0.414 1	57	0.389 3	58	188	58
000423	东阿阿胶	0.407 5	59	0.413	60	0.386 3	63	182	59
002644	佛慈制药	0.406 6	60	0.413	61	0.388 2	59	180	60
002653	海思科	0.406 1	61	0.411 7	63	0.386 1	64	175	61
600385	*ST 金泰	0.405 3	62	0.413 1	59	0.384 3	67	175	62
600421	*ST 国药	0.404 8	63	0.400 9	99	0.509 2	3	174	63
600297	美罗药业	0.404 7	64	0.409	71	0.388 1	60	173	64
000545	*ST 吉药	0.403 1	65	0.407 8	72	0.381 1	83	169	65
002107	沃华医药	0.402 2	66	0.411 5	64	0.384 8	66	168	66
002198	嘉应制药	0.402 2	67	0.414 4	55	0.383 3	71	167	67
002412	汉森制药	0.402 2	68	0.407 7	73	0.387 4	61	165	68
000989	九芝堂	0.401 9	69	0.413 9	58	0.383 4	70	164	69
600842	中西药业	0.401 2	70	0.410 8	68	0.384 1	69	159	70
002688	金河生物	0.400 3	71	0.410 8	67	0.382 3	74	156	71
000411	英特集团	0.401 1	72	0.405 2	84	0.384 2	68	143	72
000990	诚志股份	0.400 2	73	0.410 4	69	0.381 5	80	142	73
000919	金陵药业	0.399 9	74	0.407 3	74	0.381 8	79	137	74
002262	恩华药业	0.399 6	75	0.406 9	77	0.382 2	76	135	75
000518	四环生物	0.399 5	76	0.407	76	0.380 9	84	134	76
002589	瑞康医药	0.398 6	77	0.414 3	56	0.380 2	88	133	77

（续上表）

代码	名称	2011 年		2010 年		2009 年		Borda 函数	总排名
		评价指数	排名	评价指数	排名	评价指数	排名		
000999	华润三九	0. 398 4	78	0. 405	85	0. 382 7	72	129	78
002462	嘉事堂	0. 398 4	79	0. 415 9	52	0. 380 2	90	127	79
000597	东北制药	0. 398 3	80	0. 404 2	86	0. 381 8	78	123	80
002030	达安基因	0. 398 3	81	0. 401 3	97	0. 385 9	65	122	81
002332	仙琚制药	0. 398 3	82	0. 405 3	83	0. 382 2	75	121	82
002287	奇正藏药	0. 397 8	83	0. 412 7	62	0. 378 7	98	121	83
000788	西南合成	0. 397 5	84	0. 403 4	88	0. 381 5	81	116	84
002007	华兰生物	0. 397	85	0. 406 1	80	0. 380 6	87	115	85
600568	中珠控股	0. 397	86	0. 406 4	78	0. 379 5	92	110	86
000661	长春高新	0. 396 6	87	0. 403	89	0. 380 7	86	108	87
600829	三精制药	0. 396 6	88	0. 405 5	82	0. 381 9	77	105	88
600253	天方药业	0. 396 5	89	0. 406 1	79	0. 379 2	95	104	89
002424	贵州百灵	0. 396 3	90	0. 402 7	91	0. 380 8	85	98	90
002275	桂林三金	0. 396 2	91	0. 401 2	98	0. 380 2	89	88	91
600752	* ST 哈慈	0. 396 2	92	0. 401 7	96	0. 379 3	93	81	92
600557	康缘药业	0. 396 1	93	0. 401 9	94	0. 379 2	94	80	93
000522	白云山 A	0. 395 8	94	0. 392	113	0. 382 3	73	80	94
600161	天坛生物	0. 395 7	95	0. 405 7	81	0. 375 7	112	79	95
600351	亚宝药业	0. 395 2	96	0. 399	104	0. 380 1	91	78	96
600750	江中药业	0. 394 8	97	0. 402 1	93	0. 377 9	101	77	97
000756	新华制药	0. 394 7	98	0. 404	87	0. 377 5	102	74	98
002294	信立泰	0. 394 5	99	0. 396 2	109	0. 381 4	82	70	99

（续上表）

代码	名称	2011 年		2010 年		2009 年		Borda 函数	总排名
		评价指数	排名	评价指数	排名	评价指数	排名		
600080	金花股份	0. 394 3	100	0. 401 8	95	0. 378	100	67	100
002022	科华生物	0. 393 8	101	0. 399 3	103	0. 378 9	97	67	101
600535	天士力	0. 393 2	102	0. 402 7	90	0. 377 1	103	66	102
600993	马应龙	0. 393 1	103	0. 398 1	107	0. 379	96	57	103
600062	华润双鹤	0. 392 2	104	0. 400 1	100	0. 376 1	109	56	104
600332	广州药业	0. 392 1	105	0. 402 2	92	0. 376 6	106	53	105
002004	华邦制药	0. 391 6	106	0. 396 9	108	0. 378 3	99	51	106
002219	独一味	0. 391 5	107	0. 4	101	0. 376 8	105	50	107
600267	海正药业	0. 390 8	108	0. 399 8	102	0. 376 6	107	48	108
600849	上药转换	0. 389 9	109	0. 394 2	111	0. 377	104	39	109
600466	迪康药业	0. 389 7	110	0. 398 6	105	0. 376	110	34	110
600079	人福医药	0. 389 2	111	0. 390 8	114	0. 376 1	108	31	111
002675	东诚生化	0. 389	112	0. 398 3	106	0. 374 4	114	30	112
600129	太极集团	0. 387 8	113	0. 395 5	110	0. 375 3	113	29	113
000078	海王生物	0. 387 4	114	0. 375 4	120	0. 375 7	111	24	114
000028	国药一致	0. 387 2	115	0. 393 4	112	0. 371 4	117	18	115
600771	ST 东盛	0. 386 2	116	0. 388 7	115	0. 371 9	116	17	116
600976	武汉健民	0. 383 7	117	0. 380 7	119	0. 373 3	115	12	117
600572	康恩贝	0. 377 2	118	0. 388 4	116	0. 365 2	118	11	118
000590	紫光古汉	0. 374 6	119	0. 381 7	118	0. 363 3	119	7	119
000739	普洛股份	0. 372 5	120	0. 383	117	0. 362	120	6	120
000538	云南白药	0. 372	121	0. 367 7	121	0. 361 1	121	5	121

（续上表）

代码	名称	2011 年		2010 年		2009 年		Borda 函数	总排名
		评价指数	排名	评价指数	排名	评价指数	排名		
002551	尚荣医疗	0.371 9	122	0.366 9	122	0.360 9	122	4	122
600671	ST 天目	0.371 8	123	0.365 8	123	0.360 8	123	3	123
000605	*ST 四环	0.371 1	124	0.365 1	124	0.360 3	124	2	124

从表 9－5 可知，最近三年医药类上市公司的发展比较平稳，各上市公司的业绩比较稳定，波动不大。但是，由于该问题评价指标含量多，指标之间具有一定的相关性。用灰色综合评价对指标权重赋值比较粗糙，有可能会造成评价的结果有失准确性，因此，有必要寻找更为合理、更适合处理多指标、更能表明多个指标之间关系的方法。

第四节　基于因子分析的企业绩效评价

上市公司的经营业绩是证券投资者关心的主要问题之一，正确、公允地评价上市公司经营业绩具有重要意义。然而，目前实际广泛采用的评价方法多是主观赋权法。主观赋权法的一个共同特点就是将评价指标体系中各财务指标的权重依据主观或经验事先设定好，这样就难免给评价结果带来一定的主观性。尤其是当综合评价指标数目比较多，各指标对综合评价值的重要性不易于区分并且各指标之间相关性较大的情况时，主观赋权法的效果往往欠佳。此外，人为地给定权数，一方面会导致对某个或某些因素产生过高或过低的估计，使评价结果不能如实反映上市公司的真实情况；另一方面会诱使上市公司粉饰或追求权重较高的指标。因此，必须提出一种根据各指标实际观察值所提供的信息量大小来确定各指标权重的客观赋权法——因子分析法，并结合上市公司的数据作实证研究。

一、因子分析原理及基本思想

在对实际问题的分析过程中，人们总是希望尽可能多地收集关于分析对象的统计资料，进而能够对问题有比较全面、完整的把握和认识。但是收集到的资料往往具有相关性，造成相当多的信息重叠，不利于进行统计分析和综合评价。因子分析方法就是解决上述问题的一种有效方法，它将多个指标（变量）化为几个不相关的综合指标（综合因子），综合因子变量能够反映原始指标变量的绝大部分信息，不会产生重要信息丢失，并且它比原始指标变量的数量大为减少，综合因子的含义也更为明确，利于进行综合分析和评价。

二、因子分析模型

按照因子分析原理，建立上市公司绩效综合评价的因子分析模型：设有 n 个待评价的上市公司样本，每个样本有 p 个评价指标，即 X_1，X_2，…，X_p，公共因子为 F_1，F_2，…，F_m，组合模型为：

$$\begin{cases} F_1 = a_{11}X_1 + a_{12}X_2 + a_{1p}X_p \\ F_2 = a_{21}X_1 + a_{22}X_2 + a_{2p}X_p \\ \vdots \\ F_m = a_{m1}X_1 + a_{m2}X_2 + a_{mp}X_p \end{cases} \tag{9.9}$$

模型要求：

（1）$a_{k1}^2 + a_{k2}^2 + \cdots + a_{kp}^2 = 1$（$k=1, 2, \cdots, m$），其中 a_{kj}^2（$j=1, 2, \cdots, p$）表示第 k 个单位指标的权数，用权数的大小来决定 F_k 的经济意义。

（2）F_1 和 F_j（$i \neq j$; $i, j=1, 2, \cdots, m$）互不相关。

（3）F_1 是 X_1，X_2，…，X_p 的一切线性组合中的方差最大项，F_1 占总方差比重最大，其余递减。

（4）X_1，X_2，…，X_p 的协方差矩阵的特征值 $\boldsymbol{\lambda}_k$ 就是综合因子 F_k 的方差。

（5）一般第 i 个综合因子保持原始数据总信息的比重为：

$$a_i = \lambda_i / \sum \lambda_k \quad (k=1, 2, \cdots, p) \tag{9.10}$$

三、因子分析法的计算步骤

（1）选定指标。根据上市公司经营特点，选取如下16个指标：主营业务利润率、总资产报收益率、净资产收益率、每股收益、资产负债率、流动比率、速动比率、总资产周转率、存货周转率、应收账款周转率、流动资产周转率、总资产增长率、主营业务收入增长率、净利润增长率、每股公积金和每股未分配利润。

（2）指标标准化处理。首先，要将逆指标和适度指标同趋化，在入选的16个指标中，资产负债率、流动比率和速动比率是适度指标，取这三个指标的倒数以使指标同趋化。其次，将各指标数据进行无量纲化处理。由于各指标量纲不一，数量上差异很大，这就需要标准化。标准化处理的方法是用Z－Score变换，设上市公司数据样本观测值为：$X = (X_{ij})_{n \times p}$；计算各指标的样本均值和样本标准差：

$$\bar{X}_j = \frac{1}{n}\sum_{i=1}^{n} X_{ij}, \ S_j = \sqrt{\frac{1}{n-1}\sum_{i=1}^{n} (X_{ij} - \bar{X}_j)^2} \quad (j=1, 2, \cdots, p) \tag{9.11}$$

对 X_{ij} 标准化，令

$$Y_{ij} = \frac{X_{ij} - \bar{X}_j}{S_j} \quad (i=1, 2, \cdots, n; \ j=1, 2, \cdots, p) \tag{9.12}$$

得标准化数据阵 $\boldsymbol{Y} = (Y_{ij})_{n \times p}$

（3）建立相关系数矩阵 $\boldsymbol{R}$。根据经过预处理的指标数据矩阵计算相关系数矩阵 $\boldsymbol{R}$，设 r_{ij} 为经标准处理之后指标 i 与指标 j 之间的相关系数，则

$$r_{ij} = \frac{1}{n-1}\sum_{i=1}^{n} Y_t i \cdot Y_{tj} \quad (i，j=1，2，\cdots，p) \tag{9.13}$$

（4）求 $\boldsymbol{R}$ 的特征值及相应的特征向量。由 $|\boldsymbol{R}-\lambda_i|=0$ 求得特征值及相应的特征向量，分别记为 $\lambda_1 \geqslant \lambda_2 \geqslant \lambda_p > 0$ 和 u_1，u_2，…，u_p，记

$$\boldsymbol{U} = (u_1，u_2，\cdots，u_p) = \begin{bmatrix} u_{11} & u_{12} & \cdots & u_{1p} \\ u_{21} & u_{22} & \cdots & u_{2p} \\ \vdots & \vdots & & \vdots \\ u_{p1} & u_{p2} & \cdots & u_{pp} \end{bmatrix}$$

根据累计贡献率的要求比如 $\frac{\sum_{i=1}^{m}\lambda_i}{\sum_{i=1}^{p}\lambda_i} \geqslant 85\%$（或 80%），取前 m 个特征根及相应的特征向量写出因子载荷阵：

$$\boldsymbol{A} = \begin{bmatrix} u_{11}\sqrt{\lambda_1} & u_{12}\sqrt{\lambda_2} & \cdots & u_{1m}\sqrt{\lambda_m} \\ u_{21}\sqrt{\lambda_1} & u_{22}\sqrt{\lambda_2} & \cdots & u_{2m}\sqrt{\lambda_m} \\ \vdots & \vdots & & \\ u_{p1}\sqrt{\lambda_1} & u_{p2}\sqrt{\lambda_2} & \cdots & u_{pm}\sqrt{\lambda_m} \end{bmatrix}$$

（5）因子载荷阵的旋转。综合因子 λ_i 线性组合中的系数构成因子载荷阵，如果这些系数大小相差不大，那么对因子的解释就会有困难。为了得到比较明确的综合因子解释，要对因子载荷阵进行旋转，通常采用方差极大旋转法。

（6）计算因子得分，并解释各综合因子。

（7）因子得分与综合排序。

四、医药行业上市公司绩效评价实证研究

以 2011 年的上市公司数据为例，采用因子分析法对上市公司进行综合评价。运用 SPSS13.0 软件进行操作。其实证结果如下：

表 9－6　2011 年生物医药上市公司综合评价

代码	名称	F_1	F_2	F_3	F_4	F_5	F_6	F_7	F	排名
000028	国药一致	-2.42	-1.29	-4.15	-2.35	-0.07	0.09	-1.07	-149.13	116
000078	海王生物	-1.82	-0.35	-0.42	-1.09	-0.79	-0.15	-0.09	-59.35	97
000153	丰原药业	6.21	0.52	0.73	2.02	-1.58	0.02	1.01	134.28	4
000411	英特集团	0.46	1.33	-2.00	0.16	-0.26	-0.58	0.35	-2.65	54
000423	东阿阿胶	0.31	0.08	-0.70	-0.27	-0.14	-0.03	0.21	-6.34	58
000513	丽珠集团	7.22	1.47	0.12	2.99	-0.87	-0.76	1.33	167.94	2
000518	四环生物	0.02	-2.17	-1.68	1.99	-0.86	0.28	-0.04	-43.60	87
000522	白云山 A	-0.53	-2.74	1.43	1.05	-0.21	0.62	-0.21	-19.55	72
600385	*ST 金泰	-2.78	-5.09	-5.56	-0.36	2.38	1.23	-1.94	-194.81	123
000545	*ST 吉药	1.15	1.85	0.81	0.52	-1.80	-0.74	0.32	47.71	26
000566	海南海药	2.26	-1.41	2.26	0.88	-0.67	0.71	0.40	58.44	21
000590	紫光古汉	-2.45	3.63	-1.20	-2.12	-2.40	-1.90	-10.54	-121.87	115
000597	东北制药	-1.77	-0.15	-1.00	-1.30	-0.39	-0.42	-0.10	-64.68	102
000605	*ST 四环	-2.09	-0.10	-0.15	-1.08	-1.08	-0.48	0.01	-60.00	98
000623	吉林敖东	3.84	1.06	-0.50	1.30	-1.06	-0.22	0.70	79.61	11
000650	仁和药业	2.50	0.66	1.31	0.26	0.41	-0.36	0.59	77.10	12
000661	长春高新	-0.24	1.47	-1.73	0.04	-0.87	-0.12	0.05	-12.40	64
000739	普洛股份	-2.22	2.02	-2.39	-1.52	-1.58	0.22	-0.51	-67.18	104
000756	新华制药	1.13	1.01	-1.72	-0.04	-1.51	-0.36	0.21	-3.49	55

（续上表）

代码	名称	F_1	F_2	F_3	F_4	F_5	F_6	F_7	F	排名
000766	通化金马	-2.51	-4.54	8.35	-0.73	3.52	3.37	-0.43	49.19	25
000788	西南合成	0.95	-0.02	0.10	0.16	-0.97	0.05	-0.05	10.84	44
000790	华神集团	16.60	-1.95	0.67	5.76	-1.45	1.80	-0.25	305.46	1
000919	金陵药业	-2.42	0.94	-1.06	-1.36	0.35	-0.86	-0.17	-57.70	96
000952	广济药业	1.84	0.33	0.03	0.09	0.71	-0.26	0.63	44.16	27
000963	华东医药	0.30	-0.03	0.38	-0.42	0.32	0.24	0.36	12.30	43
000989	九芝堂	0.31	5.00	-3.51	0.11	-0.51	-0.77	-0.15	23.96	37
000990	诚志股份	-3.41	-0.04	-1.47	-1.60	0.55	-0.85	-0.36	-97.25	113
000999	华润三九	0.83	2.17	-1.23	-0.41	-0.79	-0.49	-0.01	16.36	39
002004	华邦制药	-1.25	-0.41	-0.94	-1.17	-0.27	-0.09	-0.11	-55.08	95
002007	华兰生物	-2.49	-0.49	-0.30	-1.29	-0.69	-0.41	-0.57	-77.07	106
002020	京新药业	6.34	10.87	-7.45	0.36	-0.68	-2.97	-1.59	-185.87	122
002022	科华生物	-0.59	0.85	-0.56	-0.73	-0.94	-0.26	-0.21	-21.66	74
002030	达安基因	-0.53	-2.86	1.54	0.38	0.73	0.95	-0.03	-15.57	66
002038	双鹭药业	1.39	-1.35	3.72	1.12	-1.14	0.18	0.36	60.84	18
002099	海翔药业	3.87	0.41	0.55	0.79	-1.47	-0.28	0.56	75.46	13
002107	沃华医药	0.70	15.66	-9.45	0.47	-1.08	-2.99	-0.17	-95.72	112
002118	紫鑫药业	-1.22	-2.09	1.27	0.42	2.14	0.06	0.28	-12.17	63
002166	莱茵生物	2.09	0.37	-0.05	1.29	0.33	0.35	0.66	61.19	17
002198	嘉应制药	-1.93	-0.58	0.07	-0.78	0.20	-0.11	0.03	-46.33	89
002219	独一味	0.52	1.00	-0.22	-0.72	-0.93	-0.10	0.11	6.95	50
002252	上海莱士	-1.88	-2.80	4.29	-0.74	1.07	0.98	-0.23	-6.39	59
002262	恩华药业	-1.70	-1.80	1.25	-0.67	0.17	0.80	-0.16	-38.48	84
002275	桂林三金	-0.89	0.05	0.27	-1.19	0.25	-0.02	0.02	-19.23	69

（续上表）

代码	名称	F_1	F_2	F_3	F_4	F_5	F_6	F_7	F	排名
002287	奇正藏药	-1.30	-3.00	2.24	-0.39	0.15	0.94	-0.37	-34.34	82
002294	信立泰	-2.27	-2.13	0.87	-0.97	0.34	0.31	-0.33	-64.74	103
002332	仙琚制药	-2.48	-6.71	3.21	2.63	3.38	2.58	-1.01	-37.03	83
002349	精华制药	1.50	-0.23	0.18	0.10	0.22	0.40	0.51	32.34	28
002390	信邦制药	1.60	-0.89	1.26	1.97	0.64	0.51	0.58	61.72	16
002393	力生制药	-3.26	-3.46	4.55	-1.31	2.93	1.02	-0.02	-25.16	77
002399	海普瑞	-2.15	-2.76	5.03	-1.15	2.54	1.00	-0.04	9.06	48
002412	汉森制药	-1.52	-0.50	-0.20	-1.36	0.13	0.09	0.00	-46.77	90
002422	科伦药业	2.18	-1.51	2.42	0.67	0.58	0.68	0.64	66.70	15
002424	贵州百灵	-2.18	-0.19	-0.50	-1.62	-0.35	0.31	-0.20	-63.09	100
002432	九安医疗	-0.70	3.25	-1.14	0.52	-1.06	9.47	0.56	-92.65	110
002437	誉衡药业	-1.37	-2.69	1.75	-0.74	1.88	0.77	0.18	-25.67	78
002462	嘉事堂	-0.98	0.09	-1.16	-1.09	-0.63	-0.21	-0.19	-49.45	91
002550	千红制药	0.89	1.43	0.19	0.16	1.08	-0.04	0.53	52.75	22
002551	尚荣医疗	-1.79	-0.09	0.27	-1.58	0.10	-0.02	-0.11	-42.13	85
002589	瑞康医药	-2.18	-1.65	0.34	-1.20	-0.27	0.16	-0.34	-71.36	105
002644	佛慈制药	0.03	-0.18	0.65	-0.12	0.14	0.25	0.19	10.05	45
002653	海思科	2.36	0.79	-1.70	1.04	-1.58	-0.22	0.32	25.09	34
002675	东诚生化	-1.11	-1.00	1.55	-0.79	0.01	0.02	-0.09	-19.40	71
002688	金河生物	1.99	1.48	-4.78	-0.13	1.44	-0.16	-0.33	-6.54	60
002693	双成药业	1.00	0.97	-0.36	-0.50	-0.82	-0.06	0.15	15.88	40
600062	华润双鹤	-0.85	-0.21	-0.71	-1.11	-0.77	-0.01	-0.16	-44.83	88
600079	人福医药	2.71	14.76	-5.05	0.35	-0.40	-2.71	-1.52	-174.78	119
600080	金花股份	2.92	0.52	0.71	0.91	0.56	0.12	0.72	84.64	10

(续上表)

代码	名称	F_1	F_2	F_3	F_4	F_5	F_6	F_7	F	排名
600085	同仁堂	-2.86	-0.02	-0.53	-1.51	-0.49	-0.33	-0.32	-77.51	107
600129	太极集团	0.53	1.54	-0.76	-0.69	-0.57	-0.23	0.03	9.48	46
600161	天坛生物	2.29	1.05	0.38	0.26	-0.60	0.01	0.28	59.23	20
600195	中牧股份	-0.94	-3.93	3.91	-0.04	0.90	1.13	-0.28	-8.13	62
600196	复星医药	-1.40	-0.89	1.04	-0.42	-0.26	-0.16	0.10	-28.33	80
600201	金宇集团	1.20	0.04	0.56	0.53	1.53	0.07	0.80	50.66	24
600211	西藏药业	-0.23	2.28	-1.56	-0.50	1.19	-2.22	-0.05	-2.46	53
600216	浙江医药	4.67	-0.29	1.40	1.30	0.07	-0.05	0.97	110.88	7
600222	太龙药业	1.62	1.27	0.27	0.37	-0.35	-0.26	0.25	50.96	23
600226	升华拜克	-1.78	-1.65	2.33	-0.78	1.58	-0.12	0.00	-17.86	68
600252	中恒集团	0.11	-2.78	1.49	0.14	-0.06	0.55	-0.21	-17.03	67
600253	天方药业	-3.87	2.78	-9.55	-2.73	-1.67	-1.80	0.26	-207.01	124
600267	海正药业	0.97	-0.04	-0.20	-0.20	-0.71	-0.34	0.20	3.77	51
600276	恒瑞医药	-1.01	-2.06	2.19	-0.65	2.46	0.75	0.32	2.70	52
600285	羚锐制药	-2.03	-1.71	-1.69	0.29	1.45	-1.52	-0.40	-84.35	108
600297	美罗药业	-1.32	-3.26	3.26	0.76	2.51	1.09	0.17	9.45	47
600329	中新药业	-1.92	0.01	-1.07	-1.47	-0.10	-0.07	-0.24	-63.55	101
600332	广州药业	-1.41	-0.35	-0.66	-1.30	-0.18	-0.24	-0.03	-53.82	94
600351	亚宝药业	5.28	-0.27	3.10	1.35	1.11	0.74	1.32	161.99	3
600380	健康元	-1.93	-2.17	0.69	-0.98	1.63	0.06	0.15	-51.39	92
000538	云南白药	-1.03	-1.85	2.72	-0.29	2.55	0.65	0.39	17.09	38
600420	现代制药	-1.43	-2.06	1.53	-0.90	1.03	0.73	-0.10	-29.85	81
600421	*ST 国药	-2.52	-0.92	-0.49	-1.27	1.77	-0.23	0.12	-62.40	99
600422	昆明制药	1.06	-0.64	0.33	0.79	0.26	0.85	0.46	30.71	30

（续上表）

代码	名称	F_1	F_2	F_3	F_4	F_5	F_6	F_7	F	排名
600436	片仔癀	2.71	12.66	-5.34	0.36	-0.42	-2.73	-1.56	-181.24	121
600466	迪康药业	0.64	-0.84	1.36	0.51	0.17	0.43	0.25	27.62	31
600479	千金药业	2.60	1.37	-0.15	0.32	0.27	-1.58	0.61	59.40	19
600488	天药股份	-0.20	-0.73	1.83	-0.21	1.42	0.23	0.36	24.47	35
600513	联环药业	-1.10	-0.83	1.06	-1.28	2.60	0.06	0.61	-3.62	56
600518	康美药业	-0.78	-0.80	1.35	-0.11	-0.22	-1.76	-0.47	-24.34	75
600521	华海药业	0.91	-1.06	0.97	0.17	1.53	0.33	0.57	31.46	29
600530	交大昂立	-2.74	-1.11	-0.28	-0.81	-1.01	-0.18	-0.36	-85.32	109
600535	天士力	0.26	1.88	-1.42	1.19	-1.51	-0.62	-0.14	7.80	49
600538	北海国发	-0.56	-0.65	-0.04	-0.64	-0.27	0.39	0.12	-24.39	76
600556	*ST 北生	-0.29	0.42	-0.06	-0.60	-1.02	-0.18	0.01	-13.90	65
600557	康缘药业	-1.91	0.02	4.87	1.17	-3.44	-1.38	1.54	24.47	36
600568	中珠控股	-2.78	2.91	-3.90	-1.50	-1.22	-2.11	-1.28	-103.07	114
600572	康恩贝	5.25	0.70	1.22	1.59	-0.89	-0.25	0.94	127.12	5
600594	益佰制药	3.08	-0.34	1.06	2.03	-1.67	0.24	0.85	74.27	14
600613	永生投资	0.14	-0.93	0.58	1.86	-0.39	0.26	-0.02	12.68	42
600664	哈药股份	0.67	-2.47	0.45	11.58	0.09	0.18	0.23	93.05	9
600666	西南药业	-3.88	4.52	-7.88	-1.13	-3.10	-2.40	-0.63	-161.49	117
600671	ST 天目	-4.38	0.96	-4.27	-1.91	-1.91	-1.49	-0.09	-162.23	118
600750	江中药业	-0.80	1.50	-0.70	-0.86	-0.78	-0.51	-0.29	-19.37	70
600752	*ST 哈慈	2.71	14.76	-5.05	0.35	-0.40	-2.71	-1.52	-176.53	120
600771	ST 东盛	0.19	-0.89	0.69	-0.09	-0.86	0.51	0.06	-4.27	57
600781	上海辅仁	3.64	0.19	1.72	0.99	0.31	-0.32	0.63	100.84	8
600789	鲁抗医药	-2.02	1.09	0.97	-1.10	-0.34	-0.64	-0.01	-19.76	73

（续上表）

代码	名称	F_1	F_2	F_3	F_4	F_5	F_6	F_7	F	排名
600796	钱江生化	5.33	1.16	0.23	1.58	-0.57	-0.24	0.94	123.75	6
600812	华北制药	0.09	1.05	-2.00	-0.42	-1.10	-0.49	0.02	-26.70	79
600829	三精制药	-2.56	-0.72	1.09	-1.22	0.91	-0.32	0.14	-43.48	86
600842	中西药业	-0.87	0.26	-1.31	-1.14	-1.33	-0.21	-0.20	-52.76	93
600849	上药转换	1.23	-1.81	-0.29	1.11	1.34	0.21	0.51	13.17	41
600867	通化东宝	-1.83	-3.21	3.90	-0.39	4.20	2.35	0.77	26.05	33
600869	三普药业	-4.11	5.04	-4.41	-2.18	-0.35	-2.11	-0.78	-95.18	111
600976	武汉健民	0.16	2.29	-1.68	-0.74	-1.33	-0.43	-0.14	-6.73	61
600993	马应龙	4.19	1.26	-0.44	5.97	-1.59	-0.63	0.60	26.57	32

同理，2009、2010 年上市公司数据采用因子分析进行综合评价，再利用群决策 Borda 方法，对 2009—2011 年上市公司的综合评价结果进行总排序，结果见表 9－7。

表 9－7　2009—2011 年生物医药上市公司综合评价结果

代码	名称	所属细分行业	2009 年		2010 年		2011 年		Borda 函数
			F 值	排名	F 值	排名	F 值	排名	
000790	华神集团	综合	165.660 6	5	329.042 8	2	305.46	1	355
600351	亚宝药业	综合	254.653 3	2	470.182 5	1	161.99	3	348
600796	钱江生化	医药流通	121.240 9	7	162.679 9	5	123.75	6	347
600781	上海辅仁	医药销售	117.003 4	8	120.547 8	7	100.84	8	345
000623	吉林敖东	医药流通	96.205 6	10	112.776 3	9	79.61	11	339
000153	丰原药业	医药流通	77.581 2	13	108.687 5	11	134.28	4	330
600572	康恩贝	化学制剂	94.207 7	11	84.677 6	17	127.12	5	329
000513	丽珠集团	综合	104.549 9	9	79.169 8	19	167.94	2	328

（续上表）

代码	名称	所属细分行业	2009 年		2010 年		2011 年		Borda 函数
			F 值	排名	F 值	排名	F 值	排名	
600080	金花股份	医药流通	76.987 9	14	79.550 8	18	84.64	10	321
002166	莱茵生物	化学原料药	86.720 5	12	67.919 5	25	61.19	17	318
600664	哈药股份	医药流通	59.806 4	18	60.494	28	93.05	9	300
002038	双鹭药业	化学制剂	36.645 4	29	86.832 6	15	60.84	18	300
002422	科伦药业	西药	66.746	16	53.685 2	34	66.7	15	299
000650	仁和药业	综合	20.442 6	36	109.233 6	10	77.1	12	297
002550	千红制药	综合	48.002 6	22	67.829 4	26	52.75	22	297
600594	益佰制药	中成药	19.091	38	172.845 7	4	74.27	14	292
002099	海翔药业	中成药	29.531 6	32	77.448 8	20	75.46	13	286
002390	信邦制药	医药流通	60.116 5	17	37.716 7	45	61.72	16	286
600216	浙江医药	化学制剂	56.858 9	19	40.642	42	110.88	7	286
600422	昆明制药	中成药	47.890 4	23	108.501 2	12	30.71	30	284
600479	千金药业	综合	36.673 6	28	47.311	39	59.4	19	275
600161	天坛生物	西药	4.044 4	46	138.114	6	59.23	20	275
000566	海南海药	化学原料药	-0.241 1	51	85.853 4	16	58.44	21	274
000952	广济药业	西药	53.512 5	20	31.963	47	44.16	27	273
600222	太龙药业	化学原料药	27.780 2	33	55.730 8	31	50.96	23	267
000999	华润三九	化学原料药	41.655 2	25	16.241 3	54	16.36	39	260
000766	通化金马	西药	35.665 4	30	59.356 1	29	49.19	25	259
000545	*ST 吉药	医药销售	10.032 5	39	53.957 5	33	47.71	26	258
000989	九芝堂	化学制剂	22.114 3	35	38.944 9	43	23.96	37	257
002349	精华制药	中成药	7.693 2	42	55.413 7	32	32.34	28	255
600521	华海药业	中成药	44.105 2	24	-6.542 8	63	31.46	29	250

（续上表）

代码	名称	所属细分行业	2009 年		2010 年		2011 年		Borda 函数
			F 值	排名	F 值	排名	F 值	排名	
600557	康缘药业	西药	5.358 3	45	60.518 9	27	24.47	36	250
600466	迪康药业	化学原料药	27.279	34	24.610 6	50	27.62	31	248
600993	马应龙	化学制剂	9.886 1	40	90.122 2	14	26.57	32	247
600867	通化东宝	中成药	33.612 1	31	-1.477 1	60	26.05	33	245
002653	海思科	化学制剂	-1.740 4	52	50.876 4	37	25.09	34	239
600488	天药股份	生物制品	135.137 5	6	-86.984 8	107	24.47	35	237
600201	金宇集团	医疗器械	218.979 5	3	-332.005	121	50.66	24	237
000963	华东医药	化学制剂	37.301 9	27	-26.487 5	70	12.3	43	236
000538	云南白药	医药销售	8.505 8	41	10.218 9	56	17.09	38	229
600535	天士力	综合	74.261 5	15	-25.807 5	69	7.8	49	227
002693	双成药业	中成药	-20.576 9	67	74.276 4	23	15.88	40	223
000756	新华制药	中成药	-10.557 1	58	32.447 9	46	-3.49	55	221
600613	永生投资	化学原料药	6.114 3	44	0.053 3	58	12.68	42	215
600276	恒瑞医药	中成药	-16.199 5	63	58.398 3	30	2.7	52	215
000788	西南合成	化学制剂	-29.809 5	78	114.373 5	8	10.84	44	212
002644	佛慈制药	综合	39.266 4	26	-212.389	120	10.05	45	206
000423	东阿阿胶	综合	1.873 1	49	-5.235 6	62	-6.34	58	205
600297	美罗药业	化学制剂	3.433 6	47	-11.649 3	66	9.45	47	202
002399	海普瑞	化学原料药	-22.267 1	69	75.192 4	22	9.06	48	202
600849	上药转换	西药	-29.067 2	77	76.479 1	21	13.17	41	196
002219	独一味	化学原料药	19.918 1	37	-52.961 4	90	6.95	50	194
600267	海正药业	中成药	-44.308 7	86	51.134 5	36	3.77	51	190
002688	金河生物	医疗器械	276.252 6	1	-84.235 1	106	-6.54	60	189

（续上表）

代码	名称	所属细分行业	2009年		2010年		2011年		Borda函数
			F值	排名	F值	排名	F值	排名	
600211	西藏药业	化学原料药	3.430 3	48	-42.161 5	86	-2.46	53	186
600750	江中药业	化学原料药	7.392 1	43	-42.134 8	85	-19.37	70	186
600129	太极集团	中成药	-25.496 8	72	42.901 4	40	9.48	46	185
600513	联环药业	医疗器械	-18.593 9	64	11.066 2	55	-3.62	56	185
600771	ST东盛	化学制剂	53.155 9	21	-200.154	118	-4.27	57	184
600252	中恒集团	化学制剂	-22.304 8	70	21.698 3	51	-17.03	67	182
002252	上海莱士	化学制剂	-12.709 8	60	-3.923 4	61	-6.39	59	181
000411	英特集团	中成药	-50.720 2	96	99.966 2	13	-2.65	54	179
600976	武汉健民	综合	-5.265 2	54	-38.118 5	80	-6.73	61	176
600538	北海国发	化学制剂	-5.395 3	55	16.524 4	53	-24.39	76	176
002022	科华生物	西药	-36.094 6	82	-11.701 4	67	-21.66	74	175
002118	紫鑫药业	西药	-22.319	71	-11.336 3	65	-12.17	63	173
600556	*ST北生	生物制品	-27.639 3	74	30.271 3	49	-13.9	65	169
000522	白云山A	中成药	-27.792 4	76	48.310 9	38	-19.55	72	168
002675	东诚生化	生物制品	-46.084 7	88	69.418 3	24	-19.4	71	166
600226	升华拜克	生物制品	-62.458 3	108	218.171 1	3	-17.86	68	166
002275	桂林三金	西药	-0.1136	50	-56.317	94	-19.23	69	163
002437	誉衡药业	化学原料药	-27.041 3	73	38.488 3	44	-25.67	78	162
600195	中牧股份	中成药	-19.823	66	0.026 5	59	-8.13	62	160
600196	复星医药	中成药	-47.082	90	51.703 7	35	-28.33	80	158
600789	鲁抗医药	中成药	-18.977 2	65	3.341 8	57	-19.76	73	158
600812	华北制药	生物制品	-5.929 6	56	-57.215 3	95	-26.7	79	155
600518	康美药业	化学制剂	-11.029 3	59	-39.140 8	81	-24.34	75	155

(续上表)

代码	名称	所属细分行业	2009年		2010年		2011年		Borda函数
			F值	排名	F值	排名	F值	排名	
600829	三精制药	化学制剂	-13.705	61	-30.1226	71	-43.48	86	155
002393	力生制药	生物制品	200.972	4	-91.2673	108	-25.16	77	152
002198	嘉应制药	生物制品	-34.7973	81	42.7634	41	-46.33	89	151
002030	达安基因	化学原料药	-27.7032	75	-37.8829	79	-15.57	66	151
000661	长春高新	生物制品	-42.8635	84	31.1693	48	-12.4	64	144
600420	现代制药	化学制剂	-2.6213	53	-80.9865	104	-29.85	81	142
002287	奇正藏药	化学原料药	-14.4397	62	-37.6423	78	-34.34	82	141
002332	仙琚制药	中成药	-34.2484	80	-52.6003	89	-37.03	83	131
002262	恩华药业	医药销售	-9.9208	57	-83.44	105	-38.48	84	128
002551	尚荣医疗	综合	-20.9295	68	-62.1917	99	-42.13	85	119
002004	华邦制药	综合	-54.0348	99	-35.3022	74	-55.08	95	116
000518	四环生物	化学制剂	-61.2851	107	20.7726	52	-43.6	87	109
600062	华润双鹤	医疗器械	-45.2543	87	-37.5068	77	-44.83	88	106
600329	中新药业	综合	-47.1517	92	-35.6865	75	-63.55	101	99
002412	汉森制药	化学原料药	-64.7173	111	-41.7562	83	-46.77	90	97
002462	嘉事堂	西药	-47.1572	93	-41.9583	84	-49.45	91	94
600380	健康元	综合	-31.5847	79	-57.5731	96	-51.39	92	94
600842	中西药业	生物制品	-55.1585	103	-9.8093	64	-52.76	93	90
600332	广州药业	生物制品	-54.2218	100	-35.2628	73	-53.82	94	88
600085	同仁堂	中成药	-49.3329	94	-53.7894	91	-77.51	107	87
000919	金陵药业	综合	-46.769	89	-73.9386	102	-57.7	96	84
000078	海王生物	中成药	-62.6138	109	-41.6476	82	-59.35	97	83
600530	交大昂立	化学制剂	-51.0468	97	-30.3412	72	-85.32	109	82

（续上表）

代码	名称	所属细分行业	2009 年		2010 年		2011 年		Borda 函数
			F 值	排名	F 值	排名	F 值	排名	
000605	*ST 四环	化学制剂	-54.409 9	101	-36.905 8	76	-60	98	81
000590	紫光古汉	综合	-36.482	83	-72.216 1	101	-121.87	115	79
000597	东北制药	中成药	-47.142	91	-61.876 9	98	-64.68	102	78
002007	华兰生物	生物制品	-64.404 6	110	-12.852	68	-77.07	106	77
00739	普洛股份	化学原料药	-54.486 9	102	-58.829 4	97	-67.18	104	60
002424	贵州百灵	西药	-57.190 8	105	-51.505	88	-63.09	100	59
000028	国药一致	西药	-75.168 3	114	-56.211 2	93	-149.13	116	58
600869	三普药业	化学制剂	-55.221 6	104	-69.301 4	100	-95.18	111	56
600285	羚锐制药	生物制品	-69.917 2	112	-74.906 4	103	-84.35	108	47
002020	京新药业	综合	-91.174 9	116	-55.745 1	92	-185.87	122	46
002432	九安医疗	化学制剂	-42.930 3	85	-233.801	119	-92.65	110	43
600421	*ST 国药	化学制剂	-51.237	98	-177.356	115	-62.4	99	43
002107	沃华医药	生物制品	-50.030 6	95	-130.404	114	-95.72	112	36
600079	人福医药	生物制品	-139.43	121	-45.039	87	-174.78	119	35
600568	中珠控股	综合	-77.794 8	115	-99.297 9	109	-103.07	114	29
002294	信立泰	生物制品	-58.721 5	106	-190.434	117	-64.74	103	27
600385	*ST 金泰	中成药	-72.826 6	113	-102.472	110	-194.81	123	26
600752	*ST 哈慈	化学原料药	-115.882	119	-112.192	111	-176.53	120	16
600666	西南药业	综合	-99.214 7	117	-184.557	116	-161.49	117	15
000990	诚志股份	西药	-103.158	118	-115.751	112	-97.25	113	12
002589	瑞康医药	综合	-129.331	120	-128.313	113	-71.36	105	11
600253	天方药业	西药	-187.563	122	-278.385	124	-207.01	124	10
600436	片仔癀	中成药	-239.156	124	-259.354	123	-181.24	121	9

（续上表）

代码	名称	所属细分行业	2009 年		2010 年		2011 年		Borda 函数
			F 值	排名	F 值	排名	F 值	排名	
600671	ST 天目	综合	-201.324	123	-241.106	122	-162.23	118	8

注：医药类上市公司按行业细分一般可分为：医药研发制造（包括化学原料药、化学制剂、西药、中成药、生物制品等）、医疗器械制造、医药流通以及医药销售等。

由表 9-7 可知，2009—2011 年间，综合评价排在前 10 位的有：华神集团、亚宝药业、钱江生化、上海辅仁、吉林敖东、丰原药业、康恩贝、丽珠集团、金花股份和莱茵生物，这几家公司几乎都是医药行业的龙头企业。排在后 10 位的有：中珠控股、信立泰、*ST 金泰、*ST 哈慈、西南药业、诚志股份、瑞康医药、天方药业、片仔癀和 ST 天目。表明它们要想取得较好的经营绩效，需要全面整改，如重组或被其他实力强的公司兼并。在这 10 家上市公司中包括了 3 家 ST 类的上市公司，这类公司发展的关键在于能不能顺利地进行资产重组乃至盈利摘帽，给投资者以良好的业绩预测，从而获得较好的发展机会。

第十章　结论与建议

第一节　结论和启示

本书一方面以广州生物医药产业作为研究对象，对广州生物医药产业培育和发展的现状进行了深入的调查，分析了广州生物医药产业发展过程中存在的问题及其战略选择；另一方面，为了探究广州生物医药产业发展的经营效果，本书采用熵技术法和因子分析法为基础的评价体系来验证生物医药上市公司的经营绩效。通过综合绩效评价，为未来广州生物医药产业的发展和战略选择提供了参考和建议，同时也给生物医药行业的决策者以及密切关注生物医药企业的众多投资者提供了资讯和指南。本书的研究结论如下：

（1）广州生物医药产业有较大的发展优势，已具备支柱产业所应具有的发展的阶段性、结构的层次性、产出的决定性、产业的带动性、技术的先进性、需求的广泛性、发展的可持续性等特性。政府通过采取切实有效的措施，加大扶持力度，将生物医药产业作为新兴的支柱产业进行重点培育，完全有可能成为新兴的支柱产业，进而带动广州产业结构升级。把生物医药产业培育成为广州的新兴支柱产业，是广州市国民经济和社会发展第十二个五年规划提出的构建现代产业体系的明确目标，不仅符合世界高新技术发展的潮流，更是提升广州产业竞争力的需要。

（2）广州生物医药产业发展的方向及重点是突出广州产业特色，以疫苗、基因工程类药物、生物中药和生化医药中间体四大领域为主导方向，在原有基础上发展壮大已有品种，扩大市场覆盖率，提高市场占有率，积极研制和开发新品种、新剂型，发展相关配套产业，形成产业链，培育和引进一批生物医药产业大项目、大企业集团。打造一批具有国际竞争力的企业集团，培育一大批特色鲜明、竞争力较强的中小型企业。重点发展生物制药、现代中药及天然药物，加快发展新型化学药物制剂和高新技术医疗器械，有选择地发展化学原料药，争取实现跨越式发展。

（3）广州生物医药产业的总体布局是聚焦发展中心城区的医疗产业，优化发展周边城区的医疗制造业和高端医疗服务业，适度发展东北部健康休闲和养老服务业，总体形成“一核五城”的发展格局。

（4）广州市生物医药企业总体运行情况良好，较多的企业已经立足于更大的市场范围，运用现代企业制度来增强企业生命力，这些企业能处理好各方面的关系。在强烈的竞争中，意识到提高竞争力的重要性，这些企业以创新为动力，提高企业产品的竞争力，增强企业的素质。

（5）基于灰色综合评价指标的分析发现，最近三年医药类上市公司发展比较平稳，各上市公司的业绩比较稳定，波动不大。基于因子分析的企业绩效评价发现，2009—2011 年间，综合评价排在前 10 位的有：华神集团、亚宝药业、钱江生化、上海辅仁、吉林敖东、丰原药业、康恩贝、丽珠集团、金花股份和莱茵生物，这几家公司几乎都是医药行业的龙头企业。排在后 10 位的有：中珠控股、信立泰、＊ST 金泰、＊ST 哈慈、西南药业、诚志股份、瑞康医药、天方药业、片仔癀和 ST 天目。表明它们要想取得较好的经营绩效，需要全面整改，如重组或被其他实力强的公司兼并。在这 10 家上市公司中包括了 3 家 ST 类的上市公司，这类公司发展的关键在于能不能顺利地进行资产重组乃至盈利摘帽，给投资者以良好的业绩预测，从而获得较好的发展机会。

第二节　政策与建议

生物医药产业正在经历重大变革，大量药物专利到期、信息技术和生物技术的飞速发展使得生物医药产业在研发模式、商业模式、产品形态等方面都发生着巨大变化。如今，产业之间的界限越发模糊，产业融合催生出新的商业模式和服务产品，其中信息产业和生物医药产业的融合尤为明显。据普华永道预测，2017年全球移动医疗的市场规模将达230亿美元。信息技术公司的介入无疑将会使现有的生物医药产业格局发生改变。

在产业变革过程中，个体化医疗渐成焦点。它可针对不同患者独特的个体特征，提供快速准确的诊疗方案和一系列健康医疗服务。市场调研机构BBCResearch的研究报告指出：全球个体化医疗的技术市场将从2009年的114亿美元增加到2014年的292亿美元。从2012年到2016年，专利到期的“重磅炸弹”药物全球销售额将高达2 550亿美元。2010年中国生物产品销售额达15亿美元，其中6.7亿美元来自于生物仿制药。据市场研究公司IMS预测，中国仿制药市场增速为25%，仿制药将占中国市场处方药的90%以上。如今跨国公司巨头纷纷抢滩中国仿制药产业，行业竞争新格局正在形成。

目前，生物医药正在成为我国战略新兴产业的新增长点。2012年7月，国务院出台《“十二五”国家战略性新兴产业发展规划》，生物产业位列七大战略性新兴产业之一。“十一五”期间，我国生物产业产值从0.6万亿元跃升至1.6万亿元。据估计，“十二五”末，生物产业产值将达到4万亿元水平，其中生物医药部分产值将达到3.6万亿元。在最近一年多的时间里，国家陆续出台的一系列与生物医药相关的“十二五”规划，明确了坚持创新驱动、提高产业集中度、提升国际竞争力等重点发展方向。

在我国对健康产业投入力度正逐步加大、“重大新药创制”专项持续实施的环境下，有望研制出一批具有重大创新的生物医药，实现从仿制到自主创新的战略转变。为解决我国医药产业多、小、散、乱现象，从2008年开始，医药行业政策就引导医药行业兼并重组。特别是在2011年发布的《医药工业“十二五”规划》中，明确将推动企业兼并重组作为重要任务，目标就是要提高产业集中度。另外，充分利用全球创新资源，加强国际交流合作，探索国际合作发展新模式，加快出口，鼓励企业“走出去”，加快国际化和提升国际竞争力，是“十二五”规划中明确的重要任务。延长原料药产品链、优化产品结构、提升制剂效益、发展国际化制剂市场将成为中国医药产业未来的主流发展方向。

为了加快生物医药产业的发展，要提出战略性的目标，同时需要着力进行政策体系的构建。在战略目标方面，未来几年加快推进生物医药成熟技术的产业化，力争年均增长25%左右，与发达国家差距拉大的局面得到扭转。2025年全球生物产业进入成熟阶段，我国生物医药产业后来居上，并占有重要地位。生物医药技术跃居世界先进水平，生物核心、关键技术具有自主知识产权，形成一批具有国际领先创新能力的跨国生物医药企业，我国成为世界药物医药的大国和生物医药的强国。本书对我国生物医药行业的发展提出了十项具体建议：

第一，需要从国家战略高度出发，举全国之力和各方面的力量，重点推动生物医药产业的发展，加快制定国家生物医药产业中长期发展规划。

第二，重点突破和超前部署一批关键、核心、前沿生物医药技术，近期优选一批成熟度高、市场前景好的重大项目，加快推进产业化，重点推进产业化过程中关键技术、关键工艺和关键产品的创新，对于已实现产业化技术的，要扩大应用范围。

第三，提升生物医药产业自主创新能力，支持生物医药优势企业建立高水平研发机构，改造和新建一批国家工程实验室、工程研究中心，提高科研成果的工程化与系统集成能力，推进国家生物医药技术公共实验室、融资平台、人才培训平台和产业化的能力建设，鼓励形成以标准企业为核心的高端平台，扶持高校和科研院所，建立若干生命科学研究中心，推动生物产业技术创新联盟建设和提高产业链结合组织化的成果，并与企业牵头，组织高等学校和科研院所共同参与，联合开展生物基础成果的转化。

第四，推动相关要素向生物医药产业集聚，打造高校生物医药产业链，加快培育和发展有实力的生物医药产业区域集群，按照统筹规划、发挥比较优势、分类指导、稳妥推进的原则，选择产业基础好、创新能力强、市场化水平高、开放性强的地区建设若干个颇具特色的国家生物医药产业基地。鼓励和引导生物医药产业和上下游相关主体良好合作，合理分工，有效集成，优化产业链，最大限度地降低产业链的运行成本，最大限度地提升对市场的反应能力。

第五，培育壮大一批优势生物医药企业。按照政府导向、市场机制的原则，支持优势企业做大做强，鼓励收购和兼并国内外拥有核心技术的研发机构，兼并重组国内外发展良好的企业。加速培育具有较强创新能力和国际竞争力的本土企业，支持若干有技术、机制灵活的中小型医药企业的发展。支持大中型生物医药流通企业，鼓励其走出国内市场，积极探索国际市场。

第六，加强领导和组织协调，加大政策支持力度，营造良好环境。建议成立国务院战略新兴产业领导小组，统筹包括生物医药产业在内的战略新兴产业的发展目标和政策、发展中的一些重大的问题，增强部门间的合力，利用好政策和行政资源。

（1）整合政府资源，加大支持的力度。整合政府的科技计划，包括一些基金和科研技术条件，设计国家生物产业发展基金，对于产业化过程中出资成本较高，难以完成市场化的生物产品予以一定的补贴，结合国家税收改革方向，制定相关的优惠政策，生物产业可享受企业所得税的优惠政策，新创办生物医药企业可享受所得税“两免三减半”的优惠政策。

（2）完善融资环境，拓宽融资渠道。鼓励设立和发展生物技术创业投资机构和产业投资基金。支持生物企业通过资本市场融资，在国内创业板股票市场采取“单独名额、单独标准、单独评审”的原则，提高直接融资比重。

（3）营造良好的市场环境，继续扩大医疗保险、计划免疫等覆盖范围。积极扩大生物产品的市场需求，加大政府采购的支持力度，加强生命科学和生物技术的普及教育，正确引导消费。在保障生物安全的前提下，适当放宽转基因技术研究开发，逐步推进药品的委托生产，拥有自主知识产权的生物药品上市后，按国家有关规定，纳入国家医保目录，完善对生物技术企业、研究机构和治理管理机构进行生物技术实验的程序，以及中间实验，商品化生产和进出口等环节安全性的措施，加强生物企业和研究机构的基础设施和安全措施的监督力度。

第七，推动产业的国际化。加强国际交流和合作，支持有国际竞争力的生物医药企业以各种方式获取小型技术研发公司、国际知名品牌和国际产品销售渠道等国际资源。建立出口商品技术指南，完善进出口环节管理，有重点、有层次地开展国际合作。

第八，培养高素质人才。教育部门根据市场的需求调整专业结构和人才类型结构，加大高校生物类学科的建设力度，加强专门人才的培养，依托高等院校、科研院所建立一批生物技术人才培养基地，在大型企业设立博士后科研工作站，鼓励各类职业院校加强培养急需的技能型人才。

第九，要加强和完善相关法律法规。建立健全有效鼓励生物技术创新、产业发展、生物安全的法律法规，进一步完善《药品管理法》中有关新药的认定办法。

第十，加快改革相关体制机制。要改变以药养医机制，推进医药分开，改进新药注册审批办法，提高新药审批效率，优先审批原始创新药和集成创新生物药。

第三节　创新与贡献

生物医药企业绩效评价研究是一项与实践紧密结合的应用性课题。所以，本书的研究坚持“从实践中来，到实践中去”的指导思想，贯彻科学性、创新性和实用性的原则。本书的创新之处主要体现在如下个几方面：

（1）实地走访调研了多家广州生物医药企业，与企业负责人以及分管研发、生产、营销等业务的管理人员座谈，以客观独立的研究者的身份，了解企业的真实心声。

（2）由于生物医药产业自身的特点，与广州现有的其他支柱产业相比有很大的差异，本书着重提出发展生物医药产业要创新理念，转变思路。

（3）结合生物医药产业在我国各地蓬勃兴起的实际情况，搜集掌握了其他省市关于生物与医药产业的详细发展规划、具体产业政策，为本书的对策建议提供了全面的借鉴。

另外，本书的贡献性主要体现在以下几个方面：

（1）借鉴成功经验。国内外在传统企业绩效评价方面有许多成功的实践经验，这些经验对建立生物医药企业绩效评价体系具有一定的借鉴意义。

（2）开拓创新。我国生物医药企业有自身的特点，经营状况和增长速度都不同于其他企业。因此，本书在研究国内外的成功做法和经验教训的基础上，结合生物医药企业特点，按照科学、适用的原则，进行创新研究与设计。

（3）采用系统理论和权变理论的方法进行多因素分析设计。设计企业绩效评价体系是一个系统工程，影响企业绩效的因素很多，并且随着企业的发展，不同的影响因素所起的作用不同，在评价中所占的比重也就不同。因此，在绩效评价指标体系的设计中应该广泛采用系统理论和权变理论的方法，将这些因素进行主次界定，使评价体系的设计层次分明、内涵清晰。

（4）理论与实证分析相结合。本书对生物医药企业绩效评价体系的研究设计，主要包括评价指标和评价方法的选择与制定，先是从理论分析入手设计企业绩效评价体系，努力使该评价体系具有实践上的指导意义。后部分采用调研与实证的研究方法（包括熵技术法和因子分析法为基础的评价体系）来验证生物医药上市公司的经营绩效，进一步证实了前面生物医药企业绩效评价体系设计的严谨性和科学性。

第四节　未来研究方向

生物技术药物以基因工程、抗体工程或细胞工程技术生产，源自生物体内，用于体内诊断、治疗或预防，主要包括基因工程蛋白质药物、疫苗、多肽和核酸类药物。生物医药产业具有高投入、高风险、高收益的产业特性，技术依赖、知识密集、产品多样等特点突出，是当今国内外医药制造业中发展最快、活力最强和技术含量最高的领域，也是国家重点扶持的战略性新兴产业之一。在未来一段时期，全球生物医药产业仍将保持快速发展态势。我国生物医药领域与发达国家差距较小，“十二五”时期产业发展将呈现出以下趋势——进入整体提升阶段，在部分尚未形成垄断的领域可望占有一席之地。“十二五”期间，我国生物医药产业将进入量的规模扩张和质的起步追赶的整体提升阶段。

在产业规模扩张的同时，我国生物医药产业原创能力较弱的状况将有所改变，在中低端产品产业化水平继续提高的基础上，在少数创新产品领域有所突破。将改变新技术、新装备主要依赖进口的状况，在部分尚未形成垄断的领域占有一席之地，从而由生物医药产业发展的初级阶段进入起步提升阶段。在新型生物技术药的研究、开发等重点领域可望获得突破。“十二五”期间，我国生物医药产业面临突破性发展的战略机遇。生物医药产业是我国与发达国家差距相对较小的高技术领域。我国具有发展生物医药产业的一定的产业基础和巨大的市场需求，有可能在生物医药的部分领域发挥优势，参与国际分工，实现局部的跨越式发展。

当前，世界生物医药产业发展处于成长期，产业由少数跨国公司控制产业发展的垄断格局仍未完全定型，为我国在局部领域实现突破提供了机遇。同时，我国可以充分发挥资源优势、市场优势，广泛参与国际分工的交流与合作，利用全球化机遇加速我国生物医药产业的发展。生物医药产业发展技术、资金依赖性强，要求有庞大的人力、财力投入，需要全球市场分摊创新成本。国际合作将是生命科学研究、生物技术创新和生物产业发展的重要途径。我国可以发挥人力资源丰富、劳动力成本低、市场潜力巨大的优势，积极承接跨国公司的外包业务，迅速发展壮大生物产业。“十二五”时期，力争重点突破的领域包括：以人源化抗体、治疗性疫苗、多肽、核酸药物及干细胞为主的生物治疗品种等新型生物技术药的研究开发；重点技术包括规模化制备、药物递送及释药系统、质量控制等关键技术。产业国际化程度继续提高，面临全球“研发和制剂”全面、大规模转移的历史机遇。随着经济全球化进程的推进，基于环保、成本、原料稀缺等因素，更多的国际医药集团将逐步退出一些成熟的原料药领域，转移到资源要素基础较好的新兴医药领域。同时，随着医药制造工艺的日趋复杂，制药巨头将非核心领域的生产制造业务发包给新兴医药领域的制药企业。近年来，跨国制药企业也将研发网络进一步扩大到临床资源丰富、科研基础较好的新兴医药领域，研发外包比重不断提高。

由于我国国内市场扩张以及相关政策的调整，发达国家加快了将生物医药产业向我国转移的速度，跨国医药企业开始在我国构建较为完整的医药价值链，不仅将向产业的上游研发和下游营销等环节延伸，而且呈现出区域性集中转移的趋势。在经济全球化发展的环境下，我国生物医药产业面临全球仿制药市场蓬勃发展和全球“研发和制剂”全面大规模转移的历史性发展机遇，有利于我国加强与国际大企业或科研机构的合作，取得技术、资金支持，我国生物医药产业将更多地融入全球市场，通过市场竞争和相互合作，提高整体竞争能力。国内产业竞争明显加剧，部分优势企业将成为行业发展的“领导型企业”。生物医药产业具有国际化、集群化发展的特点，同时，技术融合为产业融合、企业融合发展提供了必要的条件。国内生物医药产业在规模发展达到一定程度的基础上，未来产业发展整体将进入竞争、整合阶段，产业竞争程度将明显加剧。

此外，整体创新能力得到提升，作用机理明确、技术含量高、特色明显的原创中药新药受到青睐，但产业原创能力较弱，成果转化效率较低，这是制约我国生物医药产业国际竞争力提升的主要问题。面对这一问题，国家正加快提升生物医药的创新能力，加强创新平台的建设，加大关键技术和先进设备的研究，构建产品创新和产业化的技术体系和配套支撑能力，形成完整的产业链。“十二五”期间，重点在以下三个方面实现突破。

一是突破产业化瓶颈，推动生物技术药物与国际接轨。构建生物技术药物安全性、质量评价体系，提高大规模制备和生物技术药物制剂的技术和装备水平；加速恶性肿瘤、免疫系统疾病、代谢性疾病等领域的蛋白、多肽、疫苗、抗体药物的创新和产业化；提升我国生物技术药物和疫苗的国际化认证程度和国际竞争力，提高生物技术药物和疫苗的国际市场份额。

二是继续推动化学新药的创制和通用名药制剂产品的国际化。加强优势企业的创新能力建设，完善新药研发和产业化技术公共平台；支持释药技术、绿色制造技术等关键技术和装备的研究；继续推动创新药物的研究和产业化，开展通用名药原料及制剂大品种的再创新，推动制剂产品进入国际主流市场。

三是发展特色中药，提升产品质量。加强地道中药材优良品种的选育，促进种植的规范化、标准化和规模化，加速濒危稀缺中药材的人工种源繁育，促进中药资源的可持续发展；针对中医药具有治疗优势的病种，加快发展作用机理明确、技术含量高、特色明显的原创中药新药品种，重视中成药经典名方的再评价及二次开发，培养中药大品种；加强中药制药技术和装备的研究和推广应用，提高生产水平和产品质量；推进藏、蒙、维、傣、彝、苗药等特色民族药物的现代化；重点领域可能实现突破，可望涌现出一批具有国际影响的、疗效显著的原始创新药物。根据国家规划，“十二五”期间，国家将大力支持以人源化抗体、治疗性疫苗、多肽、核酸药物及干细胞为主的生物治疗品种等新型生物技术药的研究开发，突破规模化制备、药物递送及释药系统、质量控制等关键技术，力争在“十二五”期间获得对防治重大疾病能够发挥重要作用、具有国际影响力的高水平创新生物技术药物。

参考文献

［1］财政部，国家经贸委，中央企业工委，劳动保障部，国家计委．企业绩效评价操作细则（修订）［R］．财统字〔2002〕5号，2002.

［2］财政部，国家经贸委，人事部，国家计委．国有资本金绩效评价规则［R］．财统字〔1999〕2号，1999.

［3］曹廷求，孙文祥，于建霞．资本结构、股权结构、成长机会与公司绩效［J］．南开管理评论，2004（1）.

［4］常健．我国上市公司业绩决定机制实证分析［J］．管理世界，2003（5）.

［5］陈共荣，曾峻．企业绩效评价主体的研究及其对绩效评价的影响［J］．会计研究，2005（4）.

［6］陈世宗，赖邦传，陈晓红．基于DEA的企业绩效评价方法［J］．系统工程，2005（6）.

［7］程承坪，谢科范．论企业家人力资本的开发、配置及其与企业绩效的关系［J］．南开管理评论，2001（5）.

［8］董守胜，程炜．经济增加值方法在我国证券市场的有效性检验［J］．证券市场导报，2003（1）.

［9］方芳，闫晓彤．上市公司控股股东变更对公司绩效的影响［J］．经济理论与经济管理，2004（4）.

［10］广州市人民政府．广州市生物产业创新发展行动计划

(2010—2012 年)［R］，2010.

［11］广州市人民政府. 广州市生物产业发展“十二五”规划［R］，2011.

［12］国务院国资委. 2012 年企业绩效评价标准值［M］，北京：经济科学出版社，2012.

［13］贺小刚，李新春. 资源异质性、同质性与企业绩效关系研究［J］. 南开管理评论，2004（2）.

［14］胡芳肖，王育宝. 国有股减持与上市公司经营绩效的关系实证研究［J］. 南开管理评论，2004（1）.

［15］胡志勇. 国有资本效金绩评价体系的价值相关性［J］. 会计研究，2004（10）.

［16］蒋华阳，许玲妮，刘伟. 2012—2016 年中国生物制药行业投资分析及前景预测报告［R］. 中投顾问，2012.

［17］解丽梅. 我国现代企业新型绩效评价方法应用的分析［J］. 工业技术经济，2005（4）.

［18］李武武. 对英美日组织行为与企业绩效测量模型的再研究［J］. 管理世界，2004（3）.

［19］李晓龙，刘建亚. 生物技术产业发展战略与政策研究［M］. 北京：经济科学出版社，2006.

［20］刘力，宋志毅. 衡量企业经营业绩的新方法——经济增加值（EVA）与修正的经济增加值指标［J］. 会计研究，1999（10）.

［21］刘淑莲. 企业价值评估与价值创造战略研究——两种价值模式与六大驱动因素［J］. 会计研究，2004（9）.

［22］刘学. “空降兵”与原管理团队的冲突及对企业绩效的影响［J］. 管理世界，2003（6）.

［23］【美】罗伯特·卡普兰，戴大卫·P. 诺顿. 综合记分卡——一种革命性的评估和管理工具［M］. 北京：新华出版

社，1998.

［24］孟建民．企业经营业绩评估问题研究：中国企业绩效评价方法研究［M］．北京：中国财政经济出版社，2002.

［25］潘康宇．企业绩效评价理论与实证研究［M］．北京：中国物资出版社，2011.

［26］潘镇，鲁明泓．中小企业绩效的决定因素——一项对426家企业的实证研究［J］．南开管理评论，2005（3）.

［27］赛迪顾问股份有限公司．中国生物医药产业地图白皮书（2011年）［R］，2012.

［28］孙永风，李垣．企业绩效评价的理论综述及存在的问题分析［J］．预测，2004（2）.

［29］陶春海．中国医药上市公司经营绩效评价研究［M］．北京：经济管理出版社，2011.

［30］王化成，刘俊勇，孙薇．企业业绩评价［M］．北京：中国人民大学出版社，2004.

［31］王化成，程小可，佟岩．经济增加值的价值相关性——与盈余、现金流量、剩余收益指标的对比［J］．会计研究，2004（8）.

［32］王化成，刘俊勇．企业绩效评价模式研究——兼论中国企业业绩评价模式选择［J］．管理世界，2004（4）.

［33］王普查．绩效棱柱法［J］．企业管理，2005（2）.

［34］王小宁，李文全，王菊芳．广东生物医药产业及促进政策研究［M］．广州：华南理工大学出版社，2011.

［35］王旭，臧晶，李帅帅．高新技术企业绩效评价指标体系［J］．吉林大学学报，2003（10）.

［36］王忠．我国企业绩效评价指标体系构成研究［J］．北京工商大学学报（社会科学版），2005（4）.

［37］魏立群，王智慧．我国上市公司高管特征与企业绩效的实证研究［J］．南开管理评论，2002（4）.

[38] 文小玲. 基于模糊综合评价法的企业绩效评价 [J]. 武汉理工大学学报, 2006 (8).

[39] 吴永林, 赵继新. 高新技术企业经济管理问题研究 [M]. 北京: 中国经济出版社, 2006.

[40] 武亚军, 吴剑峰. 转型经济中的战略规划与企业绩效: 基于中国制造企业的实证分析 [J]. 南开管理评论, 2006 (2).

[41] 谢洪明, 刘常勇、李晓彤. 知识管理战略、方法及其绩效研究 [J]. 管理世界, 2002 (10).

[42] 颜光华, 李建伟. 知识管理绩效评价研究 [J]. 南开管理评论, 2001 (6).

[43] 杨宗昌, 许波. 企业经营绩效评价模式研究——我国电信企业集团经营绩效考评方法初探 [J]. 会计研究, 2003 (12).

[44] 姚正海. 高技术企业业绩评价问题研究 [M]. 四川: 西南财经大学出版社, 2007.

[45] 余颖, 唐宗明, 陈琦伟. 能力性经济租金: 国有企业绩效评价新体系 [J]. 会计研究, 2004 (11).

[46] 袁志刚, 黄立明. 国有企业隐性失业与国有企业绩效 [J]. 管理世界, 2002 (5).

[47] 袁智慧, 陈险峰. 中外企业绩效评价历程及发展 [J]. 中国农业会计, 2005 (4).

[48] 张斌. 论新环境下我国企业业绩的评价 [J]. 深圳大学学报 (人文社会科学版), 2003 (3).

[49] 张蕊. 企业战略经营业绩评价指标体系研究 [M]. 北京: 中国财政经济出版社, 2002.

[50] 张涛, 文新三. 企业绩效评价研究 [M]. 北京: 经济科学出版社, 2002.

[51] 赵全超, 赵国杰, 王举颖. 基于 BP 神经网络模型的企业综合绩效评价方法研究 [J]. 天津理工学院学报, 2004 (2).

［52］郑美群，蔡莉．企业绩效的经济学理论依据［J］．当代经济研究，2003（6）．

［53］仲理峰，时勘．绩效管理的几个基本问题［J］．南开管理评论，2002（3）．

［54］周玮．商业银行绩效管理与风险管理的协调［J］．经济理论与经济管理，2003（10）．

［55］朱冶龙等．中国上市公司绩效评价模型研究［M］．北京：电子工业出版社，2001．

［56］Borman W. C.，Motowidlo S. J. *Expanding the Criterion to Include Elements of Contextual Performance*［A］. In N. Sdmit and W. C. Borman（Eds.）. Personnel Selection in Organizations［R］. San Francisco：Jossey－Bass，1993. pp. 71－98.

［57］C. K. Prakalad，Gary Hamel. The Core Competence of the Corporation［J］. *Harvard Business Review*，1992（1，2）.

［58］Campbell J. P.，Mccloy R. A.，Oppler S. H. & Sager C. E. A Theory of Performance in N. Schmitt& W. C. Borman（Eds.）［A］. Personnel Selection in Organizations［C］. San Francisco：Josey－Bass，1993. pp. 35－70.

［59］Charles H. House，Paymond L. Price. The Return Map：Tracking Product Teams［J］. *Harvard Business Review*，1991（3）：pp. 215－252.

［60］Charnes A.，Cooper. W. W.，Rhodes E. Measuring the Efficiency of Decision Making Units［J］. *European Journal of Operational Researches*，1987（2）：pp. 429－444.

［61］Kelvin F. Cross，Richard L. Lynch. For Good Measure［J］. *CMA*，1992（3）：pp. 20－23.

［62］Gary C. Biddle，Robert M. Bowen，James S. Wallance. Does EVA Bear Earning? Evidence on Association with Stock Returns and

Firm Values [J] . *Journal of Accounting*, 1992 (2): pp. 126 – 138.

[63] Robert S. Kaplan, David P. Norton. Using the Balanced Scorecard as A Strategic Management System [J] . *Harvard Business Review*, 1996 (2): pp. 28 – 35.

[64] Robert S. Kaplan, David P. Norton. Putting the Balanced Scorecard to Work [J] . *Harvard Business Review*, 1993 (5): pp. 134 – 147.

[65] Robert S. Kaplan, David P. Norton. The Balanced Scorecard: Measures that Drive Performance [J] . *Harvard Business Review*, 1992 (1): pp. 71 – 79.